Das Metabolische Syndrom

Curt Diehm / Gotthard Schettler (Hrsg.)

Das Metabolische Syndrom

Mit Beiträgen von:
G. Dietze, R. Düsing, I.-W. Franz, Ch. Hasslacher,
H. Hauner, W. Krone, F. Matzkies, H. Mehnert,
K. Rett, E. Standl, H. Stiegler, M. Weck, A. Wirth

MEDIKON

MEDIKON VERLAG MÜNCHEN 1995

Herausgeber

Prof. Dr. med. Curt Diehm
Klinikum Karlsbad-Langensteinbach
Akademisches Lehrkrankenhaus der Universität Heidelberg
Guttmannstraße 1
76307 Karlsbad

Prof. Dr. med. Dr. h.c. mult. Gotthard Schettler
Klinisches Institut für Herzinfarktforschung an der
Medizinischen Universitäts-Klinik
Bergheimer Straße 58
69115 Heidelberg

Die Deutschen Bibliothek – CIP-Titelaufnahme

Das Metabolische Syndrom / Curt Diehm/Gotthard Schettler (Hrsg.). Mit Beitr. von: G. Dietze ... - München : Medikon, 1995
ISBN 3-923886-58-5
NE: Diehm, Curt [Hrsg.]; Dietze, Günther

ISBN 3-923866-58-5

Berner Straße 144, D-81476 München
Telefon (089) 7 59 10 27, Telefax (089) 7 59 36 32
Printed in Germany

Wichtiger Hinweis:
Die Erkenntnisse der Medizin unterliegen laufendem Wandel durch Forschung und klinische Erfahrungen. Die Autoren dieses Werkes haben große Sorgfalt darauf verwendet, daß die in diesem Werk gemachten (therapeutischen) Angaben (insbesondere hinsichtlich Indikation, Dosierung und unerwünschten Wirkungen) dem derzeitigen Wissensstand entsprechen. Das entbindet den Benutzer dieses Werkes aber nicht von der Verpflichtung, anhand der Beipackzettel zu verschreibender Präparate zu überprüfen, ob die dort gemachten Angaben von denen in diesem Buch abweichen, und seine Verordnung in eigener Verantwortung zu bestimmen.

Gestaltung: U. Vierheller, art & work, Agentur für Graphik und Design, München
Textbearbeitung und Verlagskoordination: Christine Wagner
Druck und Aufbindung: Druckhaus „Thomas Müntzer" GmbH, Bad Langensalza

Das metabolische Syndrom
Einführung zum Thema

Entstehung und Ablauf menschlicher Krankheiten haben sich im Verlaufe der Jahrhunderte immer wieder verändert. Eine besondere Epidemie beherrscht derzeit das Krankheitsspektrum der Industrieländer. Dies gilt nicht nur für die Länder des Westens, sondern in zunehmendem Maße auch für jene des Ostens. Es sind die degenerativen Herz- und Gefäßkrankheiten, welche trotz mannigfacher präventiver Maßnahmen noch immer im Ansteigen begriffen sind. Schrittmacher für diese Krankheiten sind in erster Linie Stoffwechselstörungen. Unter ihnen spielen Veränderungen des Lipidstoffwechsels und des Kohlenhydratstoffwechsels eine führende Rolle. Beide sind Folgen von Verhaltensstörungen, die mit dem Begriff der »Luxuskonsumption« verbunden sind. Es ist eine bekannte Tatsache, daß solche Störungen mit ihren Auswirkungen auf das Herz- und Gefäßsystem in Mangelzeiten äußerst selten sind. Wir haben dies für die Mangeljahre der Nachkriegszeit in Deutschland mehrfach beschrieben und auf Zusammenhänge zwischen niedrigen Cholesterin- und Lipoproteinspiegeln einerseits und arteriosklerotischen Folgekrankheiten wie Herzinfarkt und peripherer Verschlußkrankheiten andererseits hingewiesen. Erhebungen an Pathologischen Instituten haben ergeben, daß tödliche Herzinfarkte zwischen 1945 und 1948 in Deutschland praktisch nicht vorkamen, und es erst mit der Normalisierung der Lebensumstände, insbesondere mit der Normalisierung der Ernährung, zu einem drastischen Anstieg dieser Krankheiten kam. Bei der Aufarbeitung individueller Daten, aber auch regionaler Erhebungen, konnten wir krankheitsbegünstigende Faktoren feststellen, die ich mit dem Begriff des „Risikobündels" für koronare Herzkrankheiten und arterielle Verschlußkrankheiten bezeichnete. Dieser Begriff wurde in der Folgezeit immer wieder abgewandelt, aber die Komplexität der Risiken wurde immer wieder bestätigt. Eine Schlüsselfunktion unter den krankmachenden Faktoren nehmen die Lipide und Lipoproteine ein. Cholesterin und atherogene Lipoprotein-Klassen stehen im Zentrum der Pathogenese der Arteriosklerose, und alle präventiven und therapeutischen Maßnahmen müssen hier ansetzen. Bemerkenswert ist die Feststellung schwedischer Forscher, daß antihypertensive Maßnahmen dann erfolglos bleiben, wenn pathologische Lipidkonstellationen fortbestehen. Die Weltgesundheitsorganisation (WHO) hat aufgrund ausgedehnter Erhebungen festgestellt, daß z. B. bei niedrigen Cholesterinwerten unter 200 mg/dl nennenswerte arteriosklerotische Verschlußkrankheiten nicht vorkommen. Weltweite epidemiologische Untersuchungen haben diese Thesen untermauert.

Damit sind wir beim Thema der vorliegenden Abhandlung zum metabolischen Syndrom angelangt, denn Störungen des Lipidstoffwechsels, des Kohlenhydrathaushaltes und des Insulinstoffwechsels sind im Zusammenhang mit Übergewicht, Hypertonie und Hyperurikämie die wesentlichen Bestandteile dieses Syndroms. In der vorliegenden Abhandlung werden die historischen Grundlagen verschiedentlich dargestellt. Festzuhalten ist, daß die im Syndrom zusammengefaßten Risikopaletten schon lange existieren, ohne begrifflich festgelegt zu werden. Ich verweise auf den Beitrag von Hellmut Mehnert. Bereits in den sechziger Jahren gab es Publikationen zum Thema Diabetes, Insulinhaushalt, Lipidstoffwechselstörungen und Hypertonie. Wegweisend waren die Publikationen von Camus, von Knick, Mehnert und der Dresdner Schule von Hans Haller, Hanefeld und Mitarbeiter. Sie haben sich wiederholt zum Thema und insbesondere zu der Begriffbestimmung des metabolischen

Syndroms geäußert. E. Reaven beschrieb 1988 die Bedeutung der Insulinresistenz und der Hyperinsulinämie für das Zustandekommen des metabolischen Syndroms, dem er den Namen „Syndrom X" gab. Dieser Begriff wurde aber wieder verlassen, und in Amerika sprach man jetzt vom „Reaven-Syndrom", bis man sich auf die Bezeichnung »Metabolisches Syndrom« einigte. Die physiologischen, pathophysiologischen, aber auch die klinischen Grundlagen des Syndroms werden im vorliegenden Sammelband sachverständig abgehandelt. Ich kann es mir daher ersparen, auf Einzelheiten einzugehen. In fünfzig Jahren meiner klinischen Tätigkeit war mir immer wieder aufgefallen, daß selbst erhebliche Störungen des Lipidstoffwechsels über Jahrzehnte folgenlos blieben. Molekularbiologischen Untersuchungen, auf die ich mit Andreas Habenicht wiederholt eingegangen bin, haben zur Klärung dieser Fälle beigetragen. Zweifellos spielen genetische Konstellationen auch für das Zustandekommen des metabolischen Syndroms wie überhaupt für die Lipidstoffwechselstörungen eine wesentliche Rolle. Dies sollte auch in präventiven und therapeutischen Maßnahmen berücksichtigt werden. Mitglieder langlebiger Familien, die frei von Herz-Kreislauf-Störungen blieben, können auf drastische Einschränkungen z. B. des Fettverzehrs verzichten. Wenn aber Mehrfachbelastungen – Risikobündel – vorhanden sind, dann sind strengere Ernährungsregime angezeigt. Das gilt insbesondere auf dem gesamten Gebiet der sekundären Prävention. Nach überstandenem Herzinfarkt, nach Bypass-Operationen und anderen angiologischen Maßnahmen sind strenge Diätvorschriften unverzichtbar. Man legt insbesondere Wert auf eine drastische Reduktion erhöhter Cholesterin- und LDL-Werte. In immer stärkerem Maße sind Störungen auf dem Fibrinogensektor bzw. des gesamten Gerinnungshaushaltes zu beachten, welche für die Fließeigenschaften des Blutes mitverantwortlich sind. Auch für das metabolische Syndrom sind derartige Zusammenhänge zu beachten und werden in Zukunft noch stärker im Mittelpunkt der Forschung und der klinischen Beobachtung stehen. So einfach die Erkennung eines Patienten mit metabolischem Syndrom auch ist, so schwierig sind therapeutische und präventive Maßnahmen. Geht man durch die deutschen Schwimmbäder, so ist man doch immer wieder beeindruckt von der großen Zahl fettleibiger Zeitgenossen und insbesondere auch Jugendlicher. Hier müssen die präventiven Maßnahmen ansetzen. Weitgehende Normalisierung des Glucose- und Lipidstoffwechsels, des Körpergewichts und des erhöhten Blutdruckes sind anzustreben, aber dies setzt natürlich eine enge Kooperation mit dem Patienten voraus, die leider oft beträchtliche Schwierigkeiten macht. Insbesondere ist der auch bei Jugendlichen schon häufig zu verzeichnende Alkoholkonsum mit einzubeziehen. Zu den allgemeinen Maßnahmen der Gewichtsreduktion sollte eine Verbesserung der körperlichen Fitness, Training in zumutbarem Ausmaß kommen. Man muß nicht gleich mit Marathonläufen beginnen. Aber es kann kein Zweifel sein, daß regelmäßiges Muskeltraining zum Abbau der Insulinresistenz und der Hyperinsulinämie und zur Verbesserung der Glucosetoleranz führt. Hinzu kommt eine wesentliche Beeinflussung des Lipidmusters, insbesondere der Triglyceride und der protektiven HDL-Cholesterinwerte. Daß in diesem präventiven Konzept natürlich auch die Nikotinabstinenz eine beträchtliche Rolle spielt, steht außer Frage.

So wird mit den hier vorliegenden Beiträgen versucht, zur Gesunderhaltung unserer Bevölerkerung beizutragen, darüber hinaus aber neue therapeutische und präventive Impulse zu geben. Die Optimierung notwendiger Maßnahmen ist physiologisch und pathophysiologisch wohlbegründet. Für ihre Verwirklichung sind alle Gebiete der Medizin gefordert, aber auch die auf dem Gebiete des Gesundheitswesens tätigen Politiker sind angesprochen, weitere gesundheitspolitische Maßnahmen, aber auch eine Verstärkung der Grundlagenforschung zu ermöglichen.

Heidelberg, im September 1995

Gotthard Schettler

Vorwort

Heute wird allgemein akzeptiert, daß die Senkung eines erhöhten Blutdrucks die Prognose der behandelten Patienten bezüglich Herzinsuffizienz und Schlaganfall verbessert. Dagegen scheint die Myokardinfarkt-Rate und die Entwicklung der koronaren Herzkrankheit durch eine antihypertensive Behandlung bislang kaum beeinflußbar zu sein.

Als Ursache für das Versagen der antihypertensiven Therapie werden zum einen die seit längerer Zeit diskutierten und bekannten metabolischen Nebenwirkungen der meisten blutdrucksenkenden Arzneimittel und zum anderen die Tatsache angeführt, daß Hypertoniker meist zusätzliche multiple atherogene Risikofaktoren aufweisen.

Es gilt als gesichert, daß zwischen Hypertonie und Adipositas, Glucose-Intoleranz und nicht-insulinabhängigem Diabetes mellitus (NIDDM) ein enger Zusammenhang besteht.

Ein erhöhter Blutdruck tritt also im Rahmen der essentiellen Hypertension nicht isoliert auf, sondern als Bestandteil eines „metabolischen Syndroms" mit den oben genannten weiteren Risikofaktoren. Die immense klinische Bedeutung dieser epidemiologischen und pathophysiologischen Zusammenhänge ist erst in den letzten Jahren näher charakterisiert und durch eine Vielzahl von Untersuchungen bekannt geworden.

In letzter Zeit ist eine Flut von Publikationen zu diesem Thema zu verzeichnen. Überraschend ist allerdings, daß es bislang praktisch keine ausführlichen Monographien zu dieser Thematik im deutschen Sprachraum gibt. Wir haben uns deshalb daran gemacht, eine Synopsis zum „metabolischen Syndrom" zu schaffen.

Das vorliegende Buch vermittelt einen Überblick über die Bedeutung der antihypertensiven Therapie für die kardiovaskulären Erkrankungen, den Einfluß der Antihypertensiva auf das Risikofaktorenbündel des metabolischen Syndroms und zeigt nicht-medikamentöse und differentialtherapeutische medikamentöse Behandlunsmöglichkeiten dieses klinisch wichtigen Syndroms auf.

An dieser Stelle möchte ich allen danken, die mir beim Entstehen und Wachsen dieses Buches geholfen haben. In erster Linie möchte ich mich bei meinem Lehrer, Herrn Professor Schettler für die zahlreichen Anregungen bedanken. Ein besonderer Dank gilt Herrn Myron G. Sulyma vom Medikon Verlag für die grundsätzliche Konzeption als auch für die verlegerische Trägerschaft. Nach einer längeren Anlaufphase hat er dieses Projekt wieder aufleben lassen und uns zusammen mit seiner Mitarbeiterin, Frau Christine Wagner, unermüdlich unterstützt. Mein Dank gilt auch meiner Mitarbeiterin, Frau Heike Ruck, die für die gesamte Koordination der Beiträge und für den ständigen Kontakt mit den Autoren verantwortlich war.

Karlsbad, im September 1995 *Curt Diehm*

Autorenverzeichnis

Herausgeber

Prof. Dr. med. Curt Diehm
Klinikum Karlsbad-Langensteinbach
Akademisches Lehrkrankenhaus der Universität Heidelberg
Guttmannstraße 1
76307 Karlsbad

Prof. Dr. med. Dr. h.c. mult.
Gotthard Schettler
Klinisches Institut für Herzinfarktforschung an der Medizinischen Universitäts-Klinik
Bergheimer Straße 58
69115 Heidelberg

Autoren

Prof. Dr. med. Guenther J. Dietze
Forschergruppe Hochdruck und Diabetes an der Max Grundig Klinik Bühlerhöhe
Schwarzwaldhochstraße 1
77815 Bühl

Prof. Dr. med. Rainer Düsing
Medizinische Universitäts-Poliklinik
Wilhelmstraße 35-37
53111 Bonn

Prof. Dr. med. Ingomar-Werner Franz
Rehabilitationsklinik Wehrawald der BfA
Schwarzenbacher Straße 3
79682 Todtmoos

Prof. Dr. med. Christoph Hasslacher
St. Josefskrankenhaus Heidelberg
Akademisches Lehrkrankenhaus der Universität Heidelberg
Landhausstraße 25
69115 Heidelberg

PD Dr. med. Hans Hauner
Diabetes-Forschungsinstitut an der Heinrich-Heine-Universität Düsseldorf
Auf'm Hennekamp 65
40225 Düsseldorf

Dr. med. Stephan Jacob
Forschergruppe Hochdruck und Diabetes an der Max Grundig Klinik Bühlerhöhe
Schwarzwaldhochstraße 1
77815 Bühl

PD Dr. med. Yon Ko
Medizinische Universitäts-Poliklinik
Wilhelmstraße 35-37
53111 Bonn

Prof. Dr. med. Wilhelm Krone
Klinik II und Poliklinik für Innere Medizin der Universität zu Köln
Joseph-Stelzmann-Straße 9
50931 Köln

Dr. med. Oliver Laue
Medizinische Universitäts-Poliklinik
Wilhelmstraße 35-37
53111 Bonn

Prof. Dr. med. Fritz Matzkies †
Kurparkklinik für Innere Krankheiten
97616 Bad Neustadt a.d. Saale

Prof. Dr. med. Hellmut Mehnert
Krankenhaus München-Schwabing
Institut für Diabetesforschung
Kölner Platz 1
80804 München

Dr. med. Herbert Nägele
Medizinische Kernklinik und Poliklinik
Universitäts-Krankenhaus Eppendorf
20246 Hamburg

Dr. med. Dirk Müller-Wieland
Klinik II und Poliklinik für Innere Medizin der Universität zu Köln
Joseph-Stelzmann-Straße 9
50931 Köln

PD Dr. med. Kristian Rett
3. Medizinische Abteilung
Krankenhaus München-Schwabing
Institut für Diabetesforschung
Kölner Platz 1
80804 München

PD Dr. med. Agapios Sachinidis
Medizinische Universitäts-Poliklinik
Wilhelmstraße 35-37
53111 Bonn

Prof. Dr. med. Eberhard Standl
3. Medizinische Abteilung
Krankenhaus München-Schwabing
Institut für Diabetesforschung
Kölner Platz 1
80804 München

Dr. med. Hubert Stiegler
Krankenhaus München-Schwabing
Angiologische Abteilung
Kölner Platz 1
80804 München

Prof. Dr. med. Hans Vetter
Medizinische Universitäts-Poliklinik
Wilhelmstraße 35-37
53111 Bonn

Dr. med. habil. Matthias Weck
Klinik Bavaria
An der Wolfsschlucht 1-2
01731 Kreischa

Prof. Dr. med. Matthias Wicklmayr
3. Medizinische Abteilung
Krankenhaus München-Schwabing
Institut für Diabetesforschung
Kölner Platz 1
80804 München

Prof. Dr. med. Alfred Wirth
Teutoburger-Wald-Klinik
Teutoburger-Wald-Straße 33
49214 Bad Rothenfelde

Inhaltsverzeichnis

Das metabolische Syndrom – historisch gesehen

Hellmut MEHNERT
Institut für Diabetesforschung am Krankenhaus München-Schwabing

Unter dem metabolischen Syndrom versteht man die prädiabetische Phase des Typ-II-Diabetes, die in der Bevölkerung außerordentlich verbreitet ist: abgesehen davon, daß definitionsgemäß die meisten Typ-II-Diabetiker diese Vorphase durchlaufen müssen (und das betrifft, knapp 5 % der Bevölkerung), kommen noch jene Patienten hinzu, die wegen des milderen Verlaufs ihrer Erkrankung oder wegen des Erfolges präventivmedizinischer Maßnahmen im metabolischen Syndrom verharren und nicht diabetisch werden. Bezüglich der Häufigkeit letzterer Patientengruppe ist man auf Schätzungen angewiesen. Man sollte aber davon ausgehen, daß die Zahl der Patienten mit metabolischem Syndrom ohne spätere Diabetes-Manifestation sicher das 2- bis 3-fache der Typ-II-Diabetiker beträgt.

Wie stellt sich aufgrund der Entwicklung unseres Wissensstandes das metabolische Syndrom derzeit dar? Am Anfang steht die angeborene muskuläre und wohl auch hepatische Insulinresistenz, die ergänzt wird durch jene Unterempfindlichkeit gegenüber dem eigenen Insulin, die durch die Fettsucht – insbesondere im Sinne der Stammfettsucht – zusätzlich induziert wird. Insulinresistenz bedingt aber stets eine Mehrsekretion von Insulin, damit der Betroffene nicht schon zum jetzigen Zeitpunkt diabetisch wird. Hohe Insulinspiegel steigern den Appetit und leisten ebenso wie der anabole lipogenetische Effekt des Hormons der Verstärkung der Adipositas Vorschub.

Ferner ist bekannt, daß unter einer Hyperinsulinämie die Triglycerid-Werte ansteigen und das HDL-Cholesterin abfällt. Man weiß überdies vom Experiment, daß es unter dem Einfluß hoher Insulinspiegel in den großen Blutgefäßen zur vermehrten Einlagerung von Lipiden kommt und daß der spezielle wachstumsstimulierende Effekt des Hormons eine Proliferation der glatten Muskulatur in den Arterien mit sich bringt.

Schließlich ist darauf hinzuweisen, daß offenbar enge Zusammenhänge zwischen Insulinresistenz und Hyperinsulinämie einerseits und Hypertonie bzw. späterer Mikroalbuminurie andererseits bestehen: wohl durch eine Beeinflussung des Natrium-Stoffwechsels werden die Gefäßzellen gegenüber pressorischen Substanzen – Catecholaminen – empfindlicher, so daß es zu einer Engerstellung der Gefäße und damit zur Hypertonie kommen kann.

Andere Untersuchungen haben darüber hinaus gezeigt, daß salzsensitive Hypertoniker besonders insulinresistent sind und daß bei Auftreten einer Mikroalbuminurie – als Ausdruck einer allgemeinen Gefäßschädigung im Organismus – die Unterempfindlichkeit gegenüber dem Insulin weiter zunimmt. Wenn die Mehrsekretion von Insulin über längere Zeit bestanden hat und gleichzeitig ein genetischer Defekt für eine spätere Beeinträchtigung der erforderlichen Insulin-Sekretion vorliegt, kommt es zur Glucose-Intoleranz und zum Auftreten eines Typ-II-Diabetes.

Die wichtigste Veröffentlichung im Zusammenhang mit dem metabolischen Syndrom ist sicherlich die von G. REAVEN[1], der 1988 die

Rolle der Insulinresistenz und der Hyperinsulinämie beschrieb und dem oben geschilderten Phänomen den Namen „Syndrom X" gegeben hat. Da dieser Name aber von den Kardiologen für ein anderes Krankheitsbild reserviert ist, hat sich der Begriff in dieser Form nicht durchgesetzt. Vielmehr spricht man heutzutage eher vom „metabolischen Syndrom", „Insulinresistenz-Syndrom" oder „Reaven-Syndrom".

Die Historie des metabolischen Syndroms geht weit zurück. Im Grunde hat bereits vor mehr als 50 Jahren die Geschichte des Syndroms mit der Mitteilung von Himsworth begonnen, daß bei vielen frisch diagnostizierten Typ-II-Diabetikern eine Unterempfindlichkeit gegenüber Insulin festzustellen ist[2]. In den 60er-Jahren häuften sich dann die Mitteilungen über das Syndrom, das in verschiedenen Varianten und – wegen des erst 1988 von Reaven gebrachten Hinweises auf die kausale Rolle der Insulinresistenz – stets unvollständig beschrieben worden ist. Ohne bei der Fülle der Literatur und bei der im Grunde jedem Arzt geläufigen Koinzidenz der verschiedenen geschilderten Krankheitsbilder einen vollständigen Abriß geben zu können, sei auf einige Veröffentlichungen gesondert hingewiesen.

So beschrieb Camus 1966[3] das häufige Zusammentreffen von Diabetes, Gicht und Hyperlipidämie als ein „metabolisches Tri-Syndrom". Knick[4] wies insbesondere auf die Tatsache hin, daß die Entgleisungen des Fettstoffwechsels bei gleichzeitiger Hyperinsulinämie der Diabetesmanifestation oft vorauslaufen: Ein Faktum, das wir heutzutage als Hypertriglyceridämie bei fortschreitender Insulinresistenz kennengelernt haben. Schon 1964 hatten wir[5] bei einem Referat über den „Prädiabetes" darauf hingewiesen, daß sich bei frisch erkrankten Diabetikern häufig hohe Insulinwerte und hohe Werte der Insulinantagonisten (Triglyceride) finden. Wir sprachen in diesem Zusammenhang von einem „Eisberg-Phänomen" und wiesen darauf hin, daß der weitaus größere Anteil des Eisbergs unter der Wasseroberfläche liegt, d.h. daß bei den viel häufigeren Prädiabetikern noch keine Hyperglykämie besteht. Letztere haben aber häufig bereits Veränderungen an den Gefäßen, erhöhte Werte des Seruminsulins und der Triglyceride.

Die Arbeitsgruppe von Stout[6, 7, 8] wies schon früh auf mögliche nachteilige atherogene Effekte des Insulins hin und hat sich große Verdienste um die Beschreibung des Syndroms erworben. Dieterle et al.[9] zeigten bereits 1967, daß normalgewichtige Hypertoniker auf Glucosereiz mit einer wesentlich stärkeren Insulinsekretion reagieren als normalgewichtige Normotoniker; diese Autoren erkannten damit indirekt die Insulinresistenz bei Hypertonikern als erste und wurden später von Ferranini und anderen Autoren bestätigt.

Mehnert und Kuhlmann[10] bezogen 1968 als erste die Hypertonie in ein von ihnen so genanntes „Wohlstands-Syndrom" ein. Wörtlich schrieben sie: „*...In zunehmendem Maße wird der Internist mit Patienten konfrontiert, bei denen er die Diagnose essentieller Hypertonus, Diabetes mellitus und Mastfettsucht stellt...Andererseits findet man aber bei diesen Patienten nicht selten auch Hinweise für eine allgemeine Arteriosklerose mit ausgeprägter Fettstoffwechselstörung (Koronarsklerose, Hyperlipämie, Fettleber) und nicht ganz selten auch eine Gicht. Das klassische Bild des Wohlstands-Syndroms wäre damit gegeben*". In der gleichen Arbeit wurde auf die Befunde von Dieterle verwiesen und postuliert: "*...Das Bemerkenswerte an den Befunden der genannten Autoren ist aber, daß auch normalgewichtige nichtdiabetische Hypertoniker mit hohen Seruminsulin-Werten reagieren. Man kann daraus mit einigem Vorbehalt schließen, daß zwar im Gegensatz zu den Prädiabetikern und Diabetikern nicht die Fähigkeit zur Insulinsekretion beeinträchtigt ist, daß aber im Organismus der Hypertoniker ein diabetogenes Prinzip wirksam ist, welches eine kompensatorisch vermehrte Insulinsekretion im Gefolge hat. Um* *welches Prinzip es sich dabei handelt, muß vorläufig offen bleiben"*.

Wie oben erwähnt, blieb diese Frage weitere zwei Jahrzehnte unbeantwortet, bis die Untersuchungen von REAVEN zeigten, daß die Insulinresistenz jenes diabetogene Prinzip ist, welches die schon früher beobachtete kompensatorisch vermehrte Insulinsekretion im Gefolge hat.

Das Verdienst, den Begriff „metabolisches Syndrom" in die Literatur eingeführt zu haben, kommt der Gruppe von JAHNKE, GRIES et al.[11] zu, die auf dem internationalen Diabetes-Kongreß 1967 in Stockholm von einem *„special metabolic syndrome in certain human beings"* sprachen. Sie schrieben weiter: *„...This metabolic syndrome in characterized by obesity, decreased glucose tolerance, elevated levels of free fatty acids and triglycerides in the blood, hyperinsulinism and limited sensitivity of adipose tissue to strong lipolytic stimuli"*.

Auch in der ehemaligen DDR wurden wichtige Befunde zum metabolischen Syndrom erhoben. Dies gilt besonders für die Gruppe von HANEFELD[12], die die Beschreibung des metabolischen Syndroms im deutschen Schrifttum übernahm und ausführte, daß zwischen Übergewicht, Störungen des Kohlenhydrat-, Fett- und Purin-Stoffwechsels sowie der Blutdruckregulation enge Beziehungen bestehen. Die Autoren fuhren fort: *„...Als wichtigste pathogenetische Faktoren konnten Überernährung und Bewegungsmangel erkannt werden. Dieses Cluster tritt familiär gehäuft auf und wird wahrscheinlich auf dem Boden einer genetischen Disposition manifest. Wir glauben deshalb, daß für diese Gruppe von Krankheiten die Zusammenfassung als metabolisches Syndrom berechtigt ist. Wir verstehen darunter das gemeinsame Vorkommen von Fettsucht, Hyperlipoproteinämie, Diabetes, Gicht und Hypertonie, verbunden mit erhöhter Inzidenz von ischämischen Gefäßerkrankungen, Fettleber und Cholelithiasis"*. Auch PANZRAM[13] zeigte 1977, daß es ein atherogenes Risikobündel bei Typ-II-Diabetes gibt, das mit einer instruktiven Abbildung hier dargestellt sein soll (Abb. **1.1**).

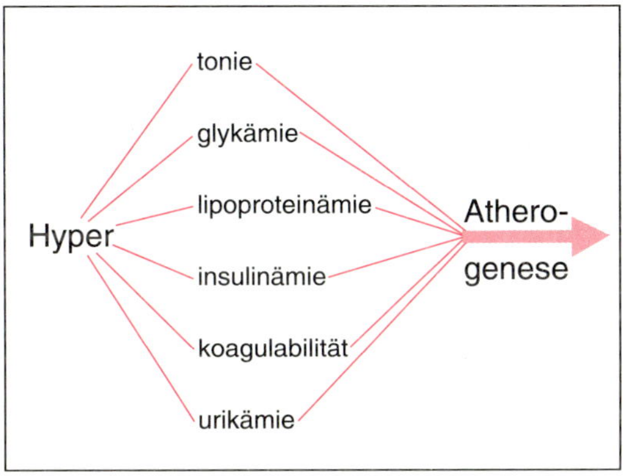

Abb. **1.1**: Atherogenes Risikobündel bei Typ II-Diabetes (nach G. PANZRAM, Dt. Gesundh. Wesen 32: 253 (1977).

Die Fülle von Arbeiten, die die historische Veröffentlichung von REAVEN im weiteren auslöste, kann nicht mehr Gegenstand einer historischen Betrachtung des metabolischen Syndroms sein. Vielmehr sollte sich dieser Artikel darauf beschränken aufzuzeigen, daß bereits vor 1988 von Stoffwechselklinikern auf das häufige Zusammentreffen verschiedener metabolischer Störungen hingewiesen wurde und daß – mehr oder weniger vollkommen – eine nosologische Einheit postuliert wurde.

Zur Erkennung von Zusammenhängen und zur Einleitung von präventivmedizinischen Maßnahmen hat der Begriff des metabolischen Syndroms viel beigetragen. Er hat seinen festen Platz in der Nomenklatur der Medizin erhalten.

Literatur:

1) Reaven GM: Banting Lecture 1988. Role of insulin resistance in human disease. Diabetes 37:1595-1607 (1988)

2) Himsworth HP: Diabetes mellitus. A differentiation into insulin-sensitive and insulin-insensitive types. Lancet 1:127-130 (1936)

3) Camus JP: Goutte, diabete, hyperlipemie. Un trisyndrome metabolique. Revue du Rhumatisme 33:10-14 (1966)

4) Knick B, Rother F, Lange HJ: Bestimmung der insulinähnlichen Aktivität (ILA) im Serum von Arteriosklerosekranken. Zeitschr f Altersforschung Bd 18 3/4:251-258 (1965)

5) Mehnert H: Prädiabetes. Dtsch Med Wschr 89:688 (1964)

6) Stout RW, Vallance-Owen J: Insulin and atheroma. Lancet 1:1078-1080 (1969)

7) Stout RW, Buchanan KD, Vallance-Owen J: Arterial lipid metabolism in relation to blood glucose and plasma insulin in rats with streptozotocin-induced diabetes. Diabetologia 8:398-401 (1972)

8) Stout RW, Biermann EL, Ross R: Effect of insulin on the proliferation of cultured primate arterial smooth muscle cells. Circ Res 36:319-327 (1975)

9) Dieterle P, Fehm H, Ströder W, Henner J, Bottermann P, Schwarz K: Asymptomatischer Diabetes mellitus bei normalgewichtigen Hypertonikern. Dtsch Med Wschr 92:2376 (1967)

10) Mehnert H, Kuhlmann H: Hypertonie und Diabetes mellitus. Dtsch Med J 19:567-571 (1968)

11) Jahnke K, Daweke H, Liebermeister H, Schilling WH, Thamer G, Preiss H, Gries FA: Hormonal and metabolic aspects of obesity in humans. Diabetes. Proceedings of the sixth congress of the International Diabetes Federation, ED J Östmann. Excerpta Medica Foundation, Amsterdam 533-539 (1969)

12) Hanefeld M, Lenhardt W: Das metabolische Syndrom. Dtsch Gesundh Wesen 36:545-551 (1980)

13) Panzram G, Zabel-Langhennig R, Schmechel H: Periphere Angiopathie beim Diabetes mellitus – Einfluß von Krankheitsdauer und atherogene Risikofaktoren. Dtsch Gesundh Wesen 32:253-258 (1977)

Pathophysiologische Grundlagen der Insulinresistenz

Hans Hauner
Diabetes-Forschungsinstitut an der Heinrich-Heine-Universität Düsseldorf

Das Konzept des metabolischen Syndroms hat die Stoffwechselforschung in den letzten Jahren enorm beflügelt und zweifellos zu einem tieferen Verständnis der Pathophysiologie kardiovaskulärer Erkrankungen beigetragen. Vor allem epidemiologische Studien haben überzeugende Belege geliefert, daß es sich beim metabolischen Syndrom um ein Netzwerk interdependenter Risikofaktoren handelt, das mit einem hohen Arterioskleroserisiko verknüpft ist[7]. Diese Untersuchungen machten aber auch deutlich, daß dieses Syndrom vielgestaltig ist. Genetische und Umwelteinflüsse und deren komplexe Interaktion können offensichtlich zu unterschiedlichen Formen und Ausprägungen führen. Die exakte Definition des Begriffes bereitet daher Schwierigkeiten, zumal einheitliche diagnostische Kriterien fehlen. Die nutzbringende Umsetzung dieser Erkenntnisse im klinischen Alltag ist deshalb nicht unproblematisch. Dennoch ist hervorzuheben, daß wir dank dieses Konzepts gelernt haben, bei der Diagnostik und Therapie von Stoffwechselstörungen stets mehrgleisig zu verfahren und die zuvor weit verbreitete eindimensionale Betrachtungsweise zu verlassen.

Zahlreiche Studien der letzten Jahre haben unser Wissen über die Pathophysiologie des metabolischen Syndroms wesentlich erweitert. Ein entscheidender Impuls ging von der Beobachtung aus, daß das Phänomen der Insulinresistenz nicht auf den Diabetes beschränkt ist, sondern sich mehr oder weniger deutlich bei allen Komponenten des metabolischen Syndroms findet. Schließlich war es Ende der 80iger Jahre hauptsächlich Reaven zu verdanken, die vielen Einzelbeobachtungen in der Hypothese zu vereinen, daß die Insulinresistenz und die sie begleitende kompensatorische Hyperinsulinämie die zentrale Rolle in der Pathophysiologie des metabolischen Syndroms spielen[34, 35]. In den letzten Jahren konnte dieses Konzept durch neue Befunde weiter erhärtet werden. Daher überrascht es nicht, daß der Begriff „Insulinresistenz-Syndrom“ zunehmend häufig anstelle der Bezeichnung „metabolisches Syndrom“ verwendet wird.

Was versteht man unter dem Begriff „Insulinresistenz“?

Die Insulinresistenz kann am einfachsten als vermindertes Ansprechen des Organismus auf das Hormon Insulin definiert werden. In den meisten Studien wurde der Begriff zur Beschreibung der gestörten Insulinwirkung im Glucose-Stoffwechsel gebraucht. Da Insulin aber im Stoffwechselgeschehen vielfältige Wirkungen ausübt, erstreckt sich dieses Phänomen wahrscheinlich auch auf andere, wenn nicht alle Effekte des Hormons.

Die derzeit zuverlässigste und am häufigsten eingesetzte Methode zum Nachweis einer Insulinresistenz im Glucose-Stoffwechsel ist die hyperinsulinämische, euglykämische Clamp-Technik[6]: über einen mindestens zweistündigen Zeitraum wird Insulin kontinuierlich in eine Unterarmvene infundiert. Dabei werden Plasmainsulin-Konzentrationen zwischen 80 und 120 μE/ml angestrebt, um die hepatische Glucose-Produktion komplett zu unterdrücken.

Durch gleichzeitige Glucose-Infusion am anderen Arm wird der Blutglucose-Spiegel möglichst konstant gehalten. Die benötigte Glucose-Menge pro Zeiteinheit stellt ein gutes Maß der Insulinsensitivität des Körpers dar. In letzter Zeit wurden zunehmend auch einfachere Methoden zur Erfassung der Insulinsensitivität entwickelt und validiert[5]. Besonderer Beliebtheit erfreut sich neuerdings die „Minimal Model"-Technik nach Bergman[3].

Nachdem die Bedeutung der Insulinresistenz in der Pathogenese des Typ II-Diabetes schon lange bekannt ist, wurden in den letzten 10 Jahren bei allen Komponenten, die üblicherweise zum metabolischen Syndrom gezählt werden, ebenfalls Hinweise für das Vorliegen einer Insulinresistenz entdeckt. Besonders gut konnte dies für die arterielle Hypertonie belegt werden[12]. Gut dokumentiert ist auch die verminderte Insulinempfindlichkeit bei Frauen mit Hyperandrogenämie[32], während die Studienergebnisse bei Personen mit Fettstoffwechselstörungen weniger eindeutig sind, aber ebenfalls für das Vorliegen einer Insulinresistenz sprechen. Tabelle **2.1** faßt zusammen, welche Störungen der Insulinwirkung bei den bisher am besten untersuchten Komponenten des metabolischen Syndroms beschrieben wurden.

Die Bedeutung der Hyperinsulinämie

Die mit der Clamp-Technik bzw. anderen Verfahren gemessene Insulinsensitivität des Organismus ist negativ mit den Insulinkonzentrationen im Nüchternzustand und noch auffälliger mit den stimulierten Insulinkonzentrationen im oralen Glucose-Toleranztest korreliert[20]. Die Höhe der Insulinspiegel gilt somit als indirektes Maß der Insulinsensitivität des Körpers, kann allerdings durch viele Störfaktoren beeinflußt werden, so daß der Wert einer Messung der Insulinspiegel für die Diagnostik der Insulinresistenz umstritten ist. Dennoch kann die Hyperinsulinämie vereinfacht als Ausdruck bzw. Folge der Insulinresistenz angesehen werden. Selbst bei Vorliegen einer ausgeprägten Insulinunterempfindlichkeit kann eine Verschlechterung der Glucose-Toleranz durch die erhöhte Insulinsekretion vermieden werden. Diese Konstellation findet sich typischerweise bei der Adipositas. Erst wenn die erforderliche Hyperinsulinämie nicht mehr aufrechterhalten werden kann, kommt es zur manifesten Störung des Glucose-Stoffwechsels und schließlich zum Typ II-Diabetes[36]. Dies ist nur dann der Fall, wenn neben einer Insulinresistenz auch eine wahrscheinlich genetisch festgelegte, begrenzte bzw. verminderte Sekretionskapazität des Pankreas vorliegt.

Tab. **2.1**

Charakterisierung der Insulinresistenz bei Adipositas, Typ-II-Diabetes mellitus und essentieller Hypertonie

Insulinwirkung	*Adipositas*	*NIDDM*	*Hypertonie*
Gesamtglucoseaufnahme	↓	↓↓	↓
Glucose-Oxidation	↓	↓	n.
nichtoxidative Glucose-Verwertung (Glykogen-Synthese)	↓	↓↓	↓
hepatische Glucose-Produktion	↑	↑	n.
Lipidoxidation	↑	n.	n.
Lipolysehemmung	↓	↓	n.

Ursachen der Insulinresistenz

Bereits JAHNKE und Mitarbeiter hatten vermutet, daß das metabolische Syndrom eine genetische Grundlage besitzt[23]. Gleiches wird heute für die Insulinresistenz angenommen. Vor allem Familienstudien haben gezeigt, daß die Insulinsensitivität innerhalb von Familien, also unter Familienangehörigen, nur gering schwankt, während die Streubreite in der Normalbevölkerung beträchtlich ist[20, 28, 29]. Die Ursachen für diese Variabilität zu verstehen, ist seit Jahren Gegenstand intensiver Forschung. Dazu ist es unumgänglich, sich mit dem Wirkungsmechanismus des Insulins sowie den Faktoren, die die Insulinwirkung modifizieren können, näher zu befassen.

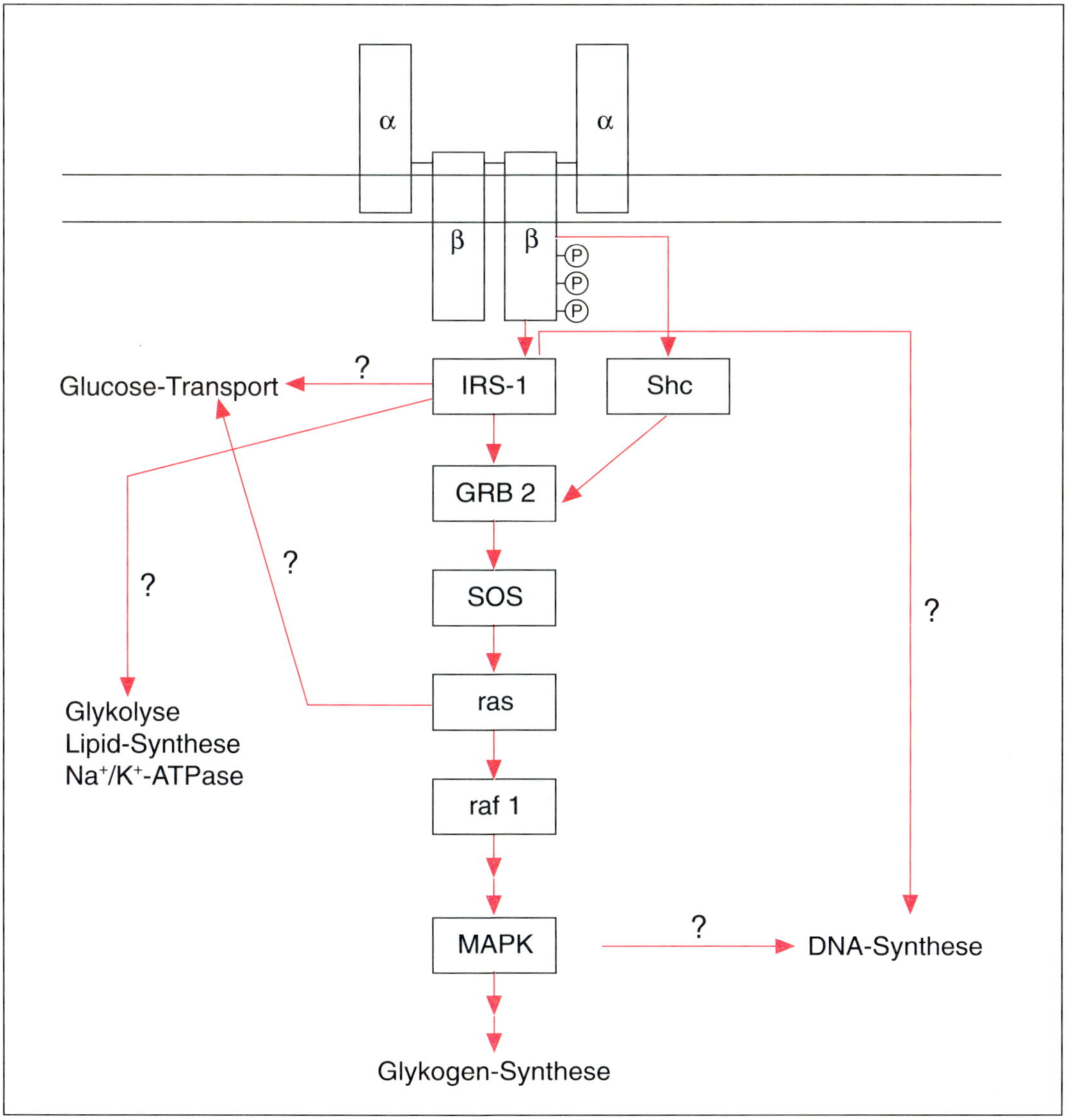

Abb. **2.1**: Vereinfachte Darstellung der Insulinsignalübertragung in der Zelle (nach WHITE und KAHN, 1994).

Unser Wissen über den Wirkmechanismus des Insulins ist in den letzten Jahren geradezu sprunghaft angewachsen. Inzwischen konnten wichtige Schritte der Übertragung des Insulinsignals in der Zelle weitgehend aufgeklärt werden[40]. Der Signalübertragungsmechanismus wird durch die Bindung des Insulinmoleküls an seinen spezifischen Rezeptor an der Oberfläche der Zielzelle in Gang gesetzt. Die Bindung führt als erstes zu einer Tyrosin-spezifischen Autophosphorylierung der β-Untereinheit des Rezeptors, wodurch diese selbst aktiviert wird und als Tyrosinkinase das Hormonsignal amplifizieren kann. Durch die Phosphorylierung mehrerer nachgeordneter Proteine wird das Signal weitergeleitet und diversifiziert. Erst danach werden die eigentlichen Effektorsysteme angeschaltet, die schließlich die bekannten zellulären Insulinwirkungen wie Stimulierung des Glucose-Transports und der Glykogen-Synthese, Hemmung der Lipolyse oder Steigerung der Zellproliferation vermitteln. Abbildung **2.1** gibt einen vereinfachten Überblick über die Signalübertragungskette des Insulins (nach[40]).

Molekulare Defekte bei der Insulinsignalübertragung

Die Suche nach Defekten innerhalb der Signaltransduktions-Kaskade konzentrierte sich bisher hauptsächlich auf den manifesten Typ II-Diabetes mellitus und den Prädiabetes[2, 16]. Während die Insulinbindung an den Rezeptor intakt zu sein scheint, wurde von einzelnen Arbeitsgruppen eine reduzierte Tyrosinkinase-Aktivität des Rezeptormoleküls bei Übergewichtigen und Typ II-Diabetikern berichtet. Nach dem gegenwärtigen Kenntnisstand scheint es sich dabei weniger um einen primären Defekt, z.B. als Folge von Rezeptormutationen, sondern eher um ein potentiell reversibles, regulatorisches Phänomen zu handeln. Eine verminderte Expression des Glucose-Transporters Glut4 wurde im Fettgewebe Übergewichtiger und Typ II-Diabetiker gefunden, nicht dagegen im Muskelgewebe. Da die Muskulatur für die Glucose-Verwertung quantitativ wesentlich bedeutsamer ist als das Fettgewebe, ist die klinische Relevanz dieses Befundes fragwürdig. Hinsichtlich der metabolischen Effekte des Insulins ist die Störung der Insulin-stimulierten Glucose-Verwertung, die hauptsächlich auf einer verminderten Glykogen-Synthese der Skelettmuskulatur beruht, bisher am besten untersucht. Die geschwindigkeitsbestimmenden Schritte sind dabei die Glucose-Aufnahme in die Zelle und die Aktivierung der muskulären Glykogen-Synthese.

Es gibt Anzeichen dafür, daß nicht nur bei Typ II-Diabetikern, sondern auch bei Prädiabetikern beide Schritte gestört sein könnten[2, 16]. Interessanterweise wurden bei adipösen Menschen auch im Bereich der Skelettmuskulatur Störungen der Insulinsignalübertragung beschrieben (Verminderung des Glucose-Transports, der Insulinrezeptorphosphorylierung, der IRS-1-Phosphorylierung und der Phosphatidylinositol-3-Kinase-Aktivität), deren Ätiologie unklar ist[14]. Zur Frage, inwieweit bei nachgeordneten Proteinen der Signalkette Funktionsstörungen vorliegen, gibt es bisher so gut wie keine Daten.

Mutationen oder andere genetische Defekte des Rezeptormoleküls, von IRS-1 oder nachgeordneter Kandidatengene scheinen, soweit hierzu überhaupt Studien existieren, selten zu sein. Funktionsstörungen müssen aber nicht Folge primärer Defekte sein, sondern können auch sekundärer Natur sein. Inzwischen gibt es verschiedene Hinweise, daß metabolische bzw. hormonelle Faktoren die Funktion des Insulinrezeptors verändern und damit den intrazellulären Signalfluß beeinträchtigen können. Ein gutes Beispiel hierfür ist die TNFα-induzierte Störung der Insulinrezeptorfunktion, die wahrscheinlich über eine Aktivierung von Tyrosinphosphatasen zustande kommt[11, 22].

Trotz vieler interessanter Einzelbefunde liegen die für die Insulinresistenz verantwortlichen molekularen Mechanismen nach wie vor im Dunkeln.

Lebensstil und Insulinresistenz

Aus klinischer Sicht interessiert besonders die Frage, welche Umwelteinflüsse eine Insulinresistenz auslösen bzw. verstärken können. Die derzeit diskutierten Faktoren sind alle eng mit den heutigen Lebensbedingungen verbunden (Abb. **2.2**). Der potenteste Faktor ist ohne Zweifel die Adipositas. Zahlreiche Studien haben nachgewiesen, daß selbst geringes Übergewicht die Insulinempfindlichkeit des Körpers verschlechtern kann, aber auch die anderen Auffälligkeiten fördert, die für das metabolische Syndrom charakteristisch sind. Die Beobachtung, daß eine Gewichtsreduktion mit einer Besserung der Insulinresistenz einhergeht bzw. die meisten Adipositas-assoziierten Stoffwechselstörungen bessert oder sogar beseitigt, unterstreicht diese Aussage.

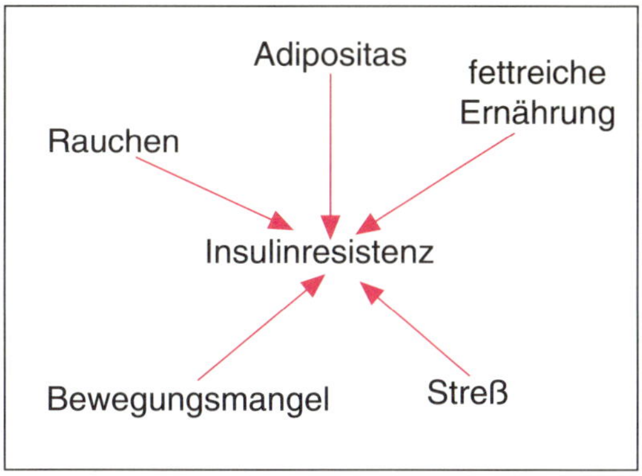

Abb **2.2**: Umwelteinflüsse, die eine Insulinresistenz auslösen oder verstärken können.

Auch andere Lebensstil-Komponenten können die Insulinsensitivität modulieren. So geht Bewegungsmangel mit einer Verschlechterung der Insulinempfindlichkeit einher. Umgekehrt verbessert körperliche Aktivität die Insulinwirkung, aber auch die Insulin-unabhängige Glucose-Aufnahme und -Verwertung[9]. Auch Stress und Rauchen können über eine Aktivierung neuroendokriner Systeme, insbesondere der CRF-ACTH-Nebennierenrinden-Achse und des Sympathikussystems, zu einer katabolen Stoffwechselsituation führen und die Insulinwirkung beeinträchtigen[18]. Eine bisher unterschätzte Rolle könnten Veränderungen der Blutversorgung spielen. So wurde berichtet, daß es bei Übergewichtigen postprandial zu einer verminderten Vasodilatation der Blutgefäße der Muskulatur kommt, die letztlich zu einer verzögerten Glucose-Utilisation beitragen könnte[26].

Auch Nahrungsfaktoren können die Insulinsensitivität des Organismus modifizieren. So ist bekannt, daß eine fettreiche Ernährung kurzfristig die Insulinwirkung verschlechtert.

Weiter können Hormone die Insulinwirkung im Stoffwechsel beeinflußen. Durch viele Studien ist gesichert, daß bei der Frau ein enger Zusammenhang zwischen den Androgenkonzentrationen im Plasma und der Insulinsensitivität besteht. Frauen mit Hyperandrogenämie, unabhängig ob ovarieller oder adrenaler Herkunft, weisen neben erhöhten Insulinspiegeln als Ausdruck einer Insulinresistenz auch weitere Stoffwechselstörungen auf, die für das metabolische Syndrom charakteristisch sind, und stellen daher eine Gruppe mit einem besonders erhöhten Arterioskleroserisiko dar[17, 32].

Adipositas, Lipidstoffwechsel und Insulinresistenz

Die Mechanismen, über die eine Vermehrung des Körperfetts zu den beschriebenen metabolischen Störungen führt, sind nur ansatzweise verstanden. Die gängigste Erklärung ist, daß der Umsatz der freien Fettsäuren bzw. der Triglyceride erhöht ist. Die Vergrößerung der Fettdepots, besonders der Catecholamin-sensitiven intraabdominellen Fettspeicher ist mit einer im Vergleich zu schlanken Personen gesteigerten Freisetzung von Fettsäuren verbunden. Dies hat verschiedene negative Auswirkungen auf den Lipid- und Glucose-Stoffwechsel[4, 13]. In der Leber führt das erhöhte Angebot freier Fettsäuren zu einer verzögerten und verminderten Insulindegradierung und damit zu einer peripheren Hyperinsulinämie. Das erhöhte Substratangebot steigert auch die hepatische Bildung endogener VLDL-Partikel und, indirekt, die Gluconeogenese, wobei letzterer Prozeß auch durch den erhöhten Rückfluß von Glycerin und Lactat aus dem Fettgewebe gefördert wird. In der Muskulatur erhöhen die vermehrt verfügbaren freien Fettsäuren die Lipidoxidation. Wie von Randle et al.[33] erstmals postuliert wurde, geht eine vermehrte Fettsäureoxidation mit einer verminderten Glucose-Verbrennung einher, da der erhöhte Anfall von Acetyl-CoA bzw. Citrat die Pyruvatdehydrogenase-Aktivität bzw. die Phosphofruktokinase kompetitiv hemmt. Erhöhte freie Fettsäurespiegel interferieren aber auch direkt mit der Insulinwirkung und können beispielsweise die Glucose-Aufnahme in die Muskulatur stören (Abb. **2.3**).

Da Insulin im Lipidstoffwechsel eine Schlüsselstellung einnimmt, können in insulinresistenten Zuständen multiple Störungen nachgewiesen werden (Tab. **2.2**). Insulin ist für die Synthese und Funktion der Lipoproteinlipase, des für den Katabolismus der Triglyceride entscheidend verantwortlichen Enzyms, unentbehrlich. Im Insulinmangel, aber auch bei der Insulinresistenz ist daher der Katabolismus triglyceridreicher Lipoproteine vor allem im postprandialen Zustand gestört. Da Insulin die Sekretion endogen synthetisierter VLDL-Triglyceride hemmt, werden bei herabgesetzter Hormonwirkung vermehrt VLDL-Partikel aus der Leber freigesetzt, die zur Hypertriglyceridämie beitragen. Schließlich ist bei der Insulinresistenz auch die

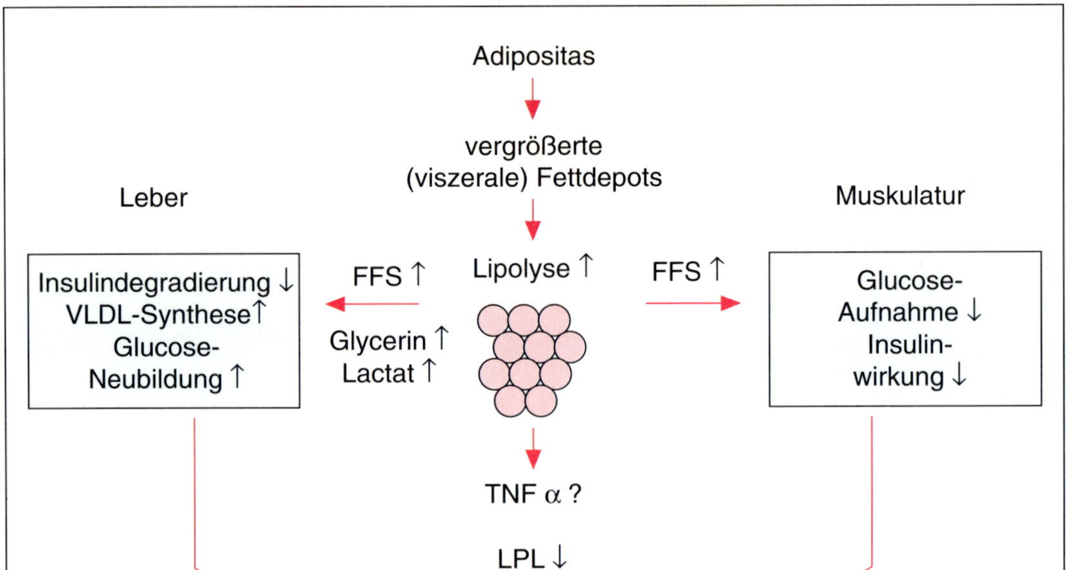

Abb **2.3**: Vereinfachtes Modell der Induktion von Stoffwechselstörungen durch Adipositas (FFS = freie Fettsäuren; TNF α = Tumor-Nekrose-Faktor alpha; LPL = Lipoproteinlipase).

Tab. **2.2**

Veränderungen des Lipidstoffwechsels bei Insulinresistenz (nach FRAYN, Ref. 13)
1. erhöhte Plasmatriglycerid-Konzentrationen (VLDL-Triglyceride ↑, VLDL-ApoB ↑) 2. erniedrigtes HDL-Cholesterin 3. erhöhte Konzentrationen freier Fettsäuren (Störung der postprandialen Suppression) 4. erhöhter Anteil kleiner, dichter LDL-Partikel

antilipolytische Wirkung des Hormons vermindert, so daß trotz hoher Insulinkonzentrationen vermehrt freie Fettsäuren aus dem Fettgewebe in die Blutbahn gelangen[4]. Im postprandialen Zustand wird die endogene Lipolyse durch die hohen Insulinkonzentrationen normalerweise gehemmt, um unnötig hohe Lipidkonzentrationen zu vermeiden. Gleichzeitig sorgen die hohen Insulinspiegel dafür, daß die aufgenommenen Lipide rasch ins Speicherorgan Fettgewebe oder in die Muskulatur gelangen. Bei Personen mit metabolischem Syndrom bzw. Insulinresistenz scheinen diese Mechanismen bereits früh gestört zu sein. Ein übermäßiger Anstieg und verzögerter Abbau der Serumtriglyceride im postprandialen Zustand, z.B. nach einer definierten oralen Fettbelastung könnte daher ein frühes Merkmal des Insulinresistenz-Syndroms sein, der lange vor der Störung des Kohlenhydratstoffwechsels auftritt[37]. Der hohe Triglycerid-Umsatz bleibt nicht ohne Folgen für das atherogene Risiko der Betroffenen. So wurde kürzlich beobachtet, daß die postprandiale Hypertriglyceridämie einen hohen prädiktiven Wert für das Vorliegen einer koronaren Herzkrankheit besitzt[31]. Erhöhte Triglyceridspiegel sind außerdem mit einem erniedrigten HDL-Cholesterin und der erhöhten Bildung kleiner dichter LDL-Partikel assoziiert. Neuere Studienergebnisse legen nahe, daß ein hoher Anteil dichter LDL-Partikel ein besonders hohes atherogenes Potential beinhaltet[25].

Eine neue Hypothese bietet einen interessanten Erklärungsansatz für den Zusammenhang zwischen Fettgewebsexpansion und Insulinresistenz. HOTAMISLIGIL et al.[21] berichteten kürzlich, daß im Fettgewebe genetisch fettsüchtiger Tiere der Tumor-Nekrose-Faktor-alpha (TNFα) vermehrt gebildet wird. Eine Neutralisierung von TNFα mit einem löslichen Rezeptor führte überraschenderweise zu einer deutlichen Verbesserung der für diese Tiermodelle typischen Insulinresistenz im Glucose-Stoffwechsel. Nachfolgende Studien zeigten, daß TNFα direkt die Autophosphorylierung des Insulinrezeptors sowie die Phosphorylierung von IRS-1, dem Hauptsubstrat der aktivierten Rezeptorkinase, supprimiert[11, 22]. In eigenen Untersuchungen stellte sich zudem heraus, daß TNFαa an kultivierten menschlichen Fettzellen die Expression der Lipoproteinlipase und des insulinregulierten Glucose-Transporters Glut4 unterdrückt, aber auch einen lipolysesteigernden Effekt besitzt[19]. Aufgrund dieser Daten wird derzeit spekuliert, daß TNFα das Bindeglied zwischen Adipositas und Insulinresistenz darstellen könnte[22]. Ungeklärt ist allerdings, warum es bei der Adipositas zu einer erhöhten Bildung von TNFα kommt und, vor allem, warum auch die Insulinwirkung am Muskel vermindert ist, obwohl Muskelzellen kein TNFα exprimieren und die TNFα-Serumspiegel bei Adipositas nicht erhöht sind.

Insulinresistenz und Hypertonie

Schon lange ist bekannt, daß Menschen mit essentieller Hypertonie häufig eine gestörte Glucose-Toleranz und eine Hyperinsulinämie aufweisen[8]. Diese Auffälligkeit findet sich bei Schlanken und Übergewichtigen gleichermaßen[30], obgleich diese Beziehung umso deutlicher wird, je ausgeprägter das Übergewicht ist. In Clamp-Studien wurde bei schlanken Männern mit essentieller Hypertonie eine verminderte Glucose-Verwertung nach Insulinstimulierung gefunden. Betroffen scheint insbesondere die nicht-oxidative Glucose-Utilisation (hauptsächlich Glykogen-Synthese) zu sein[12].

Eine überzeugende Erklärung für diesen Befund steht bislang aus. Neben einer primären Störung der Insulinwirkung werden auch andere Aspekte diskutiert, wie z.B. verschiedene blutdrucksteigernde Effekte erhöhter Insulinkonzentrationen (Abb. **2.4**) oder hypertoniebedingte Veränderungen in den peripheren Widerstandsgefäßen bzw. Kapillarrarefizierung in der Muskulatur, die erst die Insulinresistenz verursachen könnten[7].

Insulinresistenz und Hyperurikämie

Über das gehäufte Vorkommen einer Hyperurikämie in Verbindung mit gestörter Glucose-Toleranz und den anderen Komponenten des metabolischen Syndroms wurde wiederholt berichtet, ohne daß der pathophysiologische Zusammenhang klar ist. Die Harnsäurespiegel scheinen mit den Serumtriglyceriden und den stimulierten Insulinspiegeln bzw. der insulinabhängigen Glucose-Aufnahme eng verknüpft zu sein[39]. Ein Erklärungsansatz könnte sein, daß die erhöhte Freisetzung freier Fettsäuren den FFS/Triglycerid-Zyklus beschleunigt. Die dabei stattfindende Reveresterung der freien Fettsäuren ist ATP-abhängig und könnte aufgrund des vermehrten Anfalls von Abbauprodukten des Purinstoffwechsels zu einer erhöhten Harnsäurebildung führen[39]. Weiter wurde gefunden, daß die renale Harnsäureausscheidung mit zunehmender Insulinresistenz abnimmt und die Harnsäurespiegel über diesen Mechanismus ansteigen können[10].

Insulinresistenz und Fibrinolyse

Hohe Konzentrationen des Plasminogen-Aktivator-Inhibitor 1 (PAI-1) sind mit einem erhöhten Risiko für Verschlüsse der Koronararterien verbunden[15]. Neuere Studien belegen, daß bei Personen mit abdomineller Adipositas, Hypertonie bzw. Insulinresistenz erhöhte Plasmaspiegel von PAI-1 vorliegen[24, 27]. Auch wenn die pathophysiologischen Zusammenhänge wenig erforscht sind – experimentelle Befunde sprechen dafür, daß Insulin ein wichtiger Regulator der PAI-1-Synthese ist[1] – scheint diese Störung des fibrinolytischen Systems ein häufiges Begleitphänomen des metabolischen

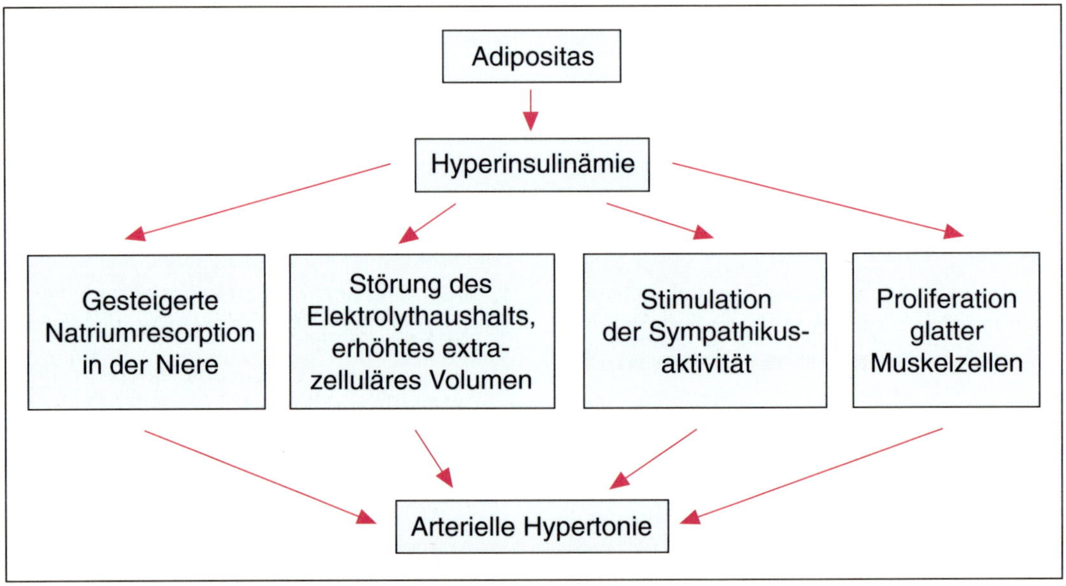

Abb. **2.4**: Postulierter pathophysiologischer Zusammenhang zwischen Insulinresistenz/Hyperinsulinämie und Hypertonie.

Syndroms und für die hohe kardiovaskuläre Morbidität und Mortalität der betroffenen Personen mitverantwortlich zu sein.

Insulinresistenz und Sympathikusaktivität

Ein Anstieg der Insulinkonzentrationen im Plasma, z.B. nach Kohlenhydratverzehr, wird von einem Anstieg der muskulären Aktivität des sympathischen Nervensystems begleitet. Neuere Studien zeigen, daß bei Adipositas die basale Sympathikusaktivität erhöht ist. Nach einer oralen Glucose-Belastung findet sich aber bei Übergewichtigen trotz hoher Insulinkonzentrationen ein verminderter Anstieg der Aktivität des sympathischen Nervensystem in der Muskulatur[38]. Diese verminderte Antwort scheint ein weiteres Merkmal des Insulinresistenz-Syndroms zu sein.

Zusammenfassende Betrachtung

Es wird heute kaum noch bestritten, daß die Insulinresistenz in der Pathophysiologie des metabolischen Syndroms eine Schlüsselstellung einnimmt. Sie ist der gemeinsame Nenner, zumindest aber das Bindeglied der einzelnen Komponenten des metabolischen Syndroms. Trotz vieler Einzelbeobachtungen sind wichtige Fragen in diesem Kontext bisher unbeantwortet geblieben. Die außerordentlich komplexe Wirkung des Insulins im Stoffwechselgeschehen und die molekularen Wirkmechanismen des Hormons werden bisher nur teilweise verstanden. Ungeklärt ist, inwieweit das Phänomen der Insulinresistenz alle Aspekte der Hormonwirkung betrifft. Überdies erschweren die heterogene Phänomenologie des metabolischen Syndroms und die oft nur diskreten Störungen, klare Vorstellungen von den pathophysiologischen Abläufen zu gewinnen.

Auch ohne Kenntnis der der Insulinresistenz zugrundeliegenden Defekte steht unzweifelhaft fest, daß Umweltfaktoren die Entstehung des metabolischen Syndroms und die Ausprägung seiner Defekte maßgeblich beeinflußen. An allererster Stelle ist dabei die fettreiche, überkalorische Ernährungsweise zu nennen, deren langfristige Konsequenz die Adipositas ist. Hieraus ergeben sich entscheidende Ansatzpunkte für therapeutische Bemühungen. Inzwischen ist gut belegt, daß der klinischen Manifestation des Syndroms mit präventiven Strategien, die sich unter dem Begriff „gesunde Lebensweise" zusammenfassen lassen, erfolgreich begegnet werden kann. Insbesondere die Beseitigung von Übergewicht geht mit einer eindrucksvollen Besserung der Insulinsensitivität und der damit verbundenen Stoffwechselstörungen einher.

Literaturverzeichnis

1) Alessi MC, Juhan-Vague I, Kooistra T, Declerck PJ, Collen D: Insulin stimulates the synthesis of plasminogen activator inhibitor 1 by the human hepatocellular cell line Hep G2. Thromb Haemost 60:491-494 (1988)

2) Beck Nielsen H, Groop LC: Metabolic and genetic characterization of prediabetic states. Sequence of events leading to non-insulin-dependent diabetes mellitus. J Clin Invest 94:1714-1721 (1994)

3) Bergman RN, Finegood D, Ader M: Assessment of insulin sensitivity in vivo. Endocr Rev 6:45-86 (1985)

4) Björntorp P: Fatty acids, hyperinsulinemia, and insulin resistance: which comes first? Curr Opin Lipidol 5:166-174 (1994)

5) Davis SN, Monti L, Piatti PM, Moller N, Ng L, Coppack S, May M, Brown MD, Orskow H, Alberti KGMM: Estimates of insulin action in normal, obese and NIDDM man: comparison of insulin and glucose infusion test, CIGMA, Minimal Model and glucose clamp techniques. Diabetes Res 23:1-18 (1993)

6) DeFronzo RA, Tobin JD, Andres R: The glucose clamp technique: a method for quantifying insulin secretion and resistance. Am J Physiol 6:E214-E223 (1979)

7) DeFronzo RA, Ferrannini E: Insulin resistance. A multifaceted syndrome responsible for NIDDM, obesity, hypertension, dyslipidemia, and atherosclerotic cardiovascular disease. Diabetes Care 14:173-194 (1991)

8) Dieterle P, Fehm H, Ströder W, Hemmer J, Bottermann P, Schwarz K: Asymptomatischer Diabetes mellitus bei normalgewichtigen Hypertonikern. Untersuchungen über die Glukosetoleranz, das Seruminsulin und die nicht-veresterten Fettsäuren bei der essentiellen Hypertonie. Dtsch Med Wschr 92:2376-2381 (1967)

9) Ebeling P, Bourey R, Koranyi L, Tuominen JA, Groop LC, Henriksson J, Mueckler M, Sovijärvi A, Koivisto VA: Mechanism of enhanced insulin sensitivity in athletes. Increased blood flow, muscle glucose transport protein (Glut-4) concentration, and glycogen synthase activity. J Clin Invest 92:1623-1631 (1993)

10) Facchini F, Chen YDI, Hollenbeck CB, Reaven GM: Relationships between resistance to insulin-mediated glucose uptake, urinary uric acid clearance, and plasma uric acid concentration. JAMA 266:3008-3011 (1991)

11) Feinstein R, Kanety H, Papa MZ, Lunenfeld B, Karasik A: Tumor necrosis factor-α suppresses insulin-induced tyrosine phosphorylation of insulin receptor and its substrates. J Biol Chem 268:26055-26058 (1993)

12) Ferrannini E, Buzzigoli D, Bonadonna R, Giorico MA, Oleggini M, Graziadei L, Pedrinelli R, Brandi L, Bevilaqua S: Insulin resistance in essential hypertension. N Engl J Med 317:350-357 (1987)

13) Frayn KN: Insulin resistance and lipid metabolism. Curr Opin Lipidol 4:197-204 (1993)

14) Goodyear LJ, Giorgino F, Sherman LA, Carey J, Smith RJ, Dohm GL: Insulin receptor phosphorylation, insulin receptor substrate-1 phosphorylation, and phosphatidylinositol 3-kinase activity are decreased in intact skeletal muscle strips from obese subjects. J Clin Invest 95:2195-2204 (1995)

15) Hamsten A, Wiman B, Defaire U, Blomback M: Increased plasma level of a rapid inhibitor of tissue plasminogen activator in young survivors of myocardial infarction. N Engl J Med 313:1557-1563 (1985)

16) Häring HU, Mehnert H: Pathogenesis of type II (non-insulin-dependent) diabetes mellitus: candidates for a signal transmitter defect causing insulin resistance of the muscle. Diabetologia 36:176-182 (1993)

17) Hauner H, Ditschuneit HH, Pal SB, Moncayo R, Pfeiffer EF: Fat distribution, endocrine and metabolic profile in obese women with and without hirsutism. Metabolism 37:281-286 (1988)

18) Hauner H: Streß und metabolisches Syndrom. Diab Stoffw 3:404-409 (1994)

19) Hauner H, Petruschke T, Russ M, Röhrig K, Eckel J: Effects of tumor necrosis factor alpha (TNF-α) on glucose transport and lipid metabolism in cultured human fat cells. Diabetologia 38:764-771 (1995)

20) Hollenbeck C, Reaven GM: Variations in insulin-stimulated glucose uptake in healthy individuals with normal glucose tolerance. J Clin Endocrinol Metab 64:1169-1173 (1987)

21) Hotamisligil GS, Shargill NS, Spiegelman BM: Adipose expression of tumor necrosis factor-α: direct role in obesity-linked insulin resistance. Science 259:87-91 (1993)

22) Hotamisligil GS, Spiegelman BM: TNF-α: a key component of obesity-diabetes link. Diabetes 43:1271-1278 (1994)

23) Jahnke K, Daweke H, Liebermeister H, Schilling WH, Thamer G, Preiss H, Gries FA: Hormonal and metabolic aspects of obesity in humans. In „Diabetes. Proceedings of the 6th Congress of the International Diabetes Federation“, Excerpta Medica, Amsterdam 1969:533-539

24) Juhan-Vague I, Alessi MC, Vague P: Increased plasma plasminogen activator inhibitor 1-levels: a possible link between insulin resistance and atherothrombosis. Diabetologia 34:457-462 (1991)

25) Krauss RM: Low-density lipoprotein subclasses and risk of coronary artery disease. Curr Opin Lipidol 2:248-252 (1991)

26) Laakso M, Edelman SV, Brechtel G, Baron AD: Decreased effect of insulin to stimulate skeletal muscle blood flow in obese man. A novel mechanism for insulin resistance. J Clin Invest 85:1844-1852 (1990)

27) Landin K, Tengvory L, Smith U: Elevated fibrinogen and plasminogen activator inhibitor (PAI-1) in hypertension are related to metabolic risk factors for cardiovascular disease. J Intern Med 227:273-278 (1990)

28) Lillioja S, Mott DM, Zawadzki JK, Young AA, Abbott WGH, Knowler WC, Bennett PH, Moll P, Bogardus C: In vivo insulin action is familial characteristic in nondiabetic Pima indians. Diabetes 36:1329-1335 (1987)

29) Martin BC, Warram JH, Rosner B, Rich SS, Soeldner JS, Krolewski AS: Familial clustering of insulin sensitivity. Diabetes 41:850-854 (1992)

30) Modan M, Halkin H, Almog S, Lusky A, Eskol A, Shefi M, Shitrit A, Fuchs I: Hyperinsulinemia: a link between hypertension, obesity and glucose intolerance. J Clin Invest 75:809-817 (1985)

31) Patsch JR, Miesenböck G, Hopferwieser T, Mühlberger V, Knapp E, Dunn JK, Gotto AM, Patsch W: Relation of triglyceride metabolism and coronary artery disease. Studies in the postprandial state. Arterioscler Thromb 12:1336-1345 (1992)

32) PEIRIS AN, AIMAN EJ, DRUCKER WD, KISSEBAH AH: The relative contributions of hepatic and peripheral tissues to insulin resistance in hyperandrogenic women. J Clin Endocrinol Metab 68:715-720 (1989)

33) RANDLE PJ, GARLAND PB, HALES CN, NEWSHOLME EA: The glucose-fatty acid cycle. Its role in insulin sensitivity and the metabolic disturbances of diabetes mellitus. Lancet I:785-789 (1963)

34) REAVEN GM: Role of insulin resistance in human disease. Diabetes 37:1495-1516 (1988)

35) REAVEN GM: Role of insulin resistance in human disease (syndrome X): an expanded definition. Annu Rev Med 44:121-131 (1993)

36) SAAD F, KNOWLER C, PETTITT J, NELSON G, MOTT M, BENNETT PH: Sequential changes in serum insulin concentration during development of non-insulin-dependent diabetes. Lancet I:1356-1359 (1989)

37) SCHREZENMEIR J, KEPPLER I, FENSELAU S, WEBER P, BIESALSKI HK, PROBST R, LAUE C, ZUCHHOLD HD, PRELLWITZ W, BEYER J: The phenomenon of a high triglyceride response to an oral lipid load in healthy subjects and its link to the metabolic syndrome. Ann NY Acad Sci 683:302-314 (1993)

38) SPRAUL M, ANDERSON EA, BOGARDUS C, RAVUSSIN E: Muscle sympathetic nerve activity in response to glucose ingestion. Impact of plasma insulin and body fat. Diabetes 43:191-196 (1994)

39) VUORINEN-MARKKOLA H, YKI-JÄRVINEN H: Hyperuricemia and insulin resistance. J Clin Endocrinol Metab 78:25-29 (1994)

40) WHITE MF, KAHN CR: The insulin signaling system. J Biol Chem 269:1-4 (1994)

Strukturelle Gefäßveränderungen bei der arteriellen Hypertonie: Zur Bedeutung neurohormonaler und metabolischer Faktoren

Rainer Düsing, Yon Ko, Agapios Sachinidis, Oliver Laue und Hans Vetter
Medizinische Universitäts-Poliklinik, Bonn

Zusammenfassung

Eine Vielzahl von experimentellen und klinischen Befunden weist strukturellen Veränderungen im Bereich der arteriellen Strombahn die Rolle eines zentralen pathogenetischen Faktors bei der Hochdruckmanifestation zu. Dabei handelt es sich bei experimenteller Hypertonie um eine Hypertrophie und/oder Hyperplasie der glatten Gefäßmuskelzellen im Bereich der vaskulären Media, die von interstitiellen Veränderungen begleitet sein kann. Bei langsam entstehender Hypertonie, z.B. bei der menschlichen essentiellen Hypertonie, ist ebenfalls ein struktureller Umbau der Gefäßwand nachzuweisen, der jedoch nur mit einer geringen Zunahme der Gefäßwandmasse einhergeht und der im Unterschied zur Gefäßwandhypertrophie als Umbau (*remodeling*) bezeichnet wird. In beiden Fällen bewirken die Strukturänderungen der Gefäßwand eine Einengung des Gefäßlumens und induzieren so die beim Hochdruck prädominante hämodynamische Abnormalität, die Zunahme des peripheren Gefäßwiderstandes.

Eine Reihe von Befunden unterstützt das Konzept, daß die arterioläre Mediaverdickung dabei nicht ausschließlich als strukturelle Adaptation des Gefäßes an den gesteigerten Perfusionsdruck zu verstehen ist. Einerseits gibt es Hinweise darauf, daß Zellen von Tieren mit genetischer und Patienten mit essentieller Hypertonie eine gesteigerte Wachstumsneigung aufweisen. Die Natur dieses zellulären Defektes ist bis heute noch unklar. Andererseits können verschiedene Wachstumsfaktoren druckunabhängige trophische Effekte auf die glatte Gefäßmuskulatur entfalten.

Unter der Vielzahl der diskutierten Faktoren kommt neben dem adrenergen Nervensystem bzw. den Catecholaminen und dem Renin-Angiotensin-System auch metabolischen Faktoren eine mögliche Bedeutung zu. Dabei ist an isolierten Gefäßmuskelzellen sowohl für das Low-Density-Lipoprotein (LDL) als auch für Insulin eine wachstumsfördernde Wirkung nachgewiesen worden. Daraus ergibt sich eine weitere Unterstützung des Konzeptes, daß Hypertonie und Fett- sowie Kohlenhydrat-Stoffwechsel pathophysiologische Verknüpfungen aufweisen. Ob die genannten metabolischen Faktoren in vivo am strukturellen Umbau der Gefäßwand bei Hypertonie partizipieren und insofern klinisch bedeutsam sind, bedarf jedoch weiterer Absicherung.

Funktionelle Störungen bei essentieller Hypertonie

Eine manifeste Hypertonie ist in der überwiegenden Mehrzahl der Fälle über eine Steigerung des peripheren Gefäßwiderstandes vermittelt. Der Versuch der Aufklärung von Ursache und Pathophysiologie der primären (essentiellen) Hypertonie hat demzufolge schwerpunktmäßig auf die Funktion der präkapillären Widerstandsgefäße bzw. der glatten Gefäßmuskulatur abgehoben. Eine große Zahl funktioneller Störungen ist angeschuldigt worden, den arteriolären Widerstand zu steigern und damit der Entwicklung einer primären Hypertonie kausal zugrunde zu liegen. Erklärungskonzepte haben u.a. die Bedeutung des Kochsalzes, des Renin-Angiotensin-Aldosteron-Systems, des adrenergen Nervensystems, des zellulären Membrantransports und intrazellulären Calciums oder die Rolle endogener Vasodilatatoren [Eicosanoide, Kinine, *endothelium-derived relaxing factor* (EDRF)] in den Vordergrund gestellt. Die wissenschaftliche Diskussion um Ätiologie und Pathogenese der essentiellen Hypertonie hat sich daher im wesentlichen auf die relative Bedeutung dieser oder anderer Einzelfaktoren bei der Regulation des arteriolären Gefäßtonus konzentriert.

Die Wertigkeit der initialen Funktionsstörung für den etablierten Hypertonus und konsequenterweise dessen ätiotrope Therapie ist jedoch durch eine Reihe von Befunden in Frage gestellt worden. Der berühmte englische Hochdruckforscher Pickering konnte bereits 1945 zeigen, daß die Frage nach der Ursache bei chronischen Blutdrucksteigerungen über die Suche nach auslösenden Funktionsstörungen hinausgeht[65]. Kaninchen wurden einseitig nephrektomiert; nach einer Erholungsphase wurde zusätzlich die zuführende Arterie der zweiten Niere stenosiert: Das klassische Experiment einer renovaskulären Hypertonie. Der Blutdruck steigt an, wobei die Blutdrucksteigerung ursächlich auf das stimulierte Renin-Angiotensin-System der „stenosierten" Niere zurückzuführen ist. Entfernung dieser Niere nach wenigen Tagen führt demzufolge zu einer Blutdrucknormalisierung, da dieser biochemische Mechanismus ausgeschaltet ist.

Wenn Pickering das Experiment so abgeändert wiederholte, daß zwischen der experimentellen Stenosierung der Nierenarterie und der Entfernung der betroffenen Niere etwa zwei Monate anstelle von wenigen Tagen verstreichen durften, dann war der Blutdruck durch diese Maßnahme kurzfristig nicht mehr zu normalisieren. Dieses Experiment wirft somit einen wichtigen Schatten auf ein simplistisches Verständnis der Entstehung chronischer Blutdruckerhöhungen. Wenn eine Ursache der Blutdrucksteigerung nur lange genug wirksam sein kann, dann tritt sie letztlich in den Hintergrund und eine Verselbständigung der Blutdruckerhöhung tritt ein. Dies ist eine Erfahrung, die auch bei der sogenannten kausalen Behandlung sekundärer Hypertonieformen häufig gemacht werden kann. So ist nach chirurgischer Therapie oder Dilatation einer Nierenarterienstenose, eines Phäochromozytoms oder eines biochemisch aktiven Nebennierenadenoms die vermeintliche Ursache korrigiert und trotzdem kommt es bei vielen Patienten nicht zu einer Blutdrucknormalisierung[16].

Langsame Mechanismen der Blutdrucksteigerung

Es gibt weitere Hinweise darauf, daß das klassische Ätiologiekonzept bei sekundären Hypertonieformen insofern korrigiert bzw. erweitert werden muß, als die Blutdrucksteigerung bzw. deren Ausmaß nicht ausschließlich mit Hilfe schnell wirksamer Mechanismen, wie z.B. dem vasokonstriktorischen Effekt von Angiotensin II oder Noradrenalin, erklärt werden kann. So liegen bei Patienten mit Renin-sezernierenden Tumoren oder renovaskulärer Hypertonie die Blutdruckwerte weit über denen, die bei gesunden Probanden durch kurzfristige Infusion von Angiotensin II auf mit diesen Patienten vergleichbare Plasmakonzentrationen erreicht werden[49]. Ähnlich ist der Blutdruck bei Patienten mit Phäochromozytom deutlich höher, als er bei gesunden Probanden mit gleichen Noradrenalin-Plasmakonzentrationen, z.B. unter Infusion des Catecholamins, kurzfristig ansteigen würde[49]. Neben der „schnellen" vasokonstriktorischen Wirkung besitzen die genannten „Vasopressoren" demzufolge die Fähigkeit, über langsame Mechanismen den Blutdruck zu steigern.

Ein langsamer Mechanismus scheint auch für die manifeste essentielle Hypertonie bedeutsam zu sein. Dies kann aus Untersuchungen über das langfristige Blutdruckverhalten von Patienten mit essentieller Hypertonie abgelesen werden. Dabei zeigt sich, daß der Blutdruck solcher Patienten über die Jahrzehnte langsam ansteigt[49, 55]. Dieser langsame Blutdruckanstieg ist mit unseren heutigen Konzepten von funktionellen Hochdruckursachen wie dem sympathischen Nervensystem oder dem Renin-Angiotensin-Aldosteron-System kaum erklärbar.

Strukturelle Veränderungen in den Widerstandsgefäßen

Ursachen sowohl des über die Zeit langsam progredienten Blutdruckanstieges bei Hypertoniekranken (Verstärkungstendenz) als auch der in der Untersuchung von Pickering und in unserer klinischen Erfahrung bei sekundärer Hypertonie belegten Verselbständigungstendenz arterieller Blutdrucksteigerung[16] dürften vielmehr strukturelle Veränderungen in den Widerstandsgefäßen sein. Unterschiedliche Schweregrade einer Verdickung der Media mit Veränderung des Media/Lumen Verhältnisses sind sowohl bei Ratten mit genetischer und experimenteller Hypertonie als auch bei Patienten mit essentieller Hypertonie nachgewiesen worden[1, 4, 17, 20, 21, 22, 47, 61]. Der Schweregrad der strukturell bedingten Lumeneinengung zeigt eine enge Korrelation zum Ausmaß der Blutdrucksteigerung[23, 24, 25, 49, 60]. Diese strukturellen Veränderungen bedingen zuerst eine verminderte Fähigkeit der Widerstandsarteriolen zu maximaler Dilatation, welche sich klinisch z.B. in einer Belastungshypertonie ausdrücken könnte. Bei höherem Ausbildungsgrad ist die Einengung des Arteriolenlumens ausreichend, auch Steigerungen des systemischen Zirkulationswiderstandes unter Ruhebedingungen und damit einen Anstieg des Ruheblutdruckes zu initiieren. Darüber hinaus sind strukturelle Veränderungen der Gefäßwand, die auch in großen Arterien nachweisbar sind, möglicherweise mitbeteiligt bei den Funktionsänderungen des arteriellen Barorezeptors (Sensitivitätsverlust und *resetting*), ohne die sich permanente Blutdrucksteigerungen nicht entwickeln können[93]. Durch strukturelle Veränderungen im Bereich der präglomerulären Arteriolen kommt es darüber hinaus auch zu einer Neueinstellung des renalen Barorezeptors[25]. Dieses »Resetting« des renalen Barorezeptors ist dafür verantwortlich, daß ein erhöhter Blutdruck in der afferenten Arteriole des Glomerulums nicht mit einer Suppression der renalen Reninsekretion einhergeht.

Da bei einigen experimentellen Hypertonieformen wie auch bei der menschlichen essentiellen Hypertonie die Masse der Gefäßwand nur wenig verändert ist, ist dem Begriff des Wachstums in der Gefäßwand der Begriff des *remodelings* hinzugefügt worden[28, 36]. »Remodeling« bedeutet, daß die strukturelle Einengung des Gefäßlumens ohne Wachstum, also durch eine Umstrukturierung des vorhandenen Materials, zustandekommt (Abb. **3.1**). Hypertensive Zustände scheinen mehr Wachstum in der Gefäßwand aufzuweisen, wenn der hypertensive Prozeß rasch verläuft, während Remodeling der überwiegende Bestandteil des strukturellen Gefäßumbaus bei langsam verlaufenden Hochdruckformen, so z.B. der menschlichen essentiellen Hypertonie, darstellt. Dabei schließt auch das Konzept des Remodelings Wachstum nicht aus, möglicherweise handelt es sich um Wachstum in einem Abschnitt der Gefäßwand (z.B. zum Lumen hin gerichtet) mit Atrophie der äußeren Wandabschnitte[36].

Zusätzlich zu den beschriebenen strukturellen Veränderungen der Gefäße selbst gibt es Hinweise darauf, daß sowohl bei der hypertensiven Ratte als auch bei Patienten mit essentieller Hypertonie in verschiedenen Geweben eine Rarifizierung der Kapillaren nachweisbar ist (Abb. **3.2**)[37].

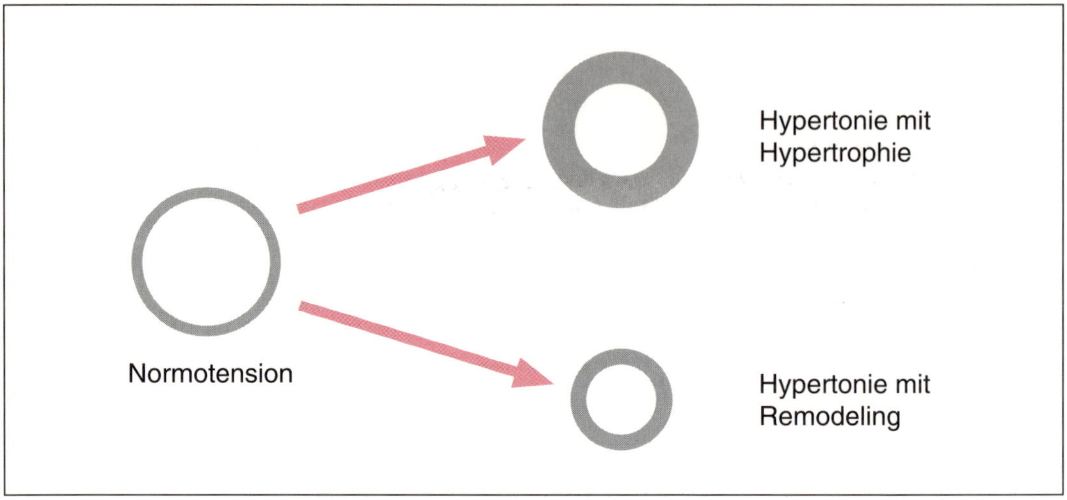

Abb. **3.1**: Schematische Darstellung der Struktur eines präkapillären Widerstandsgefäßes bei Normotension. Der strukturelle Umbau dieses Blutgefäßes bei Hypertonie wird bei sich schnell entwickelnder Hypertonie, insbesondere bei sekundären Hypertonieformen, als konzentrische Hypertrophie der Gefäßwand ablaufen. Hierbei ist das Lumen des Gefäßes eingeengt, die Gefäßwand verdickt und die Masse der Gefäßwand insgesamt deutlich vermehrt. Im Unterschied dazu ist beim Remodeling, das insbesondere bei langsamem Blutdruckanstieg, z.B. bei der essentiellen Hypertonie, beobachtet wird, das Lumen des Gefäßes ebenfalls eingeengt, die Gefäßwandverdickung ist jedoch erheblich geringer als bei der Hypertrophie und die Masse der Gefäßwand insgesamt ist nicht vermehrt.

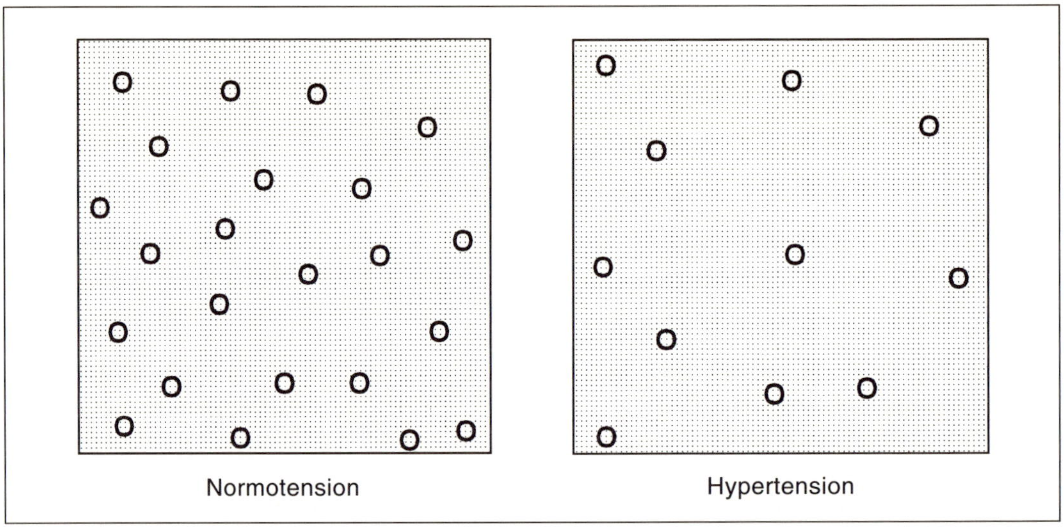

Abb. **3.2**: Schematische Darstellung des Konzeptes der Gefäßrarifizierung bei Hypertonie. Durch die Rarifizierung wird der hämodynamische Widerstand der Gewebedurchblutung gesteigert. Obwohl dieser Befund wiederholt erhoben wurde, ist derzeit unklar, ob die veränderte Mikrozirkulation Mitursache oder Epiphänomen eines gesteigerten arteriellen Blutdruckes ist.

Zusammengenommen bedeuten diese Befunde eine Erweiterung des klassischen Ätiologiekonzepts der essentiellen Hypertonie, bei dem in der chronischen Phase der Blutdrucksteigerung die initial wirksame Funktionsstörung an Bedeutung verliert und strukturelle Gefäßveränderungen als Ursache des erhöhten Blutdrucks in den Vordergrund treten.

Mechanismus der strukturellen Gefäßveränderungen

Die Ursache der genannten strukturellen Veränderungen im Bereich der arteriolären Media ist derzeit noch Gegenstand wissenschaftlicher Diskussion. Ein erstes Konzept sieht in ihnen ausschließlich strukturelle Adaptation an die Steigerung der Druckbelastung der Gefäßwand[20, 21]. Funktionell handelt es sich demzufolge um einen positiven Verstärkermechanismus (positiver Feedback). Geringgradige und/ oder intermittierende Blutdrucksteigerungen unterschiedlicher Ätiologie und Genese werden durch diesen langsamen Mechanismus in eine stabile Hypertonie übergeführt. Bei längerer Exposition an die Blutdrucksteigerung kommt es zur vaskulären Adaptation im Sinne der Media-Hypertrophie/Hyperplasie; der erhöhte Blutdruck wird von der jeweils zugrundeliegenden Funktionsstörung zunehmend unabhängig und läßt sich schließlich durch Korrektur derselben nicht mehr normalisieren. Die Logik dieses Konzepts wird unter anderem durch die bekannte Massenzunahme der Gefäßmedia in Venen nach Anlegen eines arteriovenösen Shunts z.B. zur Hämodialyse-Behandlung illustriert[45, 77].

Eine Reihe von Befunden zieht dieses Konzept der strukturellen Gefäßveränderungen bei Hypertonie als ausschließliche Folge von vorausgegangenen Blutdrucksteigerungen jedoch in Zweifel. So sind Mediaveränderungen auch in solchen Gefäßabschnitten beschrieben worden, die erhöhten Blutdruckwerten nicht ausgesetzt waren[29, 30, 52, 54, 66]. Solche Bedingungen bestehen z.B. bei experimentellen Hypertonieformen, bei denen die suprarenale Aorta eingeengt wurde (sogenannte *Koarktations-Modelle*) oder klinisch bei der Aortenisthmusstenose. Auch gibt es Hinweise darauf, daß die strukturellen Mediaveränderungen einer Hypertonie vorausgehen können[17, 53, 54, 79, 82]. Ähnliche Verhältnisse bestehen bei der Hypertonie-assoziierten linksventrikulären Hypertrophie (LVH). Auch bei dieser strukturellen Veränderung besteht nur eine schwache Korrelation mit Ausmaß und Dauer der Blutdrucksteigerung[83].

Untersuchungen an isolierten Gefäßmuskelzellen in Kultur haben gezeigt, daß Zellen von Tieren mit genetischer Hypertonie [spontan hypertensive Ratten (SHR)] schneller wachsen als solche von normotensiven Vergleichstieren[91]. Dieser Befund ist so interpretiert worden, daß aufgrund einer noch unbekannten zellulären Abnormalität der „hypertensiven" Zellen eine verstärkte intrinsische Wachstumsneigung besteht. Tatsächlich könnte eine solche Veränderung auf Zellebene viele derzeit noch unklare Aspekte der Hypertonie-Pathogenese erklären. Von großem Interesse in diesem Zusammenhang ist der Befund, daß auch immortalisierte Lymphozyten von Patienten mit essentieller Hypertonie in Zellkultur schneller wachsen als Zellen von normotensiven Vergleichspersonen[70].

Alternativ zu einer verstärkten Wachstumsneigung bedingt durch eine (oder mehrere) zelluläre Abnormalität(en) könnte eine veränderte Wachstumsstimulation durch neurohumorale Wachstumsfaktoren der druckunabhängigen Komponente der Gefäßstrukturveränderung zugrundeliegen. Für eine Reihe von neurohumoralen Substanzen konnte in den letzten Jahren insbesondere durch in vitro-Untersuchungen an isolierten Gefäßmuskelzellen nachgewiesen werden, daß sie auf die glatten Gefäßmukelzellen im Sinne von Wachstum und Proliferation wirksam sind. Dazu gehören neben anderen Substanzen auch das Angiotensin II[10, 33, 75] sowie das adrenerge Nervensystem bzw. dessen Neurotransmitter[6, 48]. Sowohl Angiotensin II als auch die Catecholamine vermögen demzufolge über ihre kurzlebige vasokonstriktorische Wirkung hinaus einen langsamen blutdrucksteigernden Effekt (*slow pressor effect*) auszuüben[5, 13, 49, 90], der vermittelt ist über die Wachstumssteigerung im Bereich der arteriolären Gefäßmedia[15, 49]. In vitro Untersuchungen an glatten Gefäßmuskelzellen haben darüber hinaus gezeigt, daß Angiotensin II auch die Synthese von extrazellulären Matrixproteinen wie z.B. Kollagen und Fibronectin stimuliert[42]. Demzufolge könnte Angiotensin II die Struktur der Gefäßwand nicht nur über Wachstums- und Proliferationseffekte auf die glatten Gefäßmuskelzellen, sondern auch über eine Veränderung des Interstitiums mitbeeinflussen. Für Angiotensin II konnte darüber hinaus gezeigt werden, daß ein wachstumstimulierender Effekt über die Zellkultur hinaus auch am intakten Organismus nachweisbar ist. So bewirkt eine chronische Infusion von Angiotensin II am Versuchstier auch dann eine Mediaverdickung mit entsprechender Veränderung des Media/Lumen-Quotienten, wenn die blutdrucksteigernde Wirkung von Angiotensin II durch gleichzeitige Gabe von Antihypertensiva aufgehoben wird[31].

Eine klinisch relevante wachstumstimulierende Wirkung von Angiotensin II auf die glatte Gefäßmuskulatur wird auch durch eine Reihe histologischer Befunde unterstützt. So ist z.B. im umgebenden Gewebe eines Renin-sezernierenden Tumors eine Mediahypertrophie der Gefäße beschrieben worden, die mit Abstand zum Tumor abnimmt[50]. Hier kann spekuliert werden, daß mit der hohen Renin-Aktivität im Umfeld des Tumors auch gesteigerte Angiotensin II-Konzentrationen vorliegen, die kausal für die Mediaverdickung verantwortlich sind. Strukturelle Veränderungen der Gefäße im Sinne einer Mediaverdickung sind auch bei solchen Erkrankungen beschrieben worden, bei denen die zirkulierenden Angiotensin II-Konzentrationen gesteigert sind, ohne daß jedoch eine Blutdrucksteigerung vorliegt, wie z.B. beim Bartter-Syndrom[3, 8, 27, 76] oder beim intestinalem Chloridverlust-Syndrom[63]. Der Mechanismus der Wachstum- und/oder Proliferation-stimulierenden Wirkung vasoaktiver Substanzen in Gefäß- und Herzmuskelzellen ist derzeit erst in Ansätzen aufgeklärt[15, 49]. Neben der Induktion von Wachstumsgenen scheinen intrazelluläre pH-Veränderungen, die z.B. durch Angiotensin II über das intrazelluläre Messenger-System des Phosphatidylinositol-Stoffwechsels vermittelt werden, bedeutsam zu sein[38, 57, 85, 92].

Trotz der großen Zahl von Hinweisen auf eine Rolle der adrenergen Neurotransmitter bzw. von Angiotensin II für Wachstum und/oder Proliferation glatter Gefäßmuskelzellen wird die physiologische und klinische Relevanz dieser Befunde derzeit noch kontrovers beurteilt. So ist bei sekundären Hochdruckformen, wie z.B. der renovaskulären Hypertonie und dem Phäochromozytom, unklar, ob die Blutdrucksteigerung alleine für die strukturellen Gefäßveränderungen verantwortlich ist oder ob den gesteigerten zirkulierenden Konzentrationen von Catecholaminen oder Angiotensin II eine zusätzliche Bedeutung bei der Genese der arteriolären Gefäß-Hypertrophie/Hyperplasie zukommt. Bezüglich der essentiellen Hypertonie ist ebenfalls ungeklärt, ob intermittierende Aktivitätssteigerungen z.B. des Sympathikus und/oder des Renin-Angiotensin-Systems für die Mediaverdickung verantwortlich sind.

Weiterhin unklar ist in diesem Zusammenhang die Rolle des Insulins. Viele Patienten mit essentieller Hypertonie weisen eine Insulin-Resistenz mit erhöhten Insulin-Konzentrationen im Blut auf[14, 18, 46]. Es ist spekuliert worden, daß die erhöhten Insulin-Spiegel für die Blutdrucksteigerungen hypertensiver Patienten zumindest mitverantwortlich sind, da Insulin die Aktivität des sympathischen Nervensystems zu steigern vermag[71] und eine renale NaCl-Retention begünstigt[12]. Darüber hinaus mehren sich die Hinweise, daß auch Insulin eine direkte wachstumsfördernde Wirkung auf glatte Gefäßmuskelzellen besitzt[43, 64, 80, 88] Sympathikusvermittelt als auch über seine Eigenwirkung könnte Insulin demzufolge ein wichtiger Faktor bei der Wachstumsstimulation glatter Gefäßmuskelzellen von hypertensiven Patienten darstellen.

Eingeschränkt wird dieses Konzept durch den Befund, daß bei Patienten mit extremen Hyperinsulinämien infolge klassischer Insulin-Rezeptordefekte oder Insulinomen keine gesteigerte Inzidenz arterieller Blutdrucksteigerungen besteht[56, 69, 74, 87]. Auch tierexperimentell konnte durch Infusion hoher Insulindosen keine Hypertonie induziert werden[32]. Diese Befunde zeigen, daß die Zusammenhänge zwischen Insulinresistenz, Hyperinsulinämie und Hypertonie komplex sind und daß Insulin wahrscheinlich nur als Kofaktor fungiert. Welche anderen Faktoren in diesem Zusammenhang von Bedeutung sind, ist derzeit jedoch noch unklar.

Neuere Untersuchungen zeigen, daß das Low Density Lipoprotein (LDL) eine Reihe von Wirkungen auf glatte Gefäßmuskelzellen besitzt. So ist in vitro ein stimulierende Wirkung auf die zytosolische Calcium-Konzentration und Muskelkontraktion sowie auf die Synthese von Desoxyribonucleinsäure und die Zellteilung nachweisbar[7, 19, 62, 72]. Ferner wurde gezeigt, daß LDL Wachstumsgene wie das *early growth response gene* (egr-1) in glatten Gefäßmuskelzellen exprimieren kann[73]. Weiterhin konnte nachgewiesen werden, daß LDL in Endothelzellen die Bildung von potenten Wachstumsfaktoren, z.B. des *platelet-derived growth factor* (PDGF), fördert[44]. Damit ist das LDL ein weiterer humoraler Faktor, der bei der Hypertoniepathogenese auch über eine Beteiligung beim strukturellen Umbau der Blutgefäße beteiligt sein könnte.

Alternativ zu extrazellulären Ursachen könnte die andauernde Blutdrucksteigerung bei der primären Hypertonie in einem zellulären „Defekt“ begründet sein, der eine verstärkte Wachstumsneigung der glatten Gefäßmuskelzellen bedingt und daher Media-Hypertorphie/Hyperplasie auch bei normaler neurohumoraler Wachstumsstimulation bedingen könnte[15, 49].

Bedeutung für die Therapie der Hypertonie

Morphologische Veränderungen im Bereich des kardiovaskulären Systems sind bei etablierter Hypertonie von zentraler pathophysiologischer Bedeutung[25]. Die strukturellen Veränderungen betreffen die Mehrzahl der Blutdruck-wirksamen Kontrollsysteme und lassen sich unter anderem am Herzen (Myokard und Koronararterien), den großen Gefäßen und insbesondere an den Widerstandsgefäßen nachweisen. Antihypertensive Therapie zwingt diesem strukturell auf ein höheres Druckniveau angepaßten Kreislauf eine Drucksenkung auf. Primär leistet sie dies über eine Reduktion des peripheren Gefäßwiderstandes und/oder der kardialen Auswurfleistung und damit der arteriellen Füllung. Die kurzfristige Blutdrucksenkung unter vasodilatatorischer Therapie kommt dabei durch eine Tonusabnahme der glatten Gefäßmuskulatur zustande. Langfristig kann antihypertensive Therapie jedoch auch strukturelle Herz- und Gefäßveränderungen der Hypertoniepatienten beeinflussen.

Im Gegensatz zu umfangreichen Untersuchungen bezüglich der hypertensiven LVH liegen zur therapeutischen Beeinflussung der Hypertonie-assoziierten strukturellen Gefäßveränderungen derzeit erst bruchstückhafte Befunde vor. Bei der therapeutischen Beeinflussung der LVH hat sich in der Vergangenheit ein differentialtherapeutischer Ansatz herausgebildet, der von einer unterschiedlichen Fähigkeit verschiedener Therapeutika bezüglich einer Regressionsinduktion ausgeht. Dabei sind solche Antihypertensiva bezüglich Regression der strukturellen Myokardveränderungen nicht oder nur schwach wirksam, die zwar den Blutdruck senken, die Aktivität des Sympathikus und/oder des Renin-Angiotensin-Systems jedoch stimulieren. Substanzen mit blutdrucksenkender Fähigkeit und Hemmwirkung auf die genannten Systeme zeichnen sich dagegen durch eine hochwirksame Regressionsförderung der LVH aus[58, 59, 83, 84]. Für das therapeutische Prinzip der ACE-Hemmer konnte sogar gezeigt werden, daß Regression unter therapeutischen Dosen eintritt, die den Blutdruck unverändert lassen[51]. Dies bestätigt indirekt das Konzept, daß strukturelle Organveränderungen bei Hypertonie nicht ausschließlich druckabhängig sind und daß neben anderen Faktoren dem Renin-Angiotensin-System eine wichtige wachstumsregulierende Rolle zukommen könnte.

Tierexperimentelle und erste klinische Erfahrungen lassen bezüglich der therapeutischen Beeinflussung der arteriolären Mediaverdikkung im Sinne einer Reggression ebenfalls eine Dissoziation vom Ausmaß der Blutdrucksenkung erkennen. In einer Untersuchung von Freslon und Giudecilli (1983) wurden genetisch hypertensive Ratten mit äquipotenten Dosen Captopril und Dihydralazin behandelt. Trotz gleicher Blutdrucksenkung während der Behandlungsperiode war bei den Captoprilbehandelten Tieren zum Behandlungsende eine signifikant geringere Mediadicke und ein deutlich langsamerer Wiederanstieg des Blutdrukkes im Vergleich zu den mit Dihydralazin behandelten Tieren nachweisbar. Auch eine Kombinationsbehandlung mit Reserpin, Hydrochlorothiazid und Hydralazin[89] oder von Felodipin und Metoprolol[41] induziert am Modell der hypertensiven Ratte eine parallele Reduktion von Blutdruck und Mediaverdickung. Zusätzlich zu den Befunden von Freslon und Giudecilli gibt es aus tierexperimentellen Untersuchungen weitere Hinweise darauf, daß die Geschwindigkeit des Blutdruck-Wideranstieges nach Unterbrechung einer antihypertensiven Therapie zumindest teilweise mit dem Grad der Regression der strukturellen Gefäßveränderungen korreliert[9, 11].

Die mögliche Bedeutung metabolischer Parameter wie LDL und Insulin unterstützt einerseits das Konzept, daß Blutdrucksenkung bei Patienten mit multiplen Risikofaktoren im Bedarfsfalle auch mit einer Senkung pathologisch erhöhter LDL-Konzentrationen im Blut einhergehen muß. Dabei ist dies aufgrund der dargestellten Zusammenhänge auch insofern begründet, als durch die LDL-Senkung ein hypertensiogener (Wachstums-)Faktor beeinflußt wird. Ob diesem Konzept klinische Relevanz zukommt, ist derzeit jedoch noch unklar.

Auch die mögliche Beteiligung von Insulin an den strukturellen Umbauvorgängen der Arterienwand bei Hypertonie läßt differentialtherapeutische Überlegungen zu. Erste Untersuchungen zur Insulin-Sensitivität unter verschiedenen Antihypertensiva geben Anlaß zu der Annahme, daß durch hochdosierte Diuretikatherapie diese geringfügig verschlechtert wird, während andere Antihypertensiva entweder keinen Effekt aufweisen (Calciumantagonisten) bzw. sogar die Insulinempfindlichkeit steigern (Alpha$_1$-Rezeptor-Antagonisten und ACE-Hemmer)[67, 68]. Auch hier läßt sich derzeit bezüglich der klinischen Relevanz nur spekulieren.

Untersuchungen am Menschen liegen derzeit erst vereinzelt vor, wobei neben histologischen Arbeiten auch indirekte funktionelle Analysen der Gefäßmorphologie Erwähnung finden sollen. Bezüglich des Grades der Reduktion der Hypertonie-assoziierten strukturellen Veränderungen in den Widerstandsgefäßen unter antihypertensiver Behandlung (Regression und *reverse remodeling*) kommen diese Untersuchungen jedoch z.T. zu unterschiedlichen Ergebnissen[2, 34, 35, 39, 40, 78, 81]. In einer aktuellen Untersuchung wurden Patienten mit diastolischen Blutdruckwerten von $\geq$ 100 mmHg, deren Blutdruck noch nie medikamentös therapiert worden war, über 12 Monate entweder mit einem ACE-Hemmer oder einem Beta-Blocker behandelt, dem bei Bedarf ein Diuretikum zugegeben werden konnte. Obwohl unter der Beta-Blocker-Therapie eine geringradig bessere Blutdruckeinstellung erreicht wurde, war doch in der mit ACE-Hemmstoff behandelten Gruppe eine Regression des Media/Lumen-Quotienten von 8 auf 6 % nachweisbar, während dieser in der mit Beta-Blocker behandelten Gruppe unverändert blieb[86].

Diese Untersuchung belegt erstmals am Menschen, daß bezüglich der strukturellen Gefäßveränderungen beim hypertensiven Patienten eine Differentialtherapie möglich ist. Trotzdem bleiben eine ganze Reihe wichtiger offener Fragen, so z.B. bis zu welchem Grade hypertensive strukturelle Gefäßveränderungen überhaupt normalisiert werden können? Wie sehen die anderen therapeutischen Optionen, Alpha-Rezeptor-Blockade, Calciumantagonisten, Lipidsenkung etc. bezüglich ihrer Potenz zur Regressionsförderung aus? Klinisch bedeutsam ergibt sich aus diesen neuen Daten die Frage, ob antihypertensive Therapie auch in Zukunft lebenslange Therapie bedeuten wird oder ob nicht, nach medikamentös induziertem *reverse remodeling*, längere Therapieunterbrechungen möglich sein werden.

Literaturverzeichnis

1) Aalkjaer C, Heagerty AM, Peterson KK, Swales JD, Mulvany MJ: Evidence for increased media thickness, increased neuronal amine uptake, and depressed excitation-contraction coupling in isolated resistance vessels from hypertensives. Circ Res 61:181-186 (1987)

2) Aalkjaer C, Eiskjaer H, Mulvany M, Jespersen J, Kjaer T, Sorensen SS, Pedersen EB: Abnormal structure and function of isolated subcutaneous resistance vessels from essential hypertensive patients despite antihypertensive treatment. J Hypertension 7:305-310 (1989)

3) Bartter FC, Pronove P, Gill JR, Jr., MacCardle RC: Hyperplasia of the juxtaglomerular complex with hyperaldosteronism and hypokalemic alkalosis. Am J Med 33:811-828 (1962)

4) Bevan RD, van Marthens, Bevan JA: Hyperplasia of vascular smooth muscle in experimental hypertension in the rabbit. Circ Res 38 (Suppl. 2.):58-62 (1976)

5) Bevan RD: Trophic effects of peripheral adrenergic nerves on vascular structure. Hypertension 6 (Suppl. 3):19-26 (1984)

6) Blaes N, Boissel JP: Growth-stimulating effect of catecholamines on rat aortic smooth muscle cells in culture. J Cell Physiol 116:167-172 (1983)

7) Block LH, Knorr M, Vogt E, Locher R, Vetter W, Grocurth P, Qiao B, Pometta D, James R, Regenass M, Pletscher A: Low density lipoprotein causes general cellular activation with increased phosphatidylinositol turnover and lipoprotein catabolism. Proc Natl Acad Sci USA 85:1465-1474 (1988)

8) Brackett NC, Jr., Koppel M, Randall RE, Jr., Nixon WP: Hyperplasia of the juxtaglomerular complex with secondary aldosteronism without hypertension (Bartter's syndrome). Am J Med 44:803-819 (1968)

9) Cadilhac M, Guidicelli JF: Myocardial and vascular effects of perindopril, a new converting enzyme inhibitor, during hypertension development in spontaneously hypertensive rats. Arch Int Pharmacol Ther 284:114-125 (1986)

10) Campbell-Boswell M, Robertson AL: Effect of angiotensin II and vasopressing on human smooth muscle cells in vitro. Exp Mol Pathol 35:265-276 (1981)

11) Christensen KL, Jespersen LT, Mulvany MJ: Development of blood pressure in spontaneously hypertensive rats after withdrawal of long-term treatment related to vascular structure. J Hypertension 7:83-90 (1989)

12) DeFronzo RA, Cooke CR, Andres R, Faloona GR, Davis PJ: The effect of insulin on renal handling of sodium, potassium, calcium, and phosphate in man. J Clin Invest 55:845-855 (1975)

13) Dickinson CJ, de Swiet M: Slowly developing pressor response to small amounts of noradrenaline in the rabbit. Lancet i:986-987 (1967)

14) Dieterle P, Fehm H, Schröder W, Henner J, Bottermann P, Schwarz K: Asymptomatischer Diabetes mellitus bei normalgewichtigen Hypertonikern. Dtsch Med Wschr 92:2376 (1967)

15) Düsing R, Göbel BO, Weisser B, Dittrich D, Kraemer S, Vetter H: Mechanismus und Bedeutung der arteriolären Media-Hypertrophie/Hyperplasie bei der arteriellen Hypertonie. Rolle des Na/H-Antiports. Klin Wschr 66:1151-1159 (1988)

16) Düsing R, Hennecke G, Vetter H: Blutdruckverhalte nach Korrektur der zugrundeliegenden Funktionsstörung: Nierenarterienstenose vs. primärer Aldosteronismus. Hochdruck 11:54-55 (1991)

17) Egan B, Schork N, Panis R, Hinderliter A: Vascular structure enhances regional resistance responses in mild essential hypertension. J Hypertension 6:41-48 (1988)

18) Ferranini E, Buzziglioli G, Bonadonna R, Giorico MA, Oleggini M, Graziadei L, Pedrinelli R, Brandi L, Bevilacqua S: Insulin resistance in essential hypertension. N Engl J Med 317:350-357 (1987)

19) Fless GM, Kirchhausen T, Fischer-Dzoga K, Wissler RW, Scanu AM: Serum low density lipoproteins with mitogenic effect on cultured aortic smooth muscle cells. Atherosclerosis 41:171-183 (1982)

20) Folkow B: Structural, myogenic, humoral and nervous factors controlling peripheral resistance. In: Harrington M, (ed.), Hypotensive Drugs, Pergamon Press, Oxford 163-174 (1956)

21) Folkow B, Grimby G, Thulesius O: Adaptive structural changes of the vascular walls in hypertension and their relation to the control of the peripheral resistance. Acta Physiol Scand 44:255-272 (1958)

22) Folkow B, Hallback M, Lundgren Y, Sivertsson R, Weiss L: Importance of adaptive changes in vascular design for establishment of primary hypertension, studied in man and in spontaneously hypertensive rats. Circ Res 32/33 (Suppl. 1):2-16 (1973)

23) Folkow B: Cardiovascular structural adaptation: its role in the initiation and maintenance of primary hypertension. The Fourth Volhard Lecture. Clin Sci Mol Med 55 (Suppl. 4):3-22 (1978)

24) Folkow B: Physiological aspects of primary hypertension. Physiol Rev 62:347 (1982)

25) Folkow B: Structural factors: the vascular wall. Consequences of treatment. Hypertension 5:58-62 (1983)

26) Freslon JL, Guidicelli JF: Compared myocardial and vascular effects of captopril and dihydralazine during hypertension development in spontaneouly hypertensive rats. Br J Pharmacol 80:533-543 (1983)

27) Fujita T, Sakagushi H, Sibagaki M, Fukui T, Nomura M, Sekiguichi S: The pathogenesis of Bartter's syndrome. Functional and histological studies. Am J Med 63:467-474 (1977)

28) Gibbons GH, Dzau VJ: The emerging concept of vascular remodeling. N Engl J Med 330:1431-1438 (1994)

29) Greenberg S, Palmer EC, Wilborn WM: Pressure-independent hypertrophy of vein and pulmonary arteries of spontaneusly hypertensive rats. Characterization of function, structural and histochemical changes. Clin Sci Mol Med 55:31-36 (1978)

30) Greenberg S, Gaines K, Sweatt D: Evidence for circulating factors as a cause of venous hypertrophy in spontaneously hypertensive rats. Am J Physiol :H421-H430 (1981)

31) Griffin SA, Brown WCB, MacPherson F, McGrath JC, Wilson VG, Korsgaard N, Mulvany MJ, Lever AF: Angiotensin causes vascular hypertrophy in part by non-pressor mechanismus. Hypertension 17:626-635 (1991)

32) Hall JE, Coleman TG, Mizelle L, Smith MJ, Jr: Chronic hyperinsulinemia and blood pressure regulation. Am J Physiol 258:F722-F731 (1990)

33) Hart MN, Heistadt DD, Brody MJ: Effect of chronic hypertension and sympathetic denervation on wall/lumen ratio of cerebral vessels. Hypertension 2:419-423 (1980)

34) Hartling OJ: In vivo studies of peripheral vascular structure in hypertensive patients. J Clin Hypertension 3:349-354 (1987)

35) Heagerty AM, Bund SJ, Aalkjaer C: Effects of drug treatment on human resistance arteriole morphology in essential hypertension: direct evidence for structural remodelling of resistance vessels. Lancet ii:1209-1214 (1988)

36) Heagerty AM, Aalkjaer C, Bund SJ, Korsgaard N, Mulvany M: Small artery structure in hypertension. Dual processes of remodeling and growth. Hypertension 21:391-397 (1993)

37) Henrich HA, Romen W, Heimgärtner W, Hartung E, Bäumer F: Capillary rarefication characteristic of the sceletal muscle of hypertensive patients. Klin Wschr 66:54-60 (1988)

38) Jackson TR, Blair LAC, Marshall J, Goedert M, Hanley MR: The mas-oncogene encodes an angiotensin receptor. Nature 335:437-440 (1988)

39) Jennings CL, Esler MD, Lorner PI: Effect of prolonged treatment on haemodynamics of essential hypertension before and after autonomic block. Lancet ii:166-169 (1980)

40) Jennings GL, Korner PI, Laufer E, Esler MD, Burton D, Bruce A: How hypertension redevelops after cessation of long-term therapy. J Hypertension 2 (Suppl.3):217-219 (1984)

41) Karlström G, Nordlander M, Göthberg G, Arnman V, Folkow B: Regression of hypertensive structural vascular changes in the kidney of young and middle-aged spontaneously hypertensive rats treated with felodipine and metoprolol. J Hypertension 5 (Suppl. 5):S525-S527 (1987)

42) Kato H, Suzuki H, Tajima S, Ogata Y, Tominaga T, Sato A, Saruta T: Angiotensin II stimulates collagen synthesis in cultured vascular smooth muscle cells. J. Hypertension 9:17-22 (1991)

43) King GL, Goodman D, Buzney S, Moses A, Kahn CR: Receptors and growth-promoting effects of insulin and insulin-like growth factors on cells from bovine retinal capillaries and aorta. J Clin Invest 75:1028-1036 (1985)

44) Ko Y, Totzke G, Schulte K, Schiermeyer B, Meyer zu Brickwedde MK, Vetter H, Sachinidis A: Lipoprotein-induced expression of the sis oncogene in human arterial endothelial cells. J Hypertens 11 (Suppl. 5):S133-S133 (1993)

45) Kugelgen A: Über das Verhältnis von Ringmuskulatur und Innendruck in menschlichen großen Venen. Zellforsch 43:168-183 (1955)

46) LANDSBERG L: Insulin and hypertension: lessons from obesity. N Engl J Med 317:378-379 (1987)

47) LEE RMKW, GARFIELD RW, FORREST JB, DANIEL EE: Morphometric study of structural changes in the mesenteric blood vessels of spontaneously hypertensive rats. Blood Vessels 20:57-71 (1983)

48) LEE RMKW, TRIGGLE CR, CHEUNG DWT, COUGHLIN MD: Structural and functional consequences of neonatal sympathectomy on the blood vessels of spontaneosly hypertensive rats. Hypertension 10:328-338 (1987)

49) LEVER AF: Slow pressor mechanismus in hypertension: a role for hypertrophy in resistance vessels. J Hypertension 4:515-524 (1986)

50) LINDOP GM, LEVER AF: Anatomy of the renin-angiotensin system in the normal and pathological kidney. Histopathology 10:335-362 (1986)

51) LINZ W, SCHÖLKENS BA, GANTEN D: Converting enzyme inhibition specifically prevents the development and induces regression of cardiac hypertrophy in rats. Clin and exper Hyper - Theory and Practice 11:1325-1350 (1989)

52) LIU J, BISHOP SP, OVERBECK HW: Morphometric evidence for non-pressure related wall thickening in hypertension. Circ Res 62:1001-1010 (1988)

53) LOEB AL, MANDEL G, STRAW JA, BEAN BL: Increased aortic DNA synthesis precedes renal hypertension in rats. An obligatory step? Hypertension 8:754-761 (1986)

54) MARK AL: Structural changes in resistance and capacitance vessels in borderline hypertension. Hypertension 6 (Suppl. 3):69-73 (1984)

55) MIALL WE, CHINN S: Blood pressure and ageing: results of a 15-17 year follow up study in South Wales. Clin Sci Mol Med 45:25S-35S (1973)

56) MOLLER DE, FLIER JS: Insulin resistance – mechanisms, syndromes, and implications. N Engl J Med 325:938-948 (1991)

57) MOOLENAAR WH, TSIEN RY, VAN DER SAAG PT, DE LAAT SW: Na^+/H^+ exchange and cytoplasmatic pH in the action of growth factors in human fibroblasts. Nature 304:645-648 (1983)

58) MOTZ W, STRAUER BE: Regression of structural cardiovascular changes by antihypertensive therapy. Hypertension 6 (Suppl. III):133-139 (1984)

59) MOTZ W, STRAUER BE: Therapie der hypertensiven Herzhypertrophie. Arzneimitteltherapie 7:247-253 (1989)

60) MULVANY MJ, HANSEN PK, AALKJAER C: Direct evidence that the greater contractility of resistance vessels in spontaneously hypertensive rats is associated with a narrowed lumen, a thickened media, and an increased number of smooth muscle cell layers. Circ Res 43:854-864 (1978)

61) MULVANY MJ, BAANDRUP V, GUNDERSON HJG: Evidence for hyperplasia in mesenteric resistance vessels of spotaneously hypertensive rats using a three-dimensional dissector. Circ Res 57:794-800 (1985)

62) OIKAWA S, HORI S, SANO R, SUZUKI N, FUJII Y, ABE R, GOTO Y: Effect of low density lipoprotein on DNA synthesis of cultured human arterial smooth muscle cells. Atherosclerosis 64:7-12 (1986)

63) PASTERNACK A, PERHEENTUPA J: Hypertensive angiopathy in familial chloride diarrhoea. Lancet ii:1047-1049 (1966)

64) PFEIFLE B, HAMANN H, FUSSGANGER R, DTSCHUNEIT H: Insulin as a growth regulator of arterial smooth muscle cells: effects of insulin on I.G.F. I. Diabetes & Metabolisme (Paris) 13:326-330 (1987)

65) PICKERING GW: The role of the kidney in acute and chronic hypertension following renal artery constriction in the rabbit. Clin Sci 229-247 (1945)

66) PLUNKETT WC, OVERBECK HW: Increased arteriolar wall to lumen ratio in a normotensive vascular bed in coarctation hypertension. Am J Physiol 249:H859-H866 (1985)

67) POLLARE T, LITHELL H, BERNE IC: A comparison of the effect of hydrochlorothiazide and captopril on glucose and lipid metabolism in patients with hypertension. N Engl J Med 321:868-873 (1989)

68) RETT K, LOTZ M, WICKLMAYR M, FINK E, JAUCH KW, DIETZE BG: Verbesserte Insulinwirkung durch ACE-Hemmung beim Typ-II-Diabetiker. Dtsch Med Wschr 113:243-249 (1988)

69) RITZ E, BÜHLER FR: Insulin – Nebensache oder gar Ursache der Hypertonie. Dtsch Med Wschr 116:1930-1932 (1991)

70) ROSSKOPF D, FRÖMTER E, SIFFERT W: Hypertensive sodium-proton exchanger phenotype persists in immortalized lymphoblasts from essential hypertensive patients. A cell culture model for human hypertension. J Clin Invest 92:2553-2559 (1993)

71) ROWE JW, YOUNG JB, MINAKER KL, STEVENS AL, PALLOTTA J, LANDSBERG L: Effect of insulin and glucose infusions on sympathetic nervous system activity in normal man. Diabetes 30:219-225 (1981)

72) SACHINIDIS A, MENGDEN T, LOCHER R, BRUNNER C, VETTER W: Novel cellular activities for low density lipoprotein in vascular smooth muscle cells. Hypertension 15:704-711 (1990)

73) SACHINIDIS A, KO Y, WIECZOREK A, WEISSER B, LOCHER R, VETTER W, VETTER H: Lipoproteins induce expression of the early growth response gene-1 in vascular smooth muscle cells from rat. Biochem Biophys Res Comm 192:794-799 (1993)

74) Sawicki PT, Heinemann L, Berger M: Hyperinsulinemia in patients with insulinomas does not result in elevated blood pressure values. Third International Symposium: Hypertension and Diabetes Mellitus, Boston, USA, Nov. 21-23 Abstract Book S. 17 (1991)

75) Schelling P, Ganten D, Speck G, Fischer H: Effects of angiotensin II and angiotensin II antagonist saralasin on cell growth and renin in 3T3 and SV3T3 cells. Cell Physiol 98:503-514 (1979)

76) Schmitz U, Ko Y, Becher M, Ludwig M, Vetter H, Düsing R: Evidence for cardiovascular remodeling in a patient with Bartter's syndrome. Clin Invest 72:874-877 (1994)

77) Seidel CL, Lewis RM, Bowers R, Bukoski RD, Kim HS; Allen JC, Hartley C: Adaptation of canine saphenous veins to grafting. Correlation of contractility and contractile protein content. Circ Res 55:102-109 (1984)

78) Sivertsson R, Anderson O, Hansson L: Blood pressure reduction and vascular adaptation. Acta Med Scand 205:477-482 (1979)

79) Smeda JS, Lee MKW, Forrest JB: Prenatal and postnatal hydralazine does not prevent renal vessel thickening despite the absence of hypertension. Circ Res 63:534-542 (1988)

80) Stout RW, Bierman EL, Ross R: Effect of insulin on the proliferation of cultured primate arterial smooth muscle cells. Circ Res 36:319-327 (1975)

81) Svensson A, Gudbrandsson T, Sivertsson R, Hansson L: Haemodynamic effects of metoprolol and pindolol: A comparison in hypertensive patients. Br J Clin Pharmacol 13:259S-267S (1982)

82) Takeshita A, Imaizumi T, Ashihara T, Yamamoto K, Hoka S, Nakamura M: Limited maximal vasodialtor capacity of forearm resistance vessels in normotensive young men with a familiy history of hypertension. Circ Res 50:671-677 (1982)

83) Tarazi RC: The role of the heart in hypertension. Clin Sci 63:347s-358s (1982)

84) Tarazi RC, Fouad FM: Reversal of cardiac hypertrophy in humans. Hypertension (Suppl. III) 6:140-146 (1984)

85) Taubman MB, Berk BC, Izumo S, Tsuda T, Alexander RW, Nadal-Ginard B: Angiotensin II induces c-fos mRNA in aortic smooth muscle. J Biol Chem 264:526-530 (1989)

86) Thybo NK, Stephens N, Cooper A, Aalkjaer C, Heagerty AM, Mulvany MJ: Effect of antihypertensive treatment on small arteries of patients with previously untreated essential hypertension. Hypertension 25:474-481 (1995)

87) Tsutsu N, Nunoi K, Kodama T, Nomiyama R, Iwase M, Fusjishima M: Lack of association between blood pressure and insulin in patients with insulinoma. J Hypertension 8:479-482 (1990)

88) Vinters HV, Berliner JA: The blood vessel wall as an insulin target tissue. Diabete & Metabolisme (Paris) 13:294-300 (1987)

89) Warshaw DM, Root DT, Halpern W: Effect of antihypertensive drug therapy on the morphology and mechanics of resistance arteries from spontaneously hypertensive rats. Blood Vessels 17:257-270 (1980)

90) Yamori Y, Igawa T, Tagami M, Kanbe T, Nara Y, Kihara M, Horie R: Humoral trophic influences on cardiovascular structural changes in hypertension. Hypertension 6 (Suppl. 3):27-32 (1984)

91) Yamori Y, Igawa T, Kanebe T, Nara Y, Tagamit M: Enhanced growth rate of cultured smooth muscle cells from spontaneously hypertensive rats. Heart Vessels 4:94-99 (1988)

92) Young D, Waitches G, Birchmeier C, Fasano O, Wigler M: Isolation and characterization of a new cellular oncogene encoding a protein with multiple potential transmembrane domains. Cell 45:711-719 (1986)

93) Zanchetti A, Mancia G: Structural cardiovascular adaption and the consequences for baroreflexes. Hypertension 6 (Suppl. 3):93-99 (1984)

Adipositas: wichtiger pathogenetischer Faktor im Rahmen des metabolischen Syndroms

Matthias Weck
Klinik Bavaria, Kreischa

Im Rahmen der Dresdner Studie wurde zu Beginn der 70er Jahre die enge Assoziation von Fettsucht, Diabetes mellitus (NIDDM), Fettleber, Fettstoffwechselstörungen, Hypertonie und Hyperurikämie, die zu arteriosklerotischen Manifestationen führt, aufgezeigt und als „metabolisches Syndrom" bezeichnet (Abb. **4.1**).

Reaven[31] rückte die Insulinresistenz in den Mittelpunkt dieses Clusters metabolischer Störungen und prägte den Begriff „Syndrom X". Als Zusammenfassung unserer heutigen Sicht des Syndroms und als Denkmodell für künftige Forschung kann das Paradigma (Abb. **4.2**) dienen.

Adipositas stellt keine Krankheitseinheit dar, sondern ein Symptom mit verschiedenen Ursachen. Bis vor etwa 20 Jahren galt Fettsucht fast ausschließlich als erworben. Jeder Dicke wurde als Vielfraß abgestempelt. Inzwischen hat sich die Situation gewandelt, da überzeugende Hinweise bestehen, daß einige Fettsüchtige doch eine Störung der Mechanismen der Energieabgabe des Körpers aufweisen. Diese Daten haben die Suche nach metabolischen Gründen für exzessive Energiespeicherung bei Fettleibigen intensiviert.

Weiterhin ist nunmehr zweifelsfrei belegt, daß das gesundheitliche Risiko der Adipositas nicht nur eine Frage der Quantität, d.h. des Grades des Übergewichts ist, sondern von der Fettmasse und Fettverteilung bestimmt wird. Vereinfachend scheint ein dicker Bauch gefährlicher als runde Hüften zu sein.

1. Definition der Adipositas und ihre Rolle im Morbiditäts- und Mortalitätsgeschehen

1.1 Definition

Die Consensus Development Conference on „Health Implications of Obesity" der National Institutes of Health (1985) definiert Adipositas als „Exzeß von Körperfett, der häufig mit einer signifikanten Beeinträchtigung der Gesundheit verbunden ist". Von anderen Autoren wird Fettsucht als Vermehrung der Körperfettmasse (normal 12-15 % bei Männern, 20 % bei Frauen) auf über das Doppelte aufgefaßt.

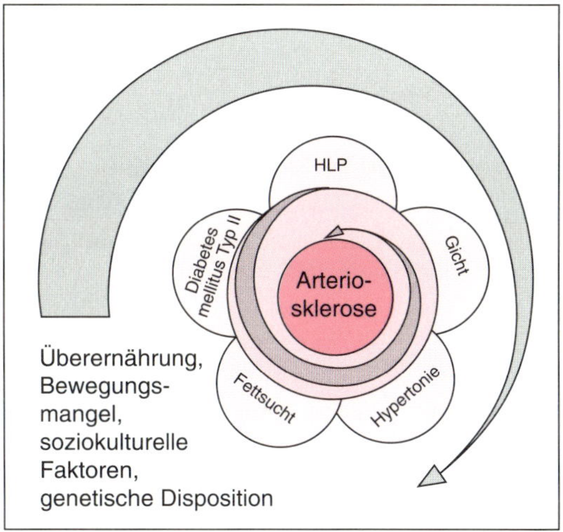

Abb. **4.1**: Das metabolische Syndrom (nach Hanefeld und Leonhardt).

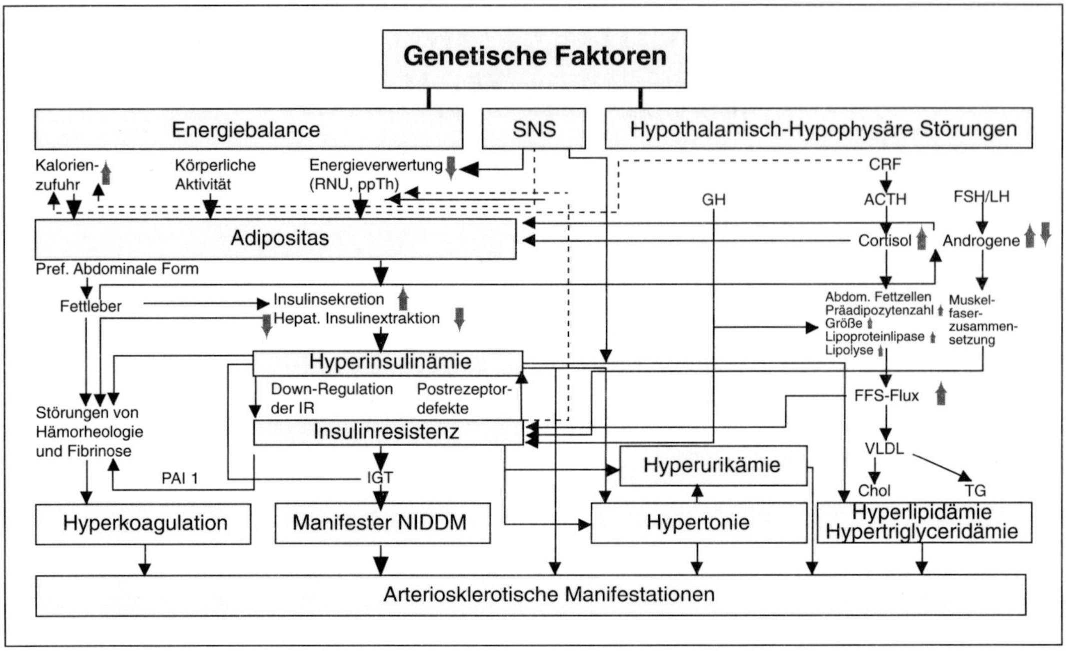

Abb. **4.2**: Endokrin-metabolisches Syndrom

1.2 Meßmethoden

Im folgenden sollen die heute für die klinische Praxis wichtigen Bestimmungsmethoden der Körperfett-Masse und -Verteilung kurz dargestellt werden. Auf Vollständigkeit wird bewußt verzichtet.

1.2.1. Anthropometrische Daten

Anthropometrische Messungen sind einfach durchführbar und billig. Sie sind deshalb attraktiv für die Routine genauso wir für epidemiologische Fragestellungen.

1.2.1.1. BMI (body mass index, Quetelet-Index)

Der BMI hat sich in epidemiologischen Untersuchungen aufgrund seiner vergleichsweise einfachen Ermittlung und seiner direkten Beziehung zur Morbidität und Mortalität als Maß des relativen (Körperhöhen-bereinigten) Körpergewichts bewährt. Der BMI ist definiert als Quotient aus Körpergewicht (kg)/Quadrat der Körperhöhe (m^2). Der BMI wird zur Abgrenzung von Unter-/Übergewicht bzw. Adipositas herangezogen, wobei die Einteilung nach Garrow[17], die unabhängig von Alter und Geschlecht erfolgt, weit verbreitet ist:

Untergewicht entspricht einem BMI von unter 20 kg/m^2, Normalgewicht reicht von 20-25 kg/m^2, Übergewicht von 25-30 kg/m^2, Adipositas beginnt bei 30 kg/m^2 und extreme Adipositas (morbide Fettsucht) bei > 40 kg/m^2.

Durch die Einbeziehung der WHR (*waist-to-hip-ratio*) kann das kardiovaskuläre Risiko besser abgeschätzt werden (Tab. **4.1**).

1.2.1.2. Prädiktion der Körperfettverteilung an Hand anthropometrischer Meßgrößen und Indices

Historisch betrachtet, wurden primär Hautfaltendickenmessungen durchgeführt, dann Umfangsbestimmungen und jüngst verschiedene Diameter.

Tab. **4.1**

Adipositas und regionale Fettsucht – Klassifikation und Risikobereiche		
	BMI Body Mass Index	WHR Waist-to-hip-ratio
	$\frac{\text{Körpergewicht (kg)}}{\text{Quadrat der Körperhöhe (m)}}$	$\frac{\text{Taillenumfang}}{\text{Hüftumfang}}$
	BMI-Kategorie	*Risikobereich*
Untergewicht	BMI < 20	
Normgewicht	BMI 20-25	
Übergewicht	BMI 25-30	abdominelle Fettverteilung
Adipositas	BMI 30-40	
Morbide Adipositas	BMI < 40	
abdominelle Fettverteilung: Frauen: WHR > 0,85	Männer: WHR > 1,0	

- WHR (*waist-to-hip-ratio*, Taillen-zu-Hüft-Umfangsrelation):

Die gängigste Meßmethode zur Differenzierung zwischen abdominaler und gluteal-femoraler Fettdeposition bzw. um den viszeralen Fettanteil abzuschätzen, ist die Ermittlung des Taillen- und Hüftumfangs und die daraus resultierende Kalkulation der WHR. Die Meßorte, die von der WHO vorgeschlagen wurden, basieren auf Referenzpunkten am Skelett:

Taille = Mitte zwischen Unterkante des Rippenbogens und Oberkante des Darmbeinkamms.
Hüfte = größter Umfang über den Trochanteren.

Ist keine Taille mehr nachweisbar, muß der größte Bauchumfang herangezogen werden.

Es sollte beachtet werden, daß die Korrelation zwischen WHR und dem intraabdominalen Fettanteil wohl nicht so hoch ist, wie dies in der anfänglichen Euphorie von verschiedenen Autoren angenommen wurde.

- Abdominale Diameter:

Die Abschätzung des viszeralen Fettanteils an Hand der Messung abdominaler Diameter basiert nach Sjöström[37] auf der Annahme, daß beim liegenden Probanden die Akkumulation von Viszeralfett den abdominalen Durchmesser (sagittal) aufrechterhalten würde, während das Subkutanfett entsprechend der Schwerkraft zu einer Reduktion des sagittalen Durchmessers führen dürfte. Allerdings stammen die meisten Daten zur Beziehung zwischen sagittalem Abdominaldurchmesser und Viszeralfett aus Studien, in denen der sagitale Durchmesser von CT- oder MRT-Scans abgeleitet wurde. Die Korrelationskoeffizienten zwischen sagittalem Durchmesser und viszeralem Fettanteil rangieren zwischen 0,46 und 0,96, so daß die Anwendung derzeit nicht empfohlen werden kann.

1.2.2 Densitometrie

Die Bestimmung der Körperdichte (Densitometrie) wird als Referenzmethode zur Ermittlung der Körperzusammensetzung und damit des Körperfettanteils angesehen.

Aus der Körperdichte wird der Körperfettanteil nach verschiedenen prädiktiven Formeln berechnet.

Diese Methode erfordert aufwendige Ausstattung sowie hohen Kalkulationsaufwand und ist deshalb für die klinische Praxis nicht geeignet.

1.2.3. Bioelektrische Impedanz

Die Bestimmung des Körperfettanteils auf der Basis der bioelektrischen Impedanz ist wenig aufwendig, rasch durchführbar, allerdings auch weniger genau.

Die Fehlerbreite beträgt etwa 4-5 % Körperfettanteil im Vergleich zu dem mittels Densitometrie kalkulierten Fettgehalt. Somit wird ein gemessener Wert von beispielsweise 25 % Körperfettanteil bei ca. 65 % der Probanden zwischen 20 und 30 % liegen. Bei den verbleibenden Probanden können die Werte unter 20 % bzw. über 30 % betragen.

Diese theoretischen Fehler sind zusätzlich zu eventuellen systematischen Fehlern in Betracht zu ziehen.

Dieser Nachteil der Bioimpedanz-Methode wird hier besonders hervorgehoben, da die digitale Anzeige der vielen auf dem Markt befindlichen Geräte eine hohe Genauigkeit suggeriert.

1.2.4. DEXA (Dual Energy X-Ray Absorptiometry)

Die DEXA-Methode wurde ursprünglich zur Messung des Knochenmineralgehalts eingeführt. Später konnte gezeigt werden, daß auch die Zusammensetzung der Weichteile mittels DEXA bestimmt werden kann.

Die Genauigkeit der Bestimmung des Körperfettanteils mittels DEXA hängt (wie bei der Osteodensitometrie) von der Exaktheit der Kalibrierung, d.h. des verwendeten Vergleichs-Phantoms ab. Als Nachteil der Methode gelten der hohe Preis sowie die Strahlenbelastung.

1.2.5. Sonographie

Die Dicke der subkutanen Fettschicht kann sonographisch leicht bestimmt werden, wobei die Genauigkeit von vielen Faktoren abhängt und die Reproduzierbarkeit etwa der der Hautfaltendickenmessung entspricht.

Armellini et al.[1] ermitteln sonographisch den intraabdominalen Durchmesser (Linea alba – Rückwand der Aorta) und benutzen diesen Diameter als Indikator für den viszeralen Fettanteil.

Dieser Durchmesser wies eine mäßige Korrelation zu dem per CT bestimmten viszeralen Fettanteil auf (r= 0,67). Die sonographische Abschätzung des viszeralen Fettanteils kann deshalb nicht allgemein empfohlen werden.

1.2.6. Computertomographie

Als „Goldstandard" zur Messung der Körperfettverteilung und insbesondere zur Messung des viszeralen Fettgewebsdepots gilt die Computertomographie.

Von verschiedenen Autoren wurde gezeigt, daß an Hand eines einzelnen CT-Scans (meist in Höhe von L4) sowohl der Anteil an Subkutan- bzw. Viszeral-Fettgewebe (in cm^2) gemessen werden als auch die gesamte Fettgewebsmasse (in l) recht genau abgeschätzt werden kann, da eine gute Korrelation zwischen der Fettgewebsfläche des Einzel-Scans und der mittels multipler Scans kalkulierten Gesamtfettmasse besteht.

Zusammenfassend gilt, daß nahezu alle Verfahren der Bestimmung des Körperfettanteils und der Körperzusammensetzung einer kritischen Wertung bedürfen.

1.3. Epidemiologische Daten in der Bundesrepublik Deutschland

Die Prävalenzraten für Übergewicht und Adipositas wurden in der Verbundstudie Ernährungserhebung und Risikofaktorenanalytik für die westlichen Bundesländer repräsentativ ermittelt (Tab. **4.2**).

Diese Daten basieren auf dem BMI als Kriterium der Klassifizierung in die verschiedenen Gewichtsklassen.

Danach sind 40,3 % der Frauen und 52,7 % der Männer übergewichtig bzw. adipös.

Tab. **4.2**

Prävalenzdaten für Unter-, Normal- und Übergewicht bzw. Adipositas in den westlichen Bundesländern (Schneider et al. 1992)

	Frauen (n = 1146)	*Männer* (n = 862)
Untergewicht BMI< 20	12,2%	3,8%
Normalgewicht BMI 20-25	48,0%	43,6%
Übergewicht BMI 25-30	28,1%	42,0%
Adipositas BMI 30-40	11,6%	10,6%
Morbide Adipositas BMI > 40	0,6%	0,1%

2. Adipositas und Energieverwertung

Adipositas und Energieverwertung stehen in engem Zusammenhang. Die Charakterisierung des Energiehaushalts kann deshalb im Rahmen der Diagnostik des Symptoms Fettsucht und für die Therapieplanung bedeutsam sein.

Der Energieumsatz (*Gesamtenergieumsatz*, GEU) eines Menschen und damit sein Energieverbrauch oder auch -bedarf setzt sich im wesentlichen aus drei Bestandteilen zusammen:

GEU = RNU + PA + TH

RNU = Ruhenüchternumsatz, PA = Physische Aktivität, TH = Thermogenese

2.1. Charakterisierung des Energiehaushalts

Seit Atwater und Benedict werden größte Anstrengungen unternommen, um sowohl den gesamten Energieumsatz als auch die Bestandteile der Energiebilanz mit immer genaueren Methoden zu quantifizieren. Die indirekte Kalorimetrie mittels *ventilated hood system* wurde zu diesem Zweck eingesetzt und hat breite klinische und experimentelle Anwendung erfahren.

2.1.1. Grundumsatz, Ruhenüchternumsatz (RNU)

Der Grundumsatz oder Ruhenüchternumsatz dient der Aufrechterhaltung der Körperfunktionen und beträgt etwa 75 % des GEU. Der RNU wird von der fettfreien Körpermasse determiniert. Die Bestimmung des RNU ist Bestandteil jeder Energiehaushaltsuntersuchung, da er den Hauptanteil des GEU bildet und die Basis für Messungen der nahrungsinduzierten Thermogenese darstellt. Im Gegensatz zum klassischen Grundumsatz, für den strenge Untersuchungsbedingungen gelten (absolute körperliche und geistige Ruhe) und der nur über einen begrenzten Zeitraum erfaßbar ist, kann der RNU unter Einbeziehung einer natürlichen Spontanaktivität auch über den gesamten Tagesverlauf erfaßt werden. In der englischsprachigen Literatur werden meist die Begriffe *resting metabolic rate* (RMR) oder *basal metabolic rate* (BMR) benutzt. Dabei wird die BMR morgens nach dem Aufwachen und vor jeglicher physischer Aktivität gemessen.

Aus diesen Darlegungen wird ersichtlich, daß die verschiedenen Begriffe nicht absolut synonym zu verwenden sind und bei der Interpretation von Daten zum Energiehaushalt berücksichtigt werden müssen.

2.1.2. Physische Aktivität

Diese Komponente des Energieumsatzes ist am meisten variabel und kann je nach körperlicher Leistung und Arbeitsbelastung zwischen 15-30 % der Gesamtenergieabgabe ausmachen.

2.1.3. Thermogenese

Diese wird definiert als Anstieg des RNU im Gefolge eines definierten Stimulus. Solche stimulierende Faktoren können Nahrungszufuhr, Kälte, Hitze, psychische Belastung oder Pharmaka sein. Als Hauptbestandteile der Thermogenese gelten mahlzeiteninduzierte und thermoregulatorische Wärmebildung.

* Postprandiale Thermogenese (PPT)

Eine reduzierte nahrungsinduzierte Thermogenese soll in die Ätiologie der Fettsucht und die Erhaltung des adipösen Status einbezogen sein. Unter der mahlzeiteninduzierten Thermogenese wird eine Zunahme der Energieabgabe über den RNU hinaus während eines definierten Zeitraumes nach der Nahrungszufuhr verstanden. Sie hängt von Art und Menge der zugeführten Nahrung ab. Sichtbarer Ausdruck dieser postprandialen Wärmebildung ist das Schwitzen nach opulenten Mahlzeiten. TRAYHURN und JAMES[40] unterteilen die nahrungsinduzierte Thermogenese in eine *obligatorische* und eine *regulatorische* bzw. *fakultative* Thermogenese. Erstere ist zurückzuführen auf Digestion, Absorption und metabolische Verarbeitung der Nahrungsbestandteile, während die fakultative Form einfach als darüber hinausgehender Exzess angesehen wird. Verschiedene Mechanismen werden verantwortlich gemacht, um die fakultative Komponente zu erklären: erhöhte Aktivität des sympathischen Nervensystems, vermehrtes Substrat-Cycling und erhöhte Aktivität der Na/K-ATPase.

* Thermoregulatorische Wärmebildung

Die thermoregulatorische Wärmebildung dient der Aufrechterhaltung der Körpertemperatur. Sie kann mit und ohne Muskelzittern ablaufen. Sichtbarer Ausdruck dieser Thermogeneseform ist die bei Kälteadaptation auftretende „Gänsehaut".

*Substrat-Zyklen (thermogene Zyklen, *futile cycles*)

Als biochemische Basis einer gestörten Energieverwertung Adipöser werden in der Literatur insbesondere ein veränderter Durchsatz sogenannter *substrate cycles* und die reduzierte Aktivität der Na/K-ATPase diskutiert. Unter Substrat-Zyklen werden simultan aktive, gegenläufige Stoffwechselwege verstanden, bei denen insgesamt keine metabolischen Veränderungen entstehen. Nettoresultat eines solchen Zyklus ist die Hydrolyse von ATP und damit die Umwandlung von chemischer Energie in Wärme. Die produzierte Wärmemenge hängt von der Rate des „cycling" und der pro „turn" des Zyklus hydrolysierten ATP-Menge ab.

Die fakultative postprandiale Thermogenese wäre damit zumindest teilweise durch eine Aktivierung der Substrat-Zyklen erklärbar und diese wiederum durch erhöhten Sympathikotonus nach Nahrungszufuhr.

2.2. Beziehung zwischen Energie- bzw. Substratverwertung und Fettdeposition

Differenzen in der Effizienz der Energieverwertung werden seit dem Beginn des Jahrhunderts als möglicher Faktor der Fettsuchtentwicklung angesehen.

Insbesondere von der Gruppe um RAVUSSIN (Phoenix, Arizona) wurde auch an Hand von Familienuntersuchungen demonstriert, daß niedrige Raten des 24-Stunden-Energieumsatzes (GEU) und des RNU Bausteine der Adipositas-Pathogenese darstellen können und daß diese niedrigen metabolischen Raten familiär gehäuft auftreten.

In einer eigenen Studie fanden wir bei 20 % einer bereits hochselektierten Gruppe Adipöser (familiäre Häufung der Adipositas, Fettsucht seit der Kindheit bzw. Adoleszenz, niedrige Kalorienzufuhr) eine simultane Reduktion von RNU und postprandialer Thermogenese. Diese Gruppe war charakterisiert durch herabgesetzte Lipolyse des abdominalen Fettgewebes und reduzierte Aktivität der Na/K-ATPase, wobei diese Mechanismen als Bestandteil der fakultativen Thermogenese die herabgesetzten metabolischen Raten bedingen könnten. Bei Männern war dies mit diskret verminderten Testosteron-Spiegeln assoziiert. Diese Daten deuten bereits auf einen Subtyp des Symptoms Fettsucht, den man durchaus als metabolische Adipositas bezeichnen könnte.

Hinsichtlich der Terminologie des Energieumsatzes sollte beachtet werden, daß Adipöse einen höheren Gesamtenergieumsatz als Normalgewichtige aufweisen.

Dies ist zum einen durch die größere fettfreie Masse Adipöser bedingt, die wiederum den Grundumsatz determiniert, andererseits auch durch den erhöhten Energieaufwand Adipöser für basale Tätigkeiten (Gehen, Stehen etc.). Deshalb werden Energieumsätze meist auf die fettfreie Masse bezogen.

Nur für diesen relativen Energieumsatz wurde bei Subgruppen Adipöser eine Anomalie nachgewiesen. Auch die wichtigsten prädiktiven Formeln für den Grundumsatz enthalten die sogenannte „metabolisch aktive Masse" (die nichts anderes als die fettfreie Masse ist) als wesentlichen Term.

Außerdem scheint es Adipöse mit niedrigerer Energieausnutzung der Nahrung zu geben. Geringere postprandiale Thermogenese wird als weiterer Baustein der Genese der Fettsucht diskutiert. Dabei wurde eine zunehmende Einschränkung der PPT bei Adipösen mit Diabetes im Vergleich zu nichtdiabetischen Dicken beobachtet.

Der Defekt der PPT steht offenbar in Beziehung zu einer Störung des nichtoxidativen Glucose-Metabolismus und zum Grad der Insulinresistenz.

In den letzten Jahren häuften sich nun auch die Hinweise für Differenzen der Susbtratverwertung zwischen Adipösen und Schlanken und innerhalb der adipösen Population. Diese Daten stammen von kalorimetrischen Untersuchungen und insbesondere von kombinierten Kalorimetrie-Glucose-Clamp-Techniken. Diese Kombination beider Verfahren läßt eine Aussage sowohl über die Prozesse der Energie- und Substratverwertung (RNU, PPT, Kohlenhydrat-, Lipid-, Protein-Oxidation, nichtoxidativer Glucose-Metabolismus) als auch über die Insulinsensitivitätsverhältnisse zu. An Hand dieser Daten kann insbesondere die Relation von Kohlenhydrat- zu Lipid-Oxidation differenziert werden. Diese Relation stellt eine wesentliche Beziehung zwischen Nahrungszusammensetzung und Energiehaushalt her.

Bis vor kurzem galt noch, daß der Organismus eine oxidative Autoregulation aufweist, die über kurzfristige Veränderungen der anteilmäßigen Oxidation von Fetten und Kohlenhydraten Veränderungen der Nahrungszusammensetzung kompensieren kann.

Zunahme des Fettanteils der Nahrung erfordert eine Zunahme der Lipid-Oxidation. Offenbar gibt es aber Unterschiede zwischen den Individuen hinsichtlich der Geschwindigkeit dieser Anpassungsvorgänge. Ein wesentlicher Anteil dieser interindividuellen Differenzen dürfte genetisch bedingt sein. Bei Individuen mit Fettsucht-Disposition soll eine Dysfunktion ihrer oxidativen Autoregulation eine insuffiziente Fett-Oxidation bewirken, wenn sie eine fettreiche Kost zu sich nehmen. In einer prospektiven Studie wurde bei Pima-Indianern unter kontrollierter Kost der respiratorische Quotient (RQ) über 24 Stunden gemessen. Diejenigen mit hohem RQ (niedriger Quotient Fett-/Kohlenhydrat-Oxidation) hatten ein 2,5 fach höheres Risiko einer Gewichtszunahme von mehr als 5 kg als diejenigen mit niedrigem RQ.

Untersuchungen an Post-Obesen stützen ebenso das Konzept, daß die Fett-Oxidation bei Adipositas-disponierten Individuen gestört sein könnte. Eine fettarme/kohlenhydratreiche Kost wirkt auch aus diesem Grunde der Entwicklung einer Fettsucht entgegen.

Neurohumorale Mediatoren, die abhängig von der Größe der Glykogendepots freigesetzt werden, sind möglicherweise Bindeglied zwischen den Makronährstoff-Depots und der Energiezufuhr. Sind die Glykogenspeicher aufgefüllt, fördern afferente Signale zum Hirn die Sättigung. Im Gegensatz dazu sind die Fettdepots sehr viel größer in Relation zur täglichen Fettaufnahme und man kann von einer sehr hohen Kapazität zur Fettspeicherung ausgehen.

Niedriger Grundumsatz, hoher RQ und hohe Insulinresistenz dürften somit als Prädiktoren für Gewichtszunahme angesehen werden. In diesem Sinne ist überhöhte Fettzufuhr ein wesentlicher Faktor der Adipositaspathogenese und Fettrestriktion eine der wichtigsten Maßnahmen der Adipositastherapie. Dies auch, da Nahrungsfette ein wesentlich geringeres Sättigungsgefühl als Kohlenhydrate erzeugen.

Zusammenfassend können folgende Aspekte der Interaktionen zwischen Energiehaushalt, Metabolismus und Endokrinium zur Entstehung der Adipositas beitragen:

- niedriger relativer (FFM-bezogener) Grundumsatz
- niedrige postprandiale Thermogenese
- reduzierter nicht-oxidativer Glucose-Metabolismus
- hoher RQ (niedriger Quotient Fett-/Kohlenhydrat-Oxidation)
- ausgeprägte Insulinresistenz
- niedrige Testosteronspiegel (nur bei Männern).

Dieses distinkte metabolische Muster läßt die Bezeichnung „metabolische Adipositas" für eine kleine Gruppe Adipöser berechtigt erscheinen. Es handelt sich dabei um die bereits seit der Jahrhundertwende vermuteten „guten Futterverwerter", die somit enge Bezüge zum metabolischen Syndrom aufweisen. Mit diesen Befunden wird nicht die Tatsache in Frage gestellt, daß Übergewicht zum überwiegenden Teil ein Bilanzproblem darstellt.

3. Adipositas und Fettgewebsverteilung

3.1. Klassifikation

Die ersten Beschreibungen verschiedener Adipositasformen nach dem Fettverteilungsmuster sind inzwischen fast 50 Jahre alt und stammen von J. Vague (41), der auch die Begriffe der *androiden Fettsucht* mit Betonung der Abdominalregion und der gynoiden Obesitas mit Bevorzugung der Hüft- und Oberschenkelregion prägte. Bereits 1956 hatte Vague erkannt, daß die androide Adipositas häufiger mit Stoffwechselstörungen assoziiert war als die gynoide Form. Diesen Mitteilungen war jedoch zunächst wenig Beachtung geschenkt worden. Erst in den 80iger Jahren erlebte das Konzept von Vague der regionalen Fettsucht eine Renaissance.

In der Literatur werden für die beiden Fettgewebstypen bzw. Adipositasformen eine Vielzahl von Synonymen verwendet (Abb. **4.3**, Tab. **4.3**). Besonders eng mit metabolischen Aberrationen verbunden ist allerdings nur das abdominale, insbesondere das intraabdominal gelegene Fettdepot.

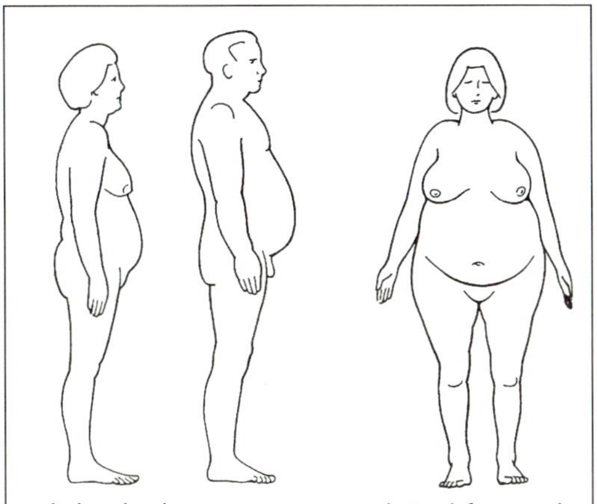

Abb. **4.3**: Schematische Darstellung der Fettverteilungstypen.

Tab. **4.3**

Synonyma der beiden Adipositasformen	
WHR > 1,0 (m) *> 0,85 (w)*	*WHR < 1,0 (m)* *> 0,85 (w)*
abdominal	gluteal-femoral
android	gynoid
stammbetont	hüftbetont
zentral	peripher
upper body	lower body
Apfelform	Birnenform
hypertroph	hyperplastisch

3.2. Morphologische und metabolische Charakteristika der verschiedenen Fettgewebstypen

Die morphologischen und metabolischen Unterscheidungsmerkmale zwischen abdominellem und gluteal-femoralen Fettgewebe zeigt Tabelle **4.4**. Frühzeitig wurde aufgrund morphologischer Studien, von aus verschiedenen Regionen des Körpers stammenden Adipozyten gefunden, daß abdominale Fettzellen meist hypertrophiert und gluteal-femorales Fettgewebe hyperplastisch ist.

Verschiedene Untersuchungen haben einen ganz unterschiedlichen Metabolismus der Adipozyten der beiden Regionen ergeben. Hervorstechendes Merkmal ist die erhöhte lipolytische Aktivität viszeraler Fettzellen.

Die spezifischen funktionellen Charakteristika und die strategische Lokalisation des viszeralen Fettgewebes im Pfortader-Drainagegebiet bedingen dessen zentrale Stellung im Rahmen des metabolischen Syndroms.

Durch die hohe Sensitivität gegenüber Lipolyse-Stimuli und die verminderte Response auf den antilipolytischen Insulineffekt des viszeral-omentalen Fettgewebes entsteht ein drastisch gesteigertes FFS-Potential in der portalen Zirkulation, das mehrere metabolische Wirkungen nach sich zieht:

1) *Effekte der portalen freien Fettsäuren (FFS) auf die hepatische Insulin-Clearance*

Adipositas und insbesondere die abdominale Form ist mit herabgesetzter hepatischer Insulinclearance verbunden. Von einer schwedischen und einer amerikanischen Gruppe wurde vor kurzem unabhängig voneinander an isolierten Leberzellen gezeigt, daß sowohl die Insulinbindung als auch die weiteren Prozesse der Insulin-Internalisation, des Insulinabbaus und der Wirkung durch FFS in physiologischen Konzentrationen stark gehemmt werden. Abdominelle Adipositas ist somit mit herabgesetzter Insulinaufnahme der Leber assoziiert.

Konsekutiv entsteht ein portaler und peripherer Hyperinsulinismus, der über die Down-Regulation der Insulinrezeptoren ebenfalls Insulinresistenz bewirken kann. Mit der progredienten Störung der Insulin-Glucose-Homöostase können vermehrter FFS-Flux und Lipid-Oxidation zu zunehmender Einschränkung der Kohlenhydrat-Oxidation, Hyperglykämie bis hin zur Hypoinsulinämie führen.

Portale Hyperlipacidämie mit nachfolgendem Hyperinsulinismus und Insulinresistenz sind offenbar zentrale Pathomechanismen der

Tab. **4.4**

Morphologische und metabolische Unterscheidungsmerkmale zwischen abdominellen und gluteal-femoralem Fettgewebe

	abdominal viszerales	*Fettgewebe*	*glutal-femorales*
Insulindynamik			
– Sekretion		>	
– Hepatische Extraktion		<	
– Metabolische Clearance		<	
Blutzuckerregulation, Insulinsensivität			
– Blutzucker (oGTT)		>	
– Glucoseverwertung (M-Wert)		<	
– Insulinresistenz		>	
– Hepatische Glucoseproduktion		>	
Fettgewebsmorphologie und -funktion			
– Fettzellgröße		>	
– Lipolyse		>	
– Lipaseaktivität		<	
Blutdruckverhalten			
– Hypertonie		>	
Sexualhormone			
– Testosteron (m)		<	
– Testosteron (w)		>	
Gerinnungsdaten			
– PAI (Plasminogen-Aktivator-Inhibitor)		>	
– Fibrinogen		>	

Verknüpfung von viszeraler Adipositas und NIDDM.

2) *Effekte der FFS auf den Kohlenhydratstoffwechsel*

Erhöhte portale FFS steigern die Blutglucose über die ungehemmte hepatische Gluconeogenese.

Da bei abdomineller Fettsucht auch die peripheren FFS erhöht sind, muß auch die Muskulatur in die pathophysiologischen Überlegungen einbezogen werden, insbesondere da diese bei Gesunden vorwiegend FFS als oxidatives Substrat nutzt.

Herabgesetzter muskulärer FFS-Verbrauch führt zum Anstieg der Plasma-FFS, gesteigerter hepatischer Lipidoxidation mit nachfolgend vermehrter Glucose-Produktion und Hyperglykämie (Randle-Zyklus).

3) *Effekte der portalen FFS auf die hepatische Lipoproteinsynthese*

Portale FFS-Vermehrung bewirkt vermehrte Produktion von VLDL (*very low density lipoproteins*) und TG, wobei die Verfügbarkeit der FFS die VLDL-Syntheserate bestimmt. Konsekutiv kommt es zur Zunahme der Konzentrationen an LDL und Apo B-100, etablierter Risikofaktoren arteriosklerotischer Manifestationen.

3.3. Hormonelle Regulation der Fettgewebsverteilung

In den letzten Jahren wurden neuroendokrine Regulationsprozesse wieder verstärkt in die Betrachtung der Pathogenese der Fettsucht einbezogen.

Einerseits sollen bestimmte Typen von Streß, hoher Alkoholkonsum und Nikotinabusus mit hormoneller Dysbalance und abdomineller Fettdepositon verbunden sein. Andererseits ist die Größe der Fettdepots abhängig von der Größe der Fettzellen und deren Lipidgehalt.

Schlüsselenzym der Fett-Ablagerung und -spaltung ist die Lipoproteinlipase. Die Lipidfreisetzung wird über das lipolytische System vermittelt, das primär durch das sympathische Nervensystem aktiviert und hauptsächlich durch Insulin inhibiert wird.

Diese enzymatischen Prozesse werden hormonell vor allem von Steroidhormonen, sowohl adrenokortikalen als auch Sexualhormonen, gesteuert.

Die Effekte dieser Hormone sind letztlich von der Dichte und Affinität ihrer Rezeptoren am Erfolgsorgan, d.h. dem Fettgewebe, abhängig.

3.3.1. Glucocorticoide

Im Rahmen des metabolischen Syndroms wird häufig eine gestörte endokrine Regulation metabolischer Prozesse beobachtet. Dem Wechselspiel zwischen Cortisol und Insulin kommt dabei eine herausragende Bedeutung zu.

Der Antagonismus zwischen beiden Hormonen scheint für Teilaspekte der Pathogenese von Hyperglykämie, Hypertriglyceridämie und Hypercholesterolämie verantwortlich zu sein. Andererseits vermittelt der Synergismus beider Hormone Prozesse der Fettdeposition im Sinne der Adipositasentwicklung.

Im Sinne des Insulin-Antagonismus bewirken Glucocorticoide eine Vielzahl metabolischer Effekte. Cortisol stimuliert die hepatische Gluconeogenese und antagonisiert die meist anabolen Insulinwirkungen. Glucocorticoide verändern die Muskelfaserzusammensetzung. Bei Patienten mit CUSHING-Syndrom liegt ein relativer Verlust an Insulin-empfindlichen Typ I-Fasern und eine Zunahme der Insulin-unempfindlichen Typ IIb-Muskelfasern vor. Glucocorticoide fördern die lipolytische Wirkung der Catecholamine und des Wachstumshormons.

An der Leber stimuliert Cortisol die Sekretion von VLDL. Auch auf den Stoffwechsel der LDL (*low density lipoproteins*) haben Glucocorticoide einen ungünstigen Einfluß, indem sie die hepatische Synthese von LDL-Rezeptoren hemmen und damit den Abbau der LDL vermindern. Insgesamt entsteht so ein atherogenes Lipoproteinprofil.

Die synergistischen Wirkungen von Cortisol und Insulin sind auf die Prozesse der Energiespeicherung gerichtet: Stimulation der Synthese von Fettsäuren und Glykogen, Zunahme der Aktivität der Lipoproteinlipase im Fettgewebe. Ein kombiniertes Insulin-Cortisol-Signal wird auch nach Nahrungszufuhr beobachtet.

Das CUSHING-Syndrom ist ein klassisches Beispiel für die Wirkung von Cortisol- und Insulinexzeß mit begleitender reduzierter Sekretion von Sexualsteroiden und Wachstumshormon.

Cortisol induziert über einen spezifischen Glucocorticoid-Rezeptor die Expression der Lipoproteinlipase, des Schlüsselenzyms für die Aufnahme zirkulierender Triglyceride ins Fettgewebe und damit des Schlüsselenzyms für Fettdeposition. Das viszerale Fettgewebe weist im Gegensatz zum Subkutanfett eine besonders hohe Dichte an Glucocorticoid-Rezeptoren auf. Glucocorticoid-Überschuß begünstigt somit die Ausbildung eines stammbetonten, abdominellen Fettverteilungsmusters.

Natürlich ist die Nettoablagerung von Fett ebenso vom lipolytischen System abhängig, wobei angenommen wird, daß Corticoide die lipolytische Wirkung der Catecholamine und des Wachstumshormons fördern. Schließlich kommt den Corticosteroiden eine wesentliche Rolle bei der Entwicklung der hyperplastischen Fettsucht zu. Präadipozyten können durch physiologische Glucocorticoid-Konzentrationen bei Anwesenheit von Insulin in reife Fettzellen konvertiert werden.

In der Summe resultiert eine Akkumulation des viszeralen Fettgewebes unter Corticoideinfluß. Andererseits wurde inzwischen nachgewiesen, daß Wachstumshormon diese viszerale Fettanhäufung hemmen soll.

3.3.2. Testosteron

Testosteron scheint regional unterschiedliche Effekte auf den Fettgewebsstoffwechsel auszuüben. Hemmung der Lipoproteinlipase und Stimulierung der Lipolyse des abdominalen Depots wurden beschrieben. Beide Mechanismen würden zur Fettakkumulation beitragen.

Adipöse Männer weisen meist leicht erniedrigte Serum-Testosteronspiegel auf, diese sind invers mit dem Grad der Fettsucht korreliert und normalisieren sich nach Gewichtsreduktion.

Inzwischen gibt es eine Vielzahl von Studien, die bei Männern eine inverse Beziehung zwischen dem Blutspiegel an Gesamt- bzw. freiem Testosteron und der Größe des viszeralen Fettdepots, der WHR, der Blutglucose, dem Seruminsulin sowie der Insulinresistenz aufgezeigt haben.

Im Gegensatz zum männlichen Geschlecht sind erhöhte Spiegel an Gesamt- und freiem Testosteron charakteristisch für abdominal-adipöse Frauen und werden bei der gluteal-femoralen Form der Fettsucht nicht beobachtet.

Der molare Quotient aus freiem Testosteron und DHEAS (Dehydro-epiandrosteron-sulfat) soll der androgene Parameter mit der engsten Beziehung zur Anhäufung von Viszeralfett bei prämenopausalen Frauen sein.

Die Ulmer Gruppe um Ditschuneit und Hauner[20] konnte vor Jahren mit dem originellen Modell der hirsuten, fettsüchtigen Frauen eindrucksvoll demonstrieren, daß eine gesteigerte Androgenproduktion bei Frauen eine androide Fettgewebsverteilung mit den bereits beschriebenen Folgen zu begünstigen scheint.

In der Göteborg-Studie war niedriges SHBG ein unabhängiger Risikofaktor für die Entwicklung eines NIDDM bei Frauen. Neuere Studien haben eine direkte Korrelation zwischen freiem Testosteron und der mittels Glucose-Clamp-Technik ermittelten Insulinresistenz adipöser Frauen gezeigt.

Der Effekt der erhöhten Androgenspiegel wirkt sich auch und vor allem an der Muskulatur aus. Muskelmasse und Muskelfaserzusammensetzung dieser Frauen weisen männliche Charakteristika auf, d.h. eine Zunahme der Typ IIb-Muskelfasern, die gegenüber den Typ I-Fasern eine geringere Insulinsensitivität haben sollen.

3.3.3. Östrogene und Progesteron

An Hand klinischer und experimenteller Beobachtungen ist klar, daß weibliche Sexualsteroide Wirkungen am Fettgewebsstoffwechsel und der Verteilung des Fettgewebes auslösen. Das gluteal-femorale Fettgewebe dient beispielsweise als Fettsäure- und damit Energiespender während Schwangerschaft und Laktation. Östrogene sollen für die Zunahme der Lipolyseaktivität des femoralen Fettgewebes während der Spätphase der Gravidität und der Stillperiode sowie die Abnahme der Aktivität der Lipoproteinlipase verantwortlich sein.

Nach der Menopause verändert sich auch das typisch weibliche Fettverteilungsmuster. Dies kann zumindest teilweise durch hormonelle Substitutionstherapie verhütet werden.

Direkte Effekte von Östrogenen bzw. Gestagenen am Fettgewebe sind bisher nicht nachgewiesen worden, wahrscheinlich wegen des Fehlens eines spezifischen Rezeptors.

3.3.4. Wachstumshormon

Wachstumshormon (GH) beeinflußt den Energiehaushalt in bedeutendem Maße. Akute Effekte sind die Stimulation der Lipolyse und die Hemmung der oxidativen Glucoseverwertung. GH wirkt anabol hinsichtlich des Proteinmetabolismus. Jüngst wurden Hinweise gefunden, daß GH die Proteinsynthese direkt stimulieren kann.

GH bewirkt weiter eine Zunahme des Ruhenüchternumsatzes und soll die periphere Konversion von Thyroxin (T_4) zu Trijodthyronin (T_3) stimulieren. Bei Adipösen sind die GH-Spiegel reduziert, annehmbar sowohl durch eine Reduktion der Anzahl der sekretorischen Impulse als auch durch eine kürzere Halbwertszeit im Vergleich zu Schlanken. Gewichtsreduktion normalisiert diese Verhältnisse zumindest teilweise. Außerdem ist aus Interventionsstudien mit exogenem Wachstumshormon bekannt, daß GH-behandelte Adipöse eine Konservierung der Magermasse (*lean body mass*) und eine spezifische Reduktion der Fettmasse durchmachen. In Studien mit einer Kombination aus indirekter Kalorimetrie und Glucose-Clamp-Technik wurden folgende metabolische Veränderungen unter GH-Gabe bei Adipösen beobachtet:

Zunahme des Ruhenüchternumsatzes, der Lipidoxidation, des totalen basalen Glucose-Turnovers und der hepatischen Glucose-Produktion, während der oxidative Glucose-Umsatz abnahm. Insgesamt bewirkt GH eine Abnahme der Insulinsensitivität. Dies ist auch aus Studien an Akromegalen bekannt. Veränderungen des Wachstumshormonspiegels endogener oder exogener Genese ziehen somit profunde metabolische Veränderungen nach sich und sind wichtiger Bestandteil des skizzierten endokrin-metabolischen Syndroms.

3.3.5. Neuroendokrine Regulation und Adipositas

Hinsichtlich der Energiebalance des Organismus spielt das neuroendokrine System eine wichtige Rolle. Insbesondere Serotonin und CRF (*corticotropin releasing factor*) scheinen für die Regulation der Nahrungszufuhr und des energetischen Gleichgewichts bedeutsam zu sein. Die Sekretion von CRF scheint dabei zumindest teilweise von der Aktivität des serotoninergen Systems abhängig zu sein. CRF vermindert die Energiezufuhr und dies offenbar relativ spezifisch für Kohlenhydrate. Andererseits kann CRF über eine Aktivierung des sympathischen Nervensystems die Energieabgabeprozesse stimulieren.

Jüngst wurden niedrigere Konzentrationen von CRF und Serotonin im Liquor von abdominell Adipösen demonstriert, ein Befund, der in das Konzept der hormonellen und neuroendokrinen Regulation der Fettgewebsverteilung zu passen scheint. Die Effektivität von D-Fenfluramin bei der Behandlung von Teilkomponenten des metabolischen Syndroms dürfte diese Hypothesen untermauern, insbesondere da unter D-Fenfluramin sowohl die Nahrungszufuhr reduziert als auch die hormonelle Balance der hypothalamisch-hypophysär-adrenalen Achse normalisiert werden kann.

Die hormonelle Regulation der Fettgewebsverteilung kann nach Björntorp[3, 4, 5] wie folgt zusammengefaßt werden:

Eine Verschiebung der hormonellen Balance zwischen Cortisol-Insulin einerseits und Testosteron-Wachstumshormon andererseits zugunsten des Cortisol-Insulin-Paars soll ganz wesentlich zur Fettanhäufung im Viszeralbereich beitragen.

Bekannte klinische Bilder untermauern diese Interpretation:
CUSHING-Syndrom (hohes Cortisol und Insulin, niedriges Testosteron und GH), Alter (normales Cortisol und Insulin, niedriges Testosteron und GH), GH-Mangel (normales Cortisol, Insulin und Testosteron, reduziertes GH).

Wird das CUSHING-Syndrom erfolgreich behandelt, nimmt die viszerale Fettmasse ab. Bei Männern mit niedrigen Testosteronwerten nimmt die viszerale Fettmasse nach Testosteronsubstitution spezifisch ab. Total GH-defiziente Patienten weisen eine markante Verminderung des viszeralen Fettdepots auf. Schließlich wird bei Frauen unter hormoneller Substitutionstherapie die üblicherweise mit der Menopause einsetzende Zunahme des Viszeralfetts nicht beobachtet.

Bereits diese wenigen Daten zur hormonellen Regulation der Fettgewebsverteilung und deren profunde metabolische Wirkungen lassen eine Ausweitung des Begriffs des metabolischen Syndroms auf „endokrin-metabolisches Syndrom" geboten erscheinen.

3.4. Fettverteilungstyp und kardiovaskuläres Risiko

Aus klinisch-epidemiologischen Studien geht hervor, daß die abdominale Fettakkumulation mit einer Reihe von kardiovaskulären und metabolischen Folgekrankheiten verbunden ist. Generell gilt, daß Männer mit abdomineller Fettsucht und Frauen, die ihre wohlproportionierte Figur verlieren und Abdominalfett anhäufen, ein hohes kardiovaskuläres Risiko aufweisen (Tab. **4.5**, **4.6**).

Insbesondere in der Göteborg-Studie kam die Bedeutung der abdominalen Adipositas für die Entstehung der Arteriosklerose und deren Folgekrankheiten klar zum Ausdruck. Zunächst fand die Göteborger Arbeitsgruppe bei Männern und später auch bei Frauen, daß weniger das Ausmaß des Übergewichts als vielmehr die Körperfettverteilung der entscheidende Faktor für die erhöhte Mortalität aufgrund von Myo-

Tab. **4.5**

Korrelationen zwischen kardiovaskulären Risikofaktoren, Endpunkten und der Adipositas (BMI) bzw. deren abdomineller Lokalisation (WHR) (nach BJÖRNTORP)

	BMI	*WHR*
Kardiovaskuläre Erkrankungen	0	+
Apoplexie	0	+
Diabetes mellitus	+	+
Vorzeitiger Tod	0	+
Hypertonie	+	+
Cholesterol	0	+
Triglyceride	+	+
Insulin	+	++
Fibrinogen	0	+
Rauchen	–	+

Tab. **4.6**

Regressionsanalyse (stepwise logistic regression) 10 ausgewählter Parameter bei 286 Männern, die sich einer Koronarangiographie unterziehen mußten (nach HAUNER)

Variable	*p*
LDL-Cholesterol	0,0001
Alter	0,0005
WHR	0,013
Total-Cholesterol	0,154
BMI (Body-Mass-Index)	0,197
Insulin	0,238
HDL-Cholesterol	0,243
Triglyceride	0,293
Systolischer Blutdruck	0,735
Diastolischer Blutdruck	0,973

kardinfarkt oder zerebravaskulärem Insult waren. Der prädiktive Wert der WHR bezüglich der aufgeführten Risiken liegt also höher als derjenige des BMI. Bei Männern mit einer abdominalen Fettdeposition ist das erhöhte kardiovaskuläre Risiko somit unabhängig vom Körpergewicht an sich und kann selbst beim nicht-adipösen Patienten festgestellt werden.

In der Honolulu-Herz-Studie wurde an einer großen Fallzahl die Hautfaltendicke im Bereich der Achselhöhle als repräsentatives Maß einer zentralen Fettverteilung gewählt. Fettakkumulation am Körperstamm führte zu häufigeren Myokardinfarkten mit und ohne Todesfolge innerhalb von 12 Jahren. Männer mit abdomineller Fettanhäufung erlitten mehr als doppelt so häufig einen Myokardinfarkt als Männer mit nur geringer Fettspeicherung im Abdominalbereich.

Auch an Hand von angiographisch-kontrollierten Studien konnte bei abdominaler Fettsucht eine gehäufte Koronarsklerose dokumentiert werden.

Die Bedeutung des Fettverteilungstyps hinsichtlich kardiovaskulärer und metabolischer Folgen wird allerdings auch durch mehrere Studien relativiert. Insbesondere die Daten von Chan et al.[12] von der Harvard University, Boston sind hier hervorzuheben. Die Autoren verfolgten 51 500 Männer (Alter 40-75 Jahre) über 5 Jahre. Darunter wurden 272 Fälle von Typ II-Diabetes diagnostiziert, bei denen keine familiäre Belastung hinsichtlich Diabetes oder koronarer Herzerkrankung bestand.

Bei der Analyse von 9 BMI-Kategorien fanden die Autoren eine streng positive Korrelation zwischen dem Grad der allgemeinen Adipositas (BMI) und dem relativen Risiko einer Diabetesentwicklung. Auch der BMI im Alter von 21 Jahren und die absolute Gewichtszunahme während der Jugend waren ebenso unabhängige Risikofaktoren hinsichtlich der Diabetesentstehung. Die Verknüpfung zwischen abdomineller Fettsucht (WHR) und relativem Diabetesrisiko war in dieser Studie zwar auch signifikant, aber weniger ausgeprägt als zwischen BMI und Diabetesrisiko.

3.5. Adipositas, Fettverteilungstyp und genetische Faktoren

Genetische Faktoren beeinflussen direkt und indirekt die einzelnen Faktoren des metabolischen Syndroms. Der genetische Hintergrund der Adipositas und auch des Fettverteilungstyps wurde bisher unterschätzt.

Untersuchungen der letzten Jahre haben diese Zusammenhänge erhellt. Unsere Kenntnisse basieren auf epidemiologischen Daten sowie auf Studien mit Zwillingen und Adoptivkindern.

Insbesondere die kanadische Gruppe um Bouchard[8] hat hier wesentliche Daten beigesteuert. Von Bouchard stammt auch die in Tabelle **4.7** dargestellte Klassifizierung der Adipositas, die Fettverteilungsmuster und Vererbbarkeit einbezieht.

In einer Untersuchung an über 18 000 kanadischen Probanden wurde eine Adipositas-Vererblichkeit von 30 bis 40 % gefunden. Abdominelle Fettdeposition war mit einem genetischen Effekt von 35 bis 50 % belastet.

Aus Überernährungsuntersuchungen an eineiigen Zwillingen schlossen Bouchard et al.[9], daß genetische Faktoren bei der Gewichtszunahme eine wesentliche Rolle spielen, während die Zunahme des abdominellen Fettdepots nicht genetisch beeinflußt war.

Aus Adoptiv-Studien ist bekannt, daß das Körpergewicht der Adoptivkinder mit dem der leiblichen Eltern korrelierte, nicht jedoch mit dem der Adoptiveltern. Daraus kann der Schluß gezogen werden, daß doch weniger die Umwelt, wie vielfach angenommen, als vielmehr die Erbfaktoren das Körpergewicht wesentlich mitbestimmen.

Tab. **4.7**

Adipositas-Klassifikation nach Fettverteilungstyp und Vererblichkeit (**Bouchard et al.**)		
Adipositas-Typ	*Charakterisierung*	*Genetischer Effekt*
Typ I	Vermehrung der Gesamtkörperfettmasse (m > 15%, w > 25%)	25%
Typ II	Vermehrung des abdominellen und Stammfetts (android-abdomineller Fettverteilungstyp)	30-35%
Typ III	Vermehrung des viszeralen Fetts	50%
Typ IV	Vermehrung des gluteal-femoralen Fettgewebes (gynoider Fettverteilungstyp)	30-35%

Adipositas ist ganz sicher als polygenetisches Geschehen aufzufassen.

Folgende potentielle Komponenten hinsichtlich der genetischen Aspekte kommen hier in Frage:

* *Grundumsatz und Thermogenese*

Wie bereits beschrieben, wurde vor allem von Ravussion et al. gezeigt, daß der Grundumsatz eine familiäre Aggregation aufweist und niedriger Grundumsatz zu Adipositas disponiert.

Auch die verschiedenen Formen der Thermogenese scheinen einer genetischen Kontrolle zu unterliegen.

* *Muskelfaserzusammensetzung*

Adipositas ist streng mit dem Anteil langsamer, insulinunempfindlicher Muskelfasern mit geringer oxidativer Potenz assoziiert.

Es wäre denkbar, daß die Muskelfaserzusammensetzung genetisch determiniert ist.

* *Insulinresistenz*

Die Insulinresistenz als Basis des metabolischen Syndroms ist zumindest teilweise genetisch verankert und könnte eine Rolle bei der Erhaltung des adipösen Status spielen.

* *Biochemische Marker und Kandidatengene*

In den letzten Jahren ist die Suche nach sogenannten Kandidatengenen für Adipositas enorm intensiviert worden. Als sicherer Marker gilt das Gen der Lipoproteinlipase, da die Aktivität des Enzyms ganz wesentlich die Fettdeposition mitbestimmt.

Auch die Aktivität der Na/K-ATPase ist genetisch determiniert und es scheint sich abzuzeichnen, daß zumindest eine Unterform dieses Gens als Adipositas-Kandidatengen herangezogen werden könnte.

Als weitere Möglichkeit eines Kandidatengens für Adipositas bzw. Körperfettverteilung ist das Gen des Glucocorticoid-Rezeptors zu diskutieren, da die Dichte dieser Rezeptoren ganz wesentlich über die Anhäufung von Viszeralfett entscheidet und dies im Wechselspiel von Cortisol und Lipoproteinlipase.

George A. Bray faßt die Adipositasgenese in einem originellen Schema zusammen, daß auch auf den genetischen Background der Fettsucht hinweist (Abb. **4.4**).

4. Adipositas, Insulinresistenz und Hypertonie

Adipöse weisen etwa doppelt so häufig wie Schlanke eine Hypertonie auf. Gewichtsreduk-

G	Growth hormone
E	Energy expenditure
N	Nutrient intake
E	Estrogen
T	Testosteron
I	Insulin, Insulin resistance
C	Corticoids
S	SNS (sympathetic nervous system)
S	Smoking

Abb. **4.4**: Ursachen der Adipositas – GENETICSS-Hypothese – (nach G. A. BRAY)

tion ist eine der effektivsten Maßnahmen zur Senkung des erhöhten Blutdrucks. Bereits diese beiden bekannten Tatsachen dokumentieren die engen Bezüge von Adipositas und Hypertonie. Schließlich wurde mit der Glucose-Clamp-Technik auch der Nachweis der Insulinresistenz bei adipösen Hypertonikern geführt.

Die Datenlage in der Literatur hinsichtlich der Interaktionen von Plasmainsulin, Insulinresistenz und Blutdruckverhalten ist noch kontrovers, wobei aber ein Trend zu einer Verknüpfung von Insulinresistenz und Hypertonie zu verzeichnen ist.

In den letzten Jahren häufen sich die Hinweise, daß Insulinresistenz und Hyperinsulinämie doch wesentliche Faktoren der pathogenetischen Zusammenhänge von Hypertonie, abdomineller Fettsucht, Lipidstoffwechselstörungen, Hypertonie und akzelerierter Atherogenese darstellen.

Essentielle Hypertonie soll per se mit einer verminderten Insulinsensitivität verbunden sein.

DONATELLI et al.[14] fanden 1991 eine sukzessive Zunahme der Plasma-Insulin- und C-Peptid-Spiegel von normgewichtigen Gesunden über normotone Adipöse, hypertone Adipöse bis hin zu adipösen und hypertonen Typ II-Diabetikern. Ähnlich wie beim Diabetes ist auch bei der Hypertonie die Insulinresistenz stärker ausgeprägt, wenn ein abdomineller Fettverteilungstyp besteht. Systolischer und diastolischer Blutdruck korrelieren bei beiden Geschlechtern enger mit der Körperfettverteilung als mit dem Körpergewicht.

Die Gruppe von FERRANNINI[15, 16] untersuchte essentielle Hypertoniker mittels der euglykämisch-hyperinsulinämischen Glucose-Clamp-Technik und fand, daß diese Probanden einen Grad der Insulinresistenz wie manifeste Typ II-Diabetiker aufwiesen. Ähnliche Daten stammen von der Gruppe um REAVEN[32].

Die Studien, die eine Verknüpfung von Insulinresistenz und Hypertonie demonstrierten, wurden an Weißen durchgeführt.

Von SAAD und Mitarbeitern[34] wurden die genannten Beziehungen bei Pima-Indianern, Weißen und Schwarzen, die normotensiv und nicht-diabetisch waren, geprüft. Nach Korrektur hinsichtlich Alter, Geschlecht, Körpergewicht und Körperfettanteil konnte eine Assoziation zwischen Hyperinsulinämie und Hypertonie bei Weißen, nicht jedoch bei Pima-Indianern oder Schwarzen gefunden werden.

Die folgenden Mechanismen werden für den Zusammenhang von Hyperinsulinämie und Hypertonie verantwortlich gemacht (Abb. **4.5**):
- Insulin führt zu gesteigerter tubulärer Natrium-Reabsorption und damit zu einer Zunahme des Extrazellulärvolumens.
- Erhöhte Insulinspiegel steigern die Aktivität des sympathischen Nervensystems und führen über erhöhte Noradrenalin-Konzentrationen zu Vasokonstriktion und Blutdruckanstieg.
- Der insulinabhängige transmembranale Ionentransport soll über erhöhte intrazelluläre Natriumspiegel zur Vasokonstriktion beitragen.

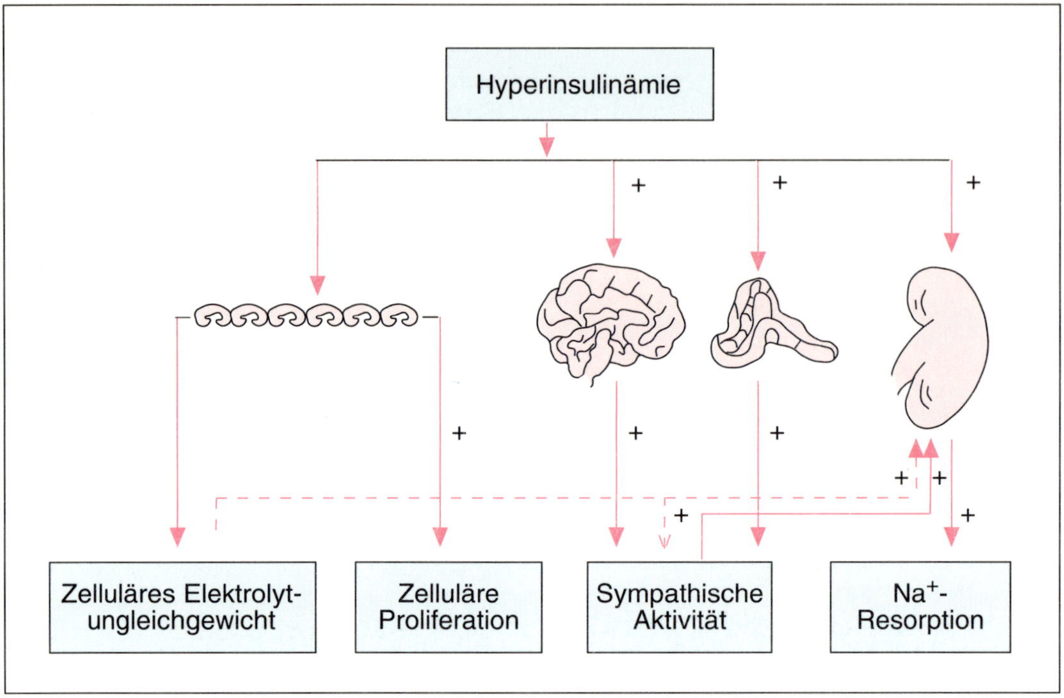

Abb. 4.5: Mögliche Mechanismen der insulin-vermittelten Blutdruckregulation.

5. Adipositas und Gerinnungssystem

Interessante Verknüpfungen, die durchaus das hohe Risiko arteriosklerotischer Gefäßkomplikationen bei abdominaler Adipositas mit erklären könnten, fanden sich auch zwischen zentraler Fettdeposition und Gerinnungssystem bzw. hämorheologischen Parametern.

Adipöse mit abdomineller Fettsucht weisen erhöhte Fibrinogen- und Plasmaviskositäts-Werte und eine reduzierte fibrinolytische Aktivität auf, möglicherweise mitbedingt durch erhöhte Spiegel des Plasminogen-Aktivator-Inhibitor (PAI).

Enge Korrelationen wurden auch zwischen PAI-Aktivität, Blutglucose und Seruminsulinspiegel nachgewiesen. Die Insulinsensitivität war dagegen negativ zur PAI-Aktivität korreliert. Durch Gewichtsreduktion sinkt die Plasmaviskosität, nicht jedoch das Fibrinogen.

6. Zusammenfassung

Die einzelnen Bestandteile des endokrin-metabolischen Syndroms stellen Risikofaktoren der Arteriosklerose und deren Folgekrankheiten dar.

Abdominale Fettanhäufung mit vermehrtem portalem FFS-Flux, Hyperinsulinismus und Insulinresistenz sind als zentrale pathogenetische Mechanismen im Rahmen des endokrin-metabolischen Syndroms anzusehen.

Nicht die Fettsucht generell, sondern die zentrale Fettakkumulation, meßbar an Hand der WHR (*waist-to-hip-ratio*), ist mit erhöhtem kardiovaskulärem Risiko verbunden.

Gewichtsreduktion, die auf die Depletion des abdominalen Fettdepots zielt, hat somit nicht nur kosmetische Effekte, sondern profunde metabolische Wirkungen, die am eingangs dargestellten Paradigma abzulesen sind.

Literatur

1) ARMELLINI F, ZAMBONI M, RIGO L, BERGAMO-ANDREIS IA, ROBBI R, DE MARCHI M, BOSELLO O: Sonography detection of small intra-abdominal fat variations. Int J Obesity 15:847-852 (1991)

2) ASTRUP A, BUEMANN B, CHRISTENSEN NJ, TOUBRO S: Failure to increase lipid oxidation in response to increasing dietary fat content in formerly obese women. Am J Physiol 266:E592-E599 (1994)

3) BJÖRNTORP P: The associations between obesity, adipose tissue distribution and disease. Acta Med Scand 723 (Suppl.):121-134 (1988)

4) BJÖRNTORP P: „Portal" adipose tissue as a generator of risk factors for cardiovascular disease and diabetes. Arteriosclerosis 10:493-496 (1990)

5) BJÖRNTORP P: Visceral fat accumulation: the missing link between psychosozial factors and cardiovascular disease? J Intern Med 230:195-201 (1991)

6) BLONK MC, JACOBS MAJM, FRIEDBERG CE, NANTA JJP, TERLINK T, POPP-SNIJDERS C, HEINE RJ: Determinants of insulin sensitivity and consequences for lipoproteins and blood pressure in subjects with non-insulin dependent diabetes mellitus. Metabolism 43:501-508 (1994)

7) BOGARDUS C, LILLIOJA S, RAVUSSIN E, ABBOTT W, ZAWADSKI JK, YOUNG A, KNOWLER WC, JACOBOWITZ R, MOLL PP: Familial dependence of the resting metabolic rate. N Engl J Med 315:96-100 (1986)

8) BOUCHARD C, TREMBLAY A, DESPRES JP, NADEAU A, LUPIEN PJ, THIERAULT G, DUSSAULT J, MOORJANI S, PINAULT S, FOURNIER G: The response to long-term overfeeding in identical twins. N Engl J Med 322:1477-1482 (1990)

9) BOUCHARD C, DESPRES JP, MAURIEGE P, MARCOTTE M, CHAGNON M, DIONNE FT, BELANGER A: The genes in the constellation of determinants of regional fat distribution. Int J Obesity 15:8-18 (1991)

10) BRINDLEY DN: Neuroendocrine regulation and obesity. Int J Obesity 16 (Suppl 3):S73-S79 (1992)

11) BRUCE R, GODSLAND I, WALTON C, CROOK D, WYNN V: Associations between insulin sensitivity, and free fatty acid and triglyceride metabolism independent of uncomplicated obesity. Metabolism 43:1275-1281 (1994)

12) CHAN JM, STAMPFER MJ, RIMM EB, WILLETT WC, COLDITZ GA: Obesity, fat distribution, and weight gain as risk factors for clinical diabetes in men. Diabetes Care 17:961-969 (1994)

13) DALY PA, LANDBERG L: Hypertension in obesity and NIDDM. Role of insulin and sympathetic nervous system. Diabetes Care 14:240-248 (1991)

14) DONATELLI M, SCARPINATO A, BUCALO ML, RUSSO V, IRACI V, IRACI T, VASALLO G: Stepwise increase in plasma insulin and C-peptide concentrations in obese, in obese hypertensive and in obese hypertensive diabetic subjects. Diab Res 17:125-129 (1991)

15) FERRANNINI E, BUZZIGOLI G, BONADONNA R: Insulin resistance in essential hypertension. N Engl J Med 317:350-357 (1987)

16) FERRANNINI E, HAFFNER SM, MITCHELL BD, STERN MP: Hyperinsulinaemia: the key feature of a cardiovascular and metabolic sydrome. Diabetologia 34:416-422 (1991)

17) GARROW JS, WEBSTER J: Quetelet's index (W/H^2) as a measure of fatness. Int J Obesity 9:147-153 (1985)

18) GROOP L, SALORANTA C, SHANK M, BONADONNA R, FERRANNINI E, DE FRONZO RA: The role of free fatty acid metabolism in the pathogenesis of insulin resistance in obesity and non-insulin dependent diabetes mellitus. J Clin Endocrinol Metab 72:96-107 (1991)

19) HANEFELD M, Leonhardt W: Das metabolische Syndrom. Dtsch Gesundh-Wesen 36:545-551 (1981)

20) HAUNER H: Fettgewebsverteilung und Adipositasrisiko. Dtsch Med Wschr 112:731-734 (1987)

21) HEBEBRAND J, HESEKER H, HIMMELMANN W, SCHÄFER H, REMSCHMIDT H: Altersperzentilen für den Body-Mass-Index aus Daten der Nationalen Verzehrsstudie einschließlich einer Übersicht zu relevanten Einflußfaktoren. Akt Ernähr-Med 1994; 19:259-265 (1994)

22) HENNES MM, SHRAGO E, KISSEBAH A: Receptor and postreceptor effects of free fatty acids (FFA) on hepatocyte insulin dynamics. Int J Obesity 14:831-841 (1990)

23) HOLTZ J: Mechanismen der Insulinresistenz. Klin Wschr 69 (Supp XXIX):52-62 (1992)

24) JORGENSEN JOL, PEDERSEN SB, BORGLUM J, MOLLER N, SCHMITZ O, CHRISTIANSEN JS, RICHELSEN B: Fuel Metabolism, energy expenditure, and thyroid function in growth hormone-treated obese women: A double-blind placebo-controlled study. Metabolism 43:872-877 (1994)

25) KISSEBAH AH: Mechanisms associating body fat distribution to glucose intolerance in diabetes mellitus. Acta Med Scand 723 (Suppl):210-217 (1988)

26) LAPIDUS L, BENGTSSON C, LARSSON B, PENNERT K, RYBO E, SJÖSTRÖM L: Distribution of adipose tissue and risk of cardiovascular disease and death. A 12-year follow-up of participants in the population study of women in Gothenburg, Sweden. Br Med J 289:1257-1261 (1984)

27) Larsson B, Svärsund K, Welin L, Wilhelmsen L, Björntorp P, Tibblin G: Abdominal adipose tissue distribution, obesity and risk of cardiovascular disease and death. A 13-year follow-up of participants in the study of men born in 1913. Br Med J 288:1401-1404 (1984)

28) Perusse L, Leblanc C, Bouchard C: Intergeneration transmission of physical fitness in the Canadian Population. Can J Sport Sci 13:8-14 (1988)

29) Poggi M, Palareti G, Biagi R, Legnani C, Parenti M, Babini AC, Baraldi L, Coccheri S: Prolonged very low calorie diet in highly obese subjects reduces plasma viscosity and red cell aggregation but not fibrinogen. Int J Obesity 18:490-496 (1944)

30) Pollare T, Lithell H, Berne C: Insulin resistance is a characteristic feature of primary hypertension independent of obesity. Metabolism 39:167-174 (1990)

31) Reaven GM: Role of insulin resistance in human disease (syndrom X): an expanded definition. Annu Rev Med 44:121-131 (1993)

32) Reaven GM, Laws A: Insulin resistance, compensatory hyperinsulinaemia and coronary heart disease. Diabetologia 37:948-952 (1994)

33) Rebuffe-Scrive M, Brönnegard M, Nilsson A, Eldin J, Gustavsson JA, Björntorp P: Steroid hormone receptors in human adipose tissue. J Clin Endocrinol Metab 71:1215-1218 (1990)

34) Saad MF, Lillioja S, Nyomba BL, Catillo C, Ferraro R, De Gregorio M, Ravussin E, Knowler WC, Bennett PH, Howard BV, Bogardus C: Racial differences in the relation between blood pressure and insulin resistance. N Engl J Med 324:733-739 (1991)

35) Schalin-Jäntti C, Härkönen M, Groop LC: Impaired activation of glycogen synthase in people at increased risk for developing NIDDM. Diabetes 41:598-604 (1992)

36) Schneider R, Eberhardt W, Heseker H, Moch KJ: Die VERA-Stichprobe im Vergleich mit Volkszählung, Mikrozensus und anderen nationalen Untersuchungen. Band II. In: Kübler W, Anders HJ, Heeschen W, Kohlmeier M (eds.): VERA-Schriftenreihe. Wissenschaftlicher Fachverlag Dr. Fleck, Niederhleen (1992)

37) Sjöström L: A computer-tomography based multicompartment body composition technique and anthropometric prediction of lean body mass, total and subcutaneous adipose tissue. Int J Obesity 15:19-30 (1991)

38) Svedberg J, Björntorp P, Smith U, Lönnroth P: Freefatty acid inhibition of insulin binding, degradation, and action in isoated hepatocytes. Diabetes 39:570-774 (1990)

39) Tappy L, Felber JP, Jequier E: Energy and substrate metabolism in obesity and postobese state. Diabetes Care 14:1180-1188 (1991)

40) Trayhurn P, James WPT: Thermogenesis: dietary and non-shivering aspects. In: Cioffi LA, James WPT, van Itallie TB(eds). The body weight regulatory system: normal and disturbed mechanism. New York, Raven Press pp 97-105 (1981)

41) Vague J: The degree of masculine differentiation of obesities. A factor determining predisposition to diabetes, atherosclerosis, gout and uric calculus disease. Am J Clin Nutr 4:20-34 (1956)

42) van der Kooy K, Seidell JC: Techniques for the measurement of visceral fat: a practical guide. Int J Obesity 17:187-196 (1993)

43) Weck M: Abdominale Fettsucht im Rahmen des metabolischen Syndroms. Gewichtiger kardiovaskulärer Risikofaktor. Therapiewoche 42:1560-1566 (1992)

44) Weck M, Fischer S, Karst H, Noack R, Leonhardt W, Fücker K, Hanefeld M, Reinhardt F: Wechselbeziehungen zwischen Energieverwertung, Na/K-ATPase-System und Fettgewebslipolyse bei Adipositas. Akt Ernähr-Med 16:118-124 (1991)

45) Weck M, Fischer S, Karst H, Noack R, Leonhardt W, Fücker K, Hanefeld M: Increased metabolic efficiency in a subset of obese patients. In: Ailhaud G(ed) Obesity in Europe 91, John Libbey, London, pp 29-33 (1992)

Risikofaktoren und Gangarten der arteriellen Verschlußkrankheit bei Diabetes mellitus

Hubert Stiegler, Eberhard Standl
Angiologische Abteilung des Städtischen Krankenhauses München-Schwabing
III. Medizinische Abteilung des Städtischen Krankenhauses München-Schwabing

Aus zahlreichen klinischen epidemiologischen Untersuchungen[56, 110] und Autopsie-Studien[16, 41, 159] geht klar hervor, daß Diabetiker häufiger und früher arteriosklerotische Gefäßveränderungen entwickeln als Nichtdiabetiker. In epidemiologischen und angiographischen Untersuchungen wiesen insbesondere insulinbehandelte Typ-II-Diabetiker eine fortgeschrittene Atherosklerose auf im Vergleich zum Nichtdiabetiker[70, 82].

Die Atherosklerose tritt bei ihnen in einem früheren Alter als bei Nichtdiabetikern auf, zeigt eine rasche Progredienz und führt häufig zu Komplikationen wie Myokardinfarkt, Schlaganfall und Fußgangrän[110, 131]. In einer repräsentativen Autopsiestudie fanden Goldenberg et al. einen Myokardinfarkt bei 56 % der Männer und 44 % der Frauen mit Diabetes mellitus, im Gegensatz zu 23 % der Männer und 14 % der Frauen ohne bekannten Diabetes[41].

Die rasche Progredienz der Atherosklerose findet sich bei allen Diabetestypen. In der Whitehall-Studie lag die altersangepaßte Mortalitätsrate (pro 100 Männer und 10 Jahren) an koronarer Herzkrankheit bei 6,1 für Typ-I-Diabetiker und bei 8,3 für Typ-II-Diabetiker im Vergleich zu 3,9 bei Nichtdiabetikern[62]. In einer Übersichtsarbeit aller bislang durchgeführten epidemiologischen Studien war die Mortalität an Herz-Kreislauf-Krankheiten bei Typ-II-Diabetikern 3- bis 4fach höher als bei Nichtdiabetikern[103]. Frauen mit Diabetes mellitus haben eine nahezu gleich hohe Inzidenz wie diabetische Männer[56, 72]. Bei 50jährigen Typ-I-Diabetikern beträgt die kumulative Inzidenz etwa 30 % und ist beträchtlich gegenüber der Allgemeinbevölkerung gesteigert[72].

Seit langem ist die Anfälligkeit des Diabetikers für eine periphere arterielle Verschlußkrankheit der Extremitäten und eine ischämische Fußgangrän bekannt. Nach der Framingham-Studie sind die Zahlen für Claudicatio intermittens bei Diabetikern 3- bis 5fach höher als bei Nichtdiabetikern[64]. Eine prospektive 4-Jahres-Untersuchung an der Mayo-Klinik mit nichtinvasiven angiologischen Methoden ergab ein 9fach höheres Auftreten einer arteriellen Verschlußkrankheit bei Diabetikern im Vergleich zu Nichtdiabetikern[99]. Die Makroangiopathie ist auch in erster Linie für das Auftreten von ischämischen Fußläsionen verantwortlich und findet ihren Ausdruck nicht zuletzt in einer bis 30fachen höheren Amputationsrate.

Daneben finden sich auch Angaben über eine größere Häufigkeit an zerebrovaskulären Erkrankungen bei Diabetikern[1, 4, 81]. Autopsiestudien zeigten eine vorzeitige und ausgeprätere Atherosklerose der Zerebralarterien bei diesen Patienten[2]. Nach einer aktuellen spanischen Studie wiesen Diabetiker mit akutem ischämischen Ereignis häufiger multiple Ausfälle im CCT auf im Vergleich zu nichtdiabetischen Schlaganfall-Patienten[30].

Dennoch scheint nach der Minnesota Heart Survey der Diabetiker während des akuten

Schlaganfalls nicht von einer höheren Mortalität betroffen zu sein. Erst im Langzeitverlauf, d.h. fünf Jahre nach dem initialen Ereignis, steigt die Letalitätsrate auf das Doppelte im Vergleich zum Nichtdiabetiker an – ein Effekt, der sicher wohl aus der für den Diabetiker bekannten Übersterblichkeit zu erklären ist[128].

Pathologische Anatomie

Die Arteriosklerose des Diabetikers hat nach Ansicht der meisten Autoren keine spezifische Besonderheit gegenüber den Gefäßveränderungen des Nichtdiabetikers. Jedoch finden sich quantitativ erhebliche Unterschiede. Die Arteriosklerose umfaßt nach MEISSNER und LEGG[90] die Atherosklerose, charakterisiert durch Bildung der Intimaplaques, die Mediasklerose (MÖNCKEBERG) mit röhrenförmiger Verkalkung der muskulären Tunica media und die diffuse Intimafibrose. Alle drei Formen der Angiopathie finden sich beim Diabetiker häufiger.

Die Atherosklerose setzt beim Diabetiker früher ein, schreitet rascher fort und ist an den Extremitäten peripherer lokalisiert[23, 110, 116]. In einer aktuellen angiographischen Studie finden sich die Gefäßläsionen multisegmental, bilateral und häufig auf den Unterschenkel begrenzt – ganz besonders im Bereich der Aa.fibulares und Aa.tib.posteriores. Auch die Arterien des Vorfußes wiesen im Gegensatz zum Nichtdiabetiker multiple Verschlüsse auf[14].

Verschiedene Studien haben, wenn auch unbestätigt, eine unterschiedliche Zusammensetzung der Atherome beim Diabetiker gefunden. Es wurde ein größerer Mucopolysaccaridanteil in den atheromatösen Gefäßveränderungen diabetischer Patienten beschrieben[11]. Auch liegen Berichte über unterschiedliche Kollagentypen und höhere Konzentrationen an Fibronectin vor[77]. Weiterhin wurde an den Gefäßwandproteinen eine verstärkte nicht-enzymatische Glykosylierung beobachtet und sog. *advanced glycosylation end products* (AGE) in der Gefäßwand gefunden[11, 126, 154]. Die früher diskutierten mikroangiopathischen Veränderungen an den Vasa vasorum und ihre Bedeutung für die atheromatösen Gefäße haben in den letzten Jahren keine Bestätigung erfahren.

Während das arterielle Gefäßsystem des nichtdiabetischen Arteriosklerotikers zumeist segmental betroffen ist, breitet sich die Atherosklerose des Diabetikers häufig diffus über die peripheren Gefäßabschnitte der Zerebral-, Koronar- und Extremitätenarterien aus. CRALL und ROBERT fanden in einer Studie bei jugendlichen Langzeitdiabetikern eine mehr als 50%ige Stenosierung über die gesamte Länge der extramuralen Koronararterien in über 47 % gegenüber 1 % bei vergleichbaren Kontrollpersonen[16]. An den Extremitätenarterien des Diabetikers findet sich der atherosklerotische Prozeß neben dem bevorzugten Befall der Unterschenkelarterien typischerweise auch im Stromgebiet der A.profunda femoris. HACH et al. haben bei der Auswertung von Angiographien pathologische Wandveränderungen im Profunda-Stromgebiet in 43,7 % der Diabetiker und nur in 2,1 % der Nichtdiabetiker nachweisen können[45].

Typisch für den Diabetiker ist auch das Auftreten einer Kalzifizierung der Tunica media der Arterienwand (MÖNCKEBERG-Mediasklerose). Sie ergibt ein charakteristisches Aussehen bei Röntgen-Weichteilaufnahmen mit linearen, röhrenförmigen Verkalkungen, die sich in der Regel leicht von den irregulären, fleckförmigen Plaques der Intimaverkalkung unterscheiden lassen. FERRIER fand die Mediasklerose ohne gleichzeitig vorhandene Atherosklerose vor allem bei Langzeitdiabetikern[32]. Auch eine eindeutige Beziehung zu fortgeschrittener Neuropathie und Niereninsuffizienz wurde wiederholt beschrieben[26]. In einer Reihenuntersuchung bei ambulanten Diabetikern wurde eine Mediasklerose der Unterschenkelarterien in 9 % der Patienten erhoben, wobei sich eine eindeutige Korrelation mit der Diabetesdauer fand[54]. Wenngleich die Mediasklerose nicht mit der Atherosklerose gleichzusetzen ist, führt sie im Verlauf von fünf Jahren zu einem signifikanten Anstieg von Claudicatio-Beschwerden auf dem Boden sich neu entwickelnder Gefäßverschlüsse. Ferner lag die 10-Jahresmortalitätsrate von Patienten mit Mediasklerose mit 48 % signifikant höher als bei Diabetikern ohne Mediasklerose (16 %). Ursächlich werden folgende Faktoren diskutiert:

a) Verlust der Gefäßelastizität und nachfolgender Endothel-Läsion
b) Störung Ca^{++}-abhängiger Gefäßreaktionen und
c) Dysfunktion des autonomen Nervensystems[96].

Das häufigere Auftreten einer diffusen Intimafibrose bei Diabetikern ist bei der großen Häufigkeit der Hypertonie dieser Patienten nicht verwunderlich, da diese Arteriolenveränderungen typischerweise beim Hypertoniker beobachtet werden. Die diffuse Intimafibrose läuft beim Diabetiker jedoch mehr generalisiert ab. Charakteristisch dafür ist der Befall sowohl des Vas afferens als auch des Vas efferens der Nierenarteriolen, während beim nichtdiabetischen Hypertonikern die Veränderungen lediglich am Vas afferens gesehen werden[6]. Dies erklärt auch die im Gegensatz zum Nichtdiabetiker hohe Insultrate diabetischer Patienten mit normalen Doppler-Befunden der extrakraniellen Hirnarterien auf dem Boden einer in der Endstrombahn ablaufenden Angiopathie. Dies scheint auch die immer wieder beschriebene Korrelation zwischen Diabetes mellitus und lakunärem Infarkt zu unterstreichen[135]. Interessanterweise stehen die Beweise für eine verschließende Arteriolopathie bei der Entwicklung des diabetischen Fußes noch aus[13].

Pathogenese

In den bisher durchgeführten epidemiologischen Studien konnte das Exzeßrisiko des Diabetikers für Herz-Kreislauf-Erkrankungen mit den anerkannten kardiovaskulären Risikofaktoren Hypertonie, Hypercholesterinämie und Zigarettenrauchen allein nicht erklärt werden, obgleich diese Faktoren, ähnlich dem Nichtdiabetiker, mit einer beträchtlichen Gesundheitsgefährdung einhergehen. Gegenwärtig weisen neue Befunde auf eine Reihe von komplexen Faktoren hin, die für die auffallende Steigerung an Makroangiopathie bei Diabetes mellitus verantwortlich gemacht werden. Für den Typ-I-Diabetiker ist eine bestehende diabetische Nephropathie der Hauptschrittmacher arteriosklerotischer Gefäßveränderungen[20, 116]. Doch stellt eine konstante Proteinurie (Mikroalbuminurie) auch für den Typ-II-Diabetiker ein hohes, kardiovaskuläres Risiko dar[91, 137, 139]. Darüber hinaus scheint bei Typ-II-Diabetikern das Ausmaß der Albuminurie besonders eng mit dem Vorhandensein einer arteriellen Verschlußkrankheit an den unteren Extremitäten assoziiert zu sein[137, 139].

Klinische und experimentelle Befunde der letzten Jahre deuten in zunehmendem Maße auf ein metabolisches Syndrom von wichtigen kardiovaskulären Risikofaktoren hin, das häufig den Typ-II-Diabetes und seine Vorstadien charakterisiert[21, 113]. Reaven konnte plausibel machen, daß diesem atherogenen metabolischen Syndrom aus Hyperglykämie, Fettstoffwechselstörungen, Hyperinsulinämie und Hypertonie eine Insulinresistenz zugrunde liegt, und wählte für die im einzelnen noch aufzuklärenden Zusammenhänge den Begriff des »Syndroms X«[113] (Tab. **5.1**). Ursache bzw. Folge der Insulinresistenz sind – neben der kompen-

Tab. **5.1**

Das atherogene metabolische Syndrom (Syndrom X) modifiziert nach G.M. Reaven
Insulinresistenz/Hyperinsulinämie
Hypertonie
Glucose-Intoleranz/Hyperglykämie
Hypertriglyceridämie
Niedriges HDL-Cholesterin
Adipositas (androider Fettverteilungstyp)

satorischen Hyperinsulinämie – Adipositas (insbesondere der androide Fettverteilungstyp), Glucose-Intoleranz (Typ-II-Diabetes), die Hypertriglyceridämie und die arterielle Hypertonie, eine Kombination von potenten kardiovaskulären Risikofaktoren, die KAPLAN als das „tödliche Quartett" bezeichnete[66]. Neuere Arbeiten konnten zeigen, daß die Insulinresistenz genetisch bedingt ist und häufig das Vollbild des metabolischen Syndroms bereits lange vor Manifestation des Diabetes mellitus in einem prädiabetischen bzw. subklinischen Stadium der Glucose-Intoleranz nachzuweisen ist[28, 46, 167]. So ist es nicht verwunderlich, daß bereits bei Diagnose eines Typ-II-Diabetes ein großer Prozentsatz der Patienten eindeutige Zeichen der Arteriosklerose aufweisen[130, 132, 147].

Allerdings ist das Konzept des metabolischen Syndroms noch nicht in jeder Hinsicht akzeptiert[76]. Immer noch ist unklar, wie im einzelnen die Beziehungen zwischen Insulinämie bzw. Insulinresistenz und der beobachteten klinischen Symptomatologie einzuschätzen sind oder ob ein bis dato noch nicht erkannter „Faktor X" ein wesentliches kausales Moment darstellt. Vor allem ethnische Unterschiede sind auffällig. So z.B. sind Pima-Indianer oder Amerikaner mexikanischer Abkunft deutlich insulinresistent, ohne daß bei ihnen eine exzessive kardiovaskuläre Morbidität und Mortalität festzustellen ist[76]. Auch wird immer wieder als Gegenargument vorgebracht, daß Patienten mit Insulinom kein erhöhtes Makroangiopathierisiko aufwiesen[76], wobei diesbezüglich wohl bedacht werden müßte, daß das metabolische Syndrom in der Regel ein halbes Jahrhundert seine ungünstigen Effekte zeitigen kann, ehe überhaupt ein Typ-II-Diabetes auftritt, und Insulinome in der großen Mehrzahl spätestens innerhalb von fünf Jahren diagnostiziert werden. So ist das Konzept des metabolischen Syndroms in erster Linie auf weiße Populationen zu beschränken[133]. Die Vorstellungen über seinen zeitlichen Ablauf sind in Abbildung **5.1** dargestellt. Die wichtigsten Belege für die jahrzehntelange Laufzeit der verantwortlich zu machenden Risikokonstellationen werden in den folgenden Punkten zusammengefaßt:

1. Insulinresistente, hyperinsulinämische, nicht übergewichtige Patienten mit einer noch normalen Glucose-Toleranz weisen statistisch signifikant höhere Triglycerid- und niedrigere HDL-Cholesterinspiegel sowie höhere systolische und diastolische Blutdruckwerte auf[167].

2. Insulinresistente, hyperinsulinämische, aber sonst völlig gesunde Nachkommen zweier Typ-II-diabetischer Eltern entwickeln später fast zehnmal häufiger ebenfalls einen Typ-II-Diabetes im Vergleich zu randomisierten Kontrollpersonen. Mit anderen Worten: Eine Hyperinsulinämie geht dem Auftreten eines Typ-II-Diabetes voraus[47].

3. Auch bei Nichtvorhandensein eines Typ-II-Diabetes erhöht das metabolische Syndrom, das durch Hyperinsulinämie, Hypertonie, Hyperurikämie und Hypertriglyceridämie gekennzeichnet ist, das Risiko kardiovaskulärer Todesursachen zu einem späteren Zeitpunkt signifikant, wie Multivarianz-Analysen großer epidemiologischer Untersuchungen wie die Helsinki-Policemen-, die Busselton- und die Paris-Prospective-Study gezeigt haben[33, 109, 163].

4. Zum Zeitpunkt der Diagnosestellung eines Typ-II-Diabetes besteht bereits vielfach eine ausgeprägte Makroangiopathie, so z.B. eine koronare Herzerkrankung[149], oder eine periphere arterielle Verschlußkrankheit und Karotisstenosen, wie im Zusammenhang mit dem Typ-II-Diabetiker-Programm für niedergelassene Ärzte im Großraum München ersichtlich wurde[137].

5. Darüber hinaus scheinen zum Zeitpunkt der klinischen Diagnosestellung des Typ-II-Diabetes auch die anderen Hauptfaktoren des metabolischen Syndroms ihre volle Wirkung

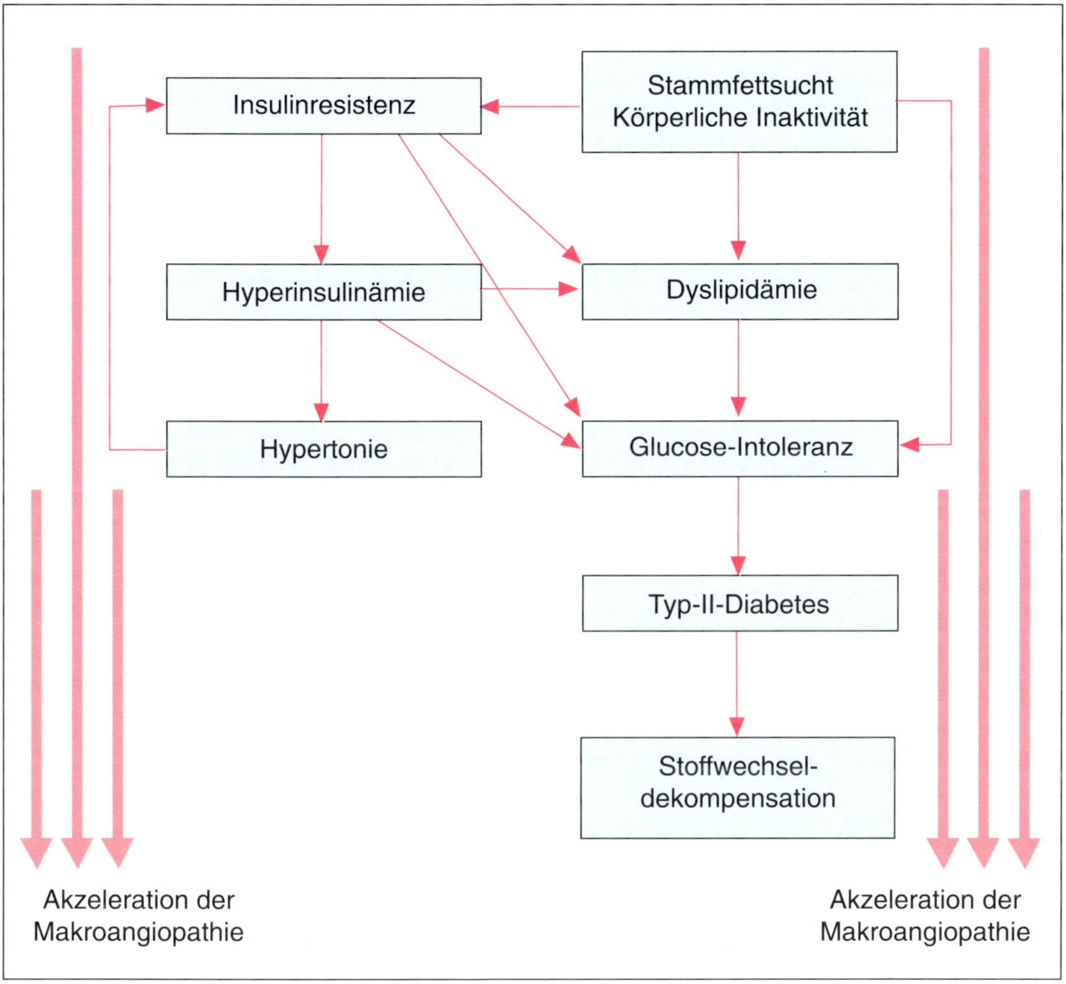

Abb **5.1**: Insulinresistenz im zeitlichen Kontext mit dem metabolischen Syndrom und der Makroangiopathie bei Typ II-Diabetes.

zu entfalten. 75 % aller kürzlich diagnostizierten Typ-II-Diabetiker, die in der oben erwähnten Praxisstudie im Großraum München untersucht wurden, wiesen zusätzlich eine Hypertonie, weitere 78 % einer Hypertriglyceridämie und 50 % eine Hyperinsulinämie mit unterschiedlicher Beziehung der einzelnen Parameter untereinander auf[130, 137].

Anzumerken ist, daß seit neuestem in mehreren Studien Hinweise gefunden wurden, die das Auftreten einer Mikroalbuminurie mit dem metabolischen Syndrom bzw. Insulinresistenz bereits in der prädiabetischen Vorphase zu verknüpfen scheinen[19, 43, 105].

Hyperglykämie

Obgleich der Diabetes als ein anerkannter kardiovaskulärer Risikofaktor gilt, konnte in den meisten epidemiologischen Studien die Beziehung zwischen Blutzuckerhöhe und arteriosklerotischen Gefäßveränderungen nicht eindeutig gefunden werden. Kürzlich haben aber die Autoren der Framingham-Studie darauf hingewiesen, daß eine einmalige Bestimmung des sehr variablen Blutzuckers sich als Risikomarker nicht eignet. Bei wiederholten Messungen und der Verwendung des glykosylierten Hämoglobins (HbA_{1c}) ließe sich das Risiko der Hyperglykämie sehr wohl erkennen[126]. Auch in der 9-Jahres-Beobachtung der longitudinalen Schwabinger Studie hatten Diabetiker in den oberen Quartilen der HbA_1-Verteilung ein 2- bis 2,5fach höheres Risiko für

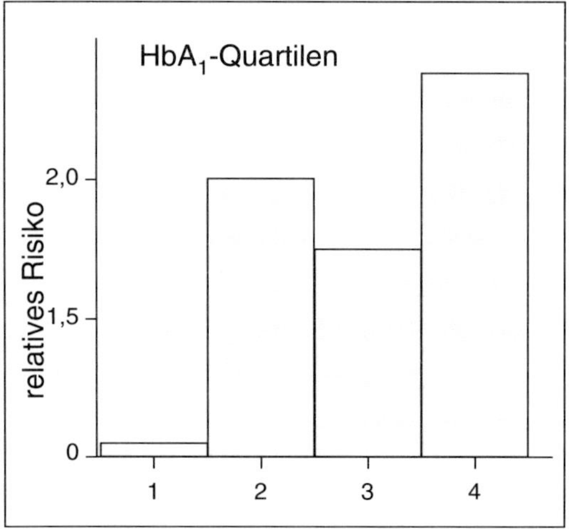

Abb **5.2**: Schwabinger Studie: Relatives Risiko für Tod in Beziehung zur Höhe der HbA_1-Spiegel bei Typ-II-Diabetikern (nach Janka et al.).

Herz-Kreislauf-Tod[59] (Abb. **5.2**). Ebenso konnte im Münchner Praxisprojekt nach 5jähriger Beobachtungsdauer ein deutlicher Einfluß des initialen HbA_{1c}-Wertes auf die Gesamtmortalität sowie die makrovaskuläre Mortalität gezeigt werden[139] (Tab. **5.2**).

Offenbar ist bereits das Stadium der pathologischen Glucose-Toleranz (subklinischer Diabetes mellitus) mit einer erhöhten Rate an Herz-Kreislauf-Komplikationen behaftet. In der Whitehall-Studie wurde in der obersten Quintile der Blutzuckerverteilung eine Verdopplung der „Koronartodesfälle" beobachtet[37]. Auch in der 10-Jahres-Verlaufsbeobachtung der Bedford-Studie wiesen Patienten mit pathologischer Glucose-Toleranz unabhängig von anderen Risikofaktoren eine erhöhte koronare Todesrate auf[60]. Auch die umgekehrte Beziehung ist von großem Interesse: die Häufigkeit einer gestörten Glucose-Toleranz bei der großen Zahl der Patienten mit Arteriosklerose. So wurde eine gestörte Glucose-Toleranz bei 75 % der Patienten mit einer arteriellen Verschlußkrankheit der Extremitäten gesehen[87].

Bei länger als ein paar Stunden andauernder Hyperglykämie findet eine vermehrte nichtenzymatische Glykosylierung von Serum- und Gewebsproteinen statt. Dieser Mechanismus wurde bei Diabetikern in allen Organen, u.a.

Tab. **5.2**

Das Münchner Praxis-Projekt: Vergleich der Risikofaktoren von während des 3- bzw. 5-jährigen Follow-up verstorbenen Typ-II-Diabetikern mit den überlebenden Patienten

	3-Jahres-Follow-up			*5-Jahres-Follow-up*		
	verstorben (n = 24)	*lebend (n = 250)*	*P-Wert*	*verstorben (n = 48)*	*lebend (n = 219)*	*p-Wert*
Karotisstenose (%)	19,1	7,4	0,06	20,0	5,6	< 0,01
pAVK (%)	69,6	38,7	0,004	59,6	37,8	0,01
KHK (%)	66,7	53,6	–	60,4	54,3	–
HbA_{1c} (%)	8,0	7,7	–	8,7	7,6	< 0,01
β_2-Mikroglob. i.U. (mg/dl)	0,08	0,06	0,008	0,07	0,06	< 0,01
Albumin i.U. (mg/dl)	30,4	10,4	0,03	33,4	9,7	< 0,01

in den Koronarien oder der Aorta, nachgewiesen[120, 155]) und von Brownlee et al. als mögliche Ursache der vaskulären Komplikationen bei Diabetes mellitus diskutiert[11]. Infolge weiterer chemischer Umlagerungen dieser glykosylierten Produkte an den extrazellulären Matrixproteinen entstehen sog. *advanced glycosylated end products* (AGE) und bilden sich Quervernetzungen. Schließlich entwickelt sich eine Dysfunktion der Gewebe[115]. Auch Lipoproteine werden auf diese Weise modifiziert und gehen über die gerade angesprochenen Quervernetzungen langfristige Bindungen mit den extrazellulären Matrixproteinen ein[22]. Eine Interaktion mit Makrophagen mittels eines spezifischen AGE-Rezeptors führt dabei zu einer Lymphokin-Freisetzung an der Gefäßintima mit endothelialer Schädigung[11, 22, 83, 115]. Darüber hinaus besitzt die Glucose einen direkt endotheltoxischen Effekt. An der Rattenaorta führt sie zu einer Veminderung der endothelvermittelten Relaxation[143], möglicherweise über eine reduzierte NO-Synthese[44]. Ferner entstehen durch die Auto-Oxidation der Glucose eine Reihe freier Radikale, die ihrerseits mit dem Gefäßendothel reagieren[51]. Inwieweit sich diese experimentellen Untersuchungen auf das arterielle System des Menschen übertragen lassen ist zur Zeit noch offen. Dennoch scheint der Glucose nach ersten Untersuchungen eine Schlüsselrolle in der Genese der Makroangiopathie zuzukommen. Beks et al. konnten sowohl für HbA_{1c} als auch den 2 h pp-Plasmaglucose-Wert eine signifikante Korrelation für das Auftreten einer arteriellen Verschlußkrankheit finden[5]. Die Prävalenzrate für eine periphere arterielle Verschlußkrankheit betrug 41,8 %, 29,2 %, 22,4 % und 18,1 % für Patienten mit manifestem Diabetes, neuentdecktem Diabetes, pathologischer Glucose-Toleranz und Normalpersonen.

Insulinresistenz/Hyperinsulinämie

Die Rolle erhöhter Insulinspiegel als eigenständiger kardiovaskulärer Risikofaktor hat in den letzten zwanzig Jahren zunehmend an Bedeutung gewonnen. Drei große epidemiologische Studien haben unabhängig voneinander erhöhte Plasmainsulinspiegel als Prädiktoren für das Auftreten von kardiovaskulären Ereignissen gefunden[24, 109, 163]. Auch wenn in den herkömmlichen Insulin-Assays neben dem Insulin auch Proinsulin und diverse *proinsulin split products* erfaßt wurden[142], so ändert sich nichts an der Aussage, daß die erfaßten Konzentrationen in signifikanter Beziehung zum Auftreten von makrovaskulären Komplikationen standen. In der Schwabinger Studie wurden bei Patienten mit Makroangiopathie erhöhte Plasma-C-Peptid-Konzentrationen als Maß der endogenen Insulinmenge war darüber hinaus signifikant mit dem Auftreten von makrovaskulären Komplikationen vergesellschaftet[57].

Interessant ist, daß in der San Antonio Heart Study die initialen Insulinspiegel auch bei normgewichtigen, normotonen, nicht Glucose-intoleranten Menschen das spätere Auftreten einer Hypertonie vorhersagen lassen[47]. Hohe Insulinspiegel sind auch bei sonst nicht Belasteten mit einem 2- bis 3fach häufigeren Auftreten einer Hypertonie verbunden. Eine ähnliche Risikosteigerung konnte auch für das spätere Auftreten eines Diabetes und einer Dyslipoproteinämie mit höheren Triglycerid- und niedrigeren HDL-Cholesterinspiegeln gefunden werden. Besonders eindrucksvoll ist, daß diese mit Insulinresistenz und Hyperinsulinämie vergesellschafteten metabolischen Folgen als „Cluster" vorkommen, d.h. die Wahrscheinlichkeit, daß im Gefolge von höheren Insulinspiegeln sowohl Typ-II-Diabetes, Hypertonie und Dyslipoproteinämie sich entwickeln, ist auf mehr als das 10fache erhöht[47]. Dies macht verständlich, daß die Rolle des Insulins durchaus nicht einhellig beurteilt wird. Nach Giugliano[40] scheint die atherogene Wirkung von Insulin erst im Zusammenspiel mit den anderen Risikofaktoren zur Entfaltung zu kommen, wobei eben auch epidemiologische Arbeiten in ihrer Aussage inkonstant sind. Sowohl das Infarktrisiko neuentdeckter Typ-II-Diabetiker[148] als auch das Auftreten einer pAVK[5] waren nicht mit der Höhe der Insulinspiegel assoziiert, wohl aber mit den gemessenen Blutzuckerspiegeln.

In einem klassischen Experiment demonstrierten CRUZ et al., daß eine längerfristige Insulininfusion in die Femoralarterie eines Hundes zu einer ausgeprägten Intima- und Media-Proliferation und zu einer Akkumulation von Cholesterin und Fettsäure in dem entsprechenden Gefäß führte[17]. Auf zellulärer Ebene finden sich eine Reihe von Befunden, die einen eigenständigen Effekt des Insulins auf die Atherogenese annehmen lassen. Bei physiologischen Konzentrationen vermag Insulin die Proliferation, Lipid-Aufnahme und -Synthese von Gefäßwandzellen zu induzieren[8, 140]. Insulin und der insulinähnliche Wachstumsfaktor IGF_1 bewirken eine Vermehrung der glatten Muskelzellen in der Arterienwand, wobei IGF_1 durch Insulin reguliert wird[35, 68].

Das Konzept der Hyperinsulinämie als kardiovaskulärer Risikofaktor beruht nach bisherigen Erkenntnissen auf zwei Ansätzen: einem direkten Effekt auf die Gefäßwandzellen und einer indirekten Wirkung über die Beeinflussung von Blutdruck und Blutfetten im Rahmen des metabolischen Syndroms.

Aufgrund der theoretischen Zusammenhänge erscheint es vernünftig, bei Diabetikern eine ausgeglichene Stoffwechseleinstellung bei möglichst niedrigen Insulinspiegeln zu fordern. Eine kausale Therapie des Typ-II-Diabetikers mit Hyperinsulinämie ist deshalb die Behandlung der peripheren Insulinresistenz und nicht eine weitere Steigerung der Hyperinsulinämie durch hohe exogene Insulingaben, zumal eine undifferenzierte Insulinbehandlung bei Typ-II-Diabetikern in der Regel zu Gewichtszunahme mit allen ungünstigen Effekten auf Blutfett und Blutdruck führt[146].

Lipidstoffwechselstörungen

In einer umfangreichen Übersichtsarbeit hat T. J. ORCHARD gezeigt, daß vor allen Typ-II-Diabetiker eine Dyslipoproteinämie aufweisen[98]. Bei Typ-I-Diabetikern sind erst bei Entwicklung einer diabetischen Nephropathie oder bei schwerer Stoffwechselentgleisung[100, 116] veränderte Lipoproteine regelmäßig nachweisbar. Besonders häufig werden bei nicht insulinbehandelten Typ-II-Diabetikern erhöhte Triglyceride und verminderte HDL-Cholesterin-Spiegel gefunden[112].

In einer großen Querschnittsuntersuchung von nahezu 1.000 Diabetikern und Kontrollpersonen wiesen vor allem diabetische Frauen erhöhte Serumtriglyceride auf[158]. In der multinationalen WHO-Studie waren die Serumtriglyceride mit dem Auftreten von Herz-Kreislauf-Krankheiten[164], in der UGDP-Studie und in einer finnischen Studie mit der arteriellen Verschlußkrankheit assoziiert[71, 150]. In einer Reihe von epidemiologischen Studien waren die Serumtriglyceride – im Gegensatz zu den Serumcholesterinwerten – signifikant mit dem Auftreten von Myokardinfarkt und schweren Herz-Kreislauf-Komplikationen assoziiert[33, 55].

Die Diskussion, ob die Serumtriglyceride einen eigenständigen Risikofaktor darstellen oder ob in den epidemiologischen Studien der statistische Zusammenhang nur durch die Nichtberücksichtigung von HDL-Cholesterin als Risikovariable zustande kam, wurde über viele Jahre geführt[50]. Kürzlich haben aber die Autoren der Helsinki Heart Study darauf hingewiesen, daß das kardiovaskuläre Risiko der erhöhten Triglyceride eindeutig sei und besonders in Kombination mit LDL- und HDL-Cholesterin-Werten gesehen werden müssen[84]. Besonders die postprandialen Triglyceridkonzentrationen erweisen sich als unabhängige Prädiktoren einer koronaren Herzkrankheit. Der Hypertriglyceridämie bei Typ-II-Diabetikern liegt eine Vermehrung der VLDL zugrunde. Die Erhöhung dieser Lipoproteine wird einmal in der verminderten Aktivität der Lipoproteinlipase gesehen[108], wobei es auch zu einer Steigerung der atherogenen VLDL-Remnants kommen kann[168]. Zum anderen findet bei einer Hyperinsulinämie häufig eine erhöhte VLDL-Sekretion der Leber statt[3]. Darüber hinaus ist die HDL-Konzentration vom Metabolismus triglyceridreicher Lipoproteine abhängig. Ein Anstieg der Triglyceride (Chylomikrone, VLDL) führt zu einem verstärkten Transfer von Cholesteryl-Ester aus dem HDL zu den triglyceridreichen Lipoproteinen, was letztlich zu einer Abnahme des HDL-Spiegels führt.

Die Lipoproteine bei Diabetikern mit einer Hyperglyceridämie sind darüber hinaus unterschiedlich zusammengesetzt. Durch diese Veränderungen der Lipoproteine kommt es zu einer Störung der Interaktion mit dem LDL-Rezeptor[27]. Dadurch wird der atherogene *scavenger pathway* bei Diabetikern um das 1,5- bis 3fache stärker beschritten als bei Nichtdiabetikern[70].

Weiterhin wurde eine vermehrte nichtenzymatische Glykosylierung der Lipoproteine (Apoprotein B) beobachtet[134]. Dies führt zu einer Störung der „Clearance" von Lipoproteinen. Der verlangsamte Abbau der LDL erhöht die Chance der Oxidation von LDL und beschleunigt den atherogenen Prozeß noch weiter[133a]. Die Bedeutung des modifizierten Lipoproteins (a) bei Diabetikern ist noch nicht endgültig geklärt. Zwar wurde es auch bei Diabetikern erhöht gefunden, und eine Verbesserung der Blutzuckereinstellung führte zu einer Normalisierung der Werte[119]. Andere Untersucher konnten diese Befunde aber nicht bestätigen, und eine Assoziation der Höhe des Lipoproteins (a) mit makrovaskulären Komplikationen war zumindest bei Typ-II-Diabetikern nicht belegbar[161].

Adipositas

Die überwiegende Zahl von Typ-II-Diabetikern ist übergewichtig. Der Einfluß von Übergewicht auf das kardiovaskuläre Risiko wurde in der Literatur kontrovers diskutiert, obgleich die Assoziation von Adipositas mit einem ungünstigen Risikofaktorenprofil wohl bekannt ist[67]. Bereits vor 40 Jahren hat Jean VAGUE postuliert, daß nicht nur die Menge an Körperfett, sondern auch die Fettverteilung einen wichtigen Einfluß auf die Komplikationen der Adipositas hat[151]. Der androide Fettverteilungstyp mit der abdominellen Adipositas wurde in einer ganzen Reihe von kürzlich publizierten epidemiologischen Studien als unabhängiger Risikofaktor erkannt, sowohl bei Männern als auch bei Frauen[75, 89]. Die typisch weibliche (gynoide) Fettverteilung stellt offenbar kein Risiko dar. In den meisten Studien wurde ein zweifach höheres kardiovaskuläres Risiko in den oberen Quantilen der androiden Fettverteilung gefunden und war somit vergleichbar mit den traditionellen Risikofaktoren.

Die exakte Pathogenese von androider Adipositas ist unklar. Genetische und hormonale Faktoren und ihre Interaktion bestimmen das hormonelle Gleichgewicht eines Individuums. Das Verhältnis von Geschlechtshormonen zu Cortison scheint sowohl die Fettverteilung als auch die Insulinsensitivität zu beeinflussen[80]. Übereinstimmend wurde bei der abdominellen Fettsucht eine Insulinresistenz gefunden (113). Die Freisetzung von freien Fettsäuren aus den intraabdominellen Fettzellen in den Pfortaderkreislauf beeinflußt den hepatischen Insulin-Metabolismus und die periphere Glucose-Aufnahme[69]. Somit sind alle Voraussetzungen für das metabolische Syndrom gegeben. In der Londoner Studie an Südasiaten mit ausgeprägter androider Fettsucht konnte das ganze Syndrom von Glucose-Intoleranz, Hyperinsulinämie, Hypertonie, niedrigem HDL-Cholesterin und hohen Triglyceridwerten ausdrücklich gezeigt werden[89]. Diese Personen wiesen eine dramatisch gesteigerte Rate an koronarer Herzkrankheit auf.

Hypertonie

In einer Reihenuntersuchung bei ambulanten Diabetikern in München, bei der die von der WHO empfohlenen Hypertoniekriterien ($\geq$ 160/95 mmHg) zur Anwendung kamen, zeigte sich eine Häufigkeit von 50,4 % (57 % der Frauen, 41 % der Männer) (52). Ähnlich hohe Prävalenzzahlen wurden aus Dresden berichtet. Typ-II-Diabetiker wiesen in 53 % erhöhte Blutdruckwerte auf gegenüber 17,3 % in der altersgleichen Allgemeinbevölkerung[49]. In einer Erhebung von Typ-II-Diabetikern in der Praxis niedergelassener Ärzte in Südbayern wurde fast bei drei Viertel der älteren Patienten eine Hypertonie diagnostiziert[138].

Die überwiegende Mehrzahl der diabetischen Hochdruckkranken weist eine essentielle Hypertonie auf, d.h. die Ätiologie der Erkrankung ist weitgehend ungeklärt. In den letzten Jahren wurde die enge Beziehung von Hypertonie beim Typ-II-Diabetes im Rahmen des metabolischen Syndroms und der Insulinresistenz aufgezeigt[21]. Aus der gestörten Insulinwirkung beim Glucose-Metabolismus resultieren erhöhte Insulinspiegel (Hyperinsulinämie), die für die gesteigerte Natriumrückresorption in den proximalen Tubuli der Nieren und für eine erhöhte Empfindlichkeit der Gefäße gegenüber Catecholaminen verantwortlich gemacht werden[21, 127]. Das bei Diabetikern erhöhte Gesamtkörper-Natrium könnte erklären, weshalb im Rahmen des metabolischen Syndroms vor allem eine salzsensitive Hypertonie gefunden wurde[162].

Beim Typ-I-Diabetes findet sich eine essentielle Hypertonie nicht häufiger als in der Allgemeinbevölkerung. Die größere Inzidenz eines Bluthochdrucks wird bei diesen Patienten in enger Beziehung mit der Entwicklung einer diabetischen Nephropathie gesehen, die bei 30 - 50 % der Typ-I-Diabetiker auftritt[92]. Oftmals geht der Blutdruckerhöhung ein Stadium der Mikroalbuminurie voraus, das die Diagnose der renalen Hypertonieform sichert[93]. Offenbar spielen auch genetische Faktoren eine erhebliche Rolle, da Nephropathie und Hypertonie familiär gehäuft gefunden wurden[73, 122]. In den letzten Jahren mehren sich die Befunde einer engen Beziehung von Nierenfunktionsstörung, Hypertonie und Herz-Kreislauf-Komplikationen auch beim Typ-II-Diabetes[58]. Da in großen Reihenuntersuchungen bei etwa der Hälfte der Typ-II-Diabetiker eine Mikroalbuminurie gefunden wurde, dürfte ein beträchtlicher Teil der Typ-II-Diabetiker, die vormals als essentielle Hypertoniker klassifiziert wurden, möglicherweise eine renale Form der Hypertonie aufweisen.

Von den Faktoren des metabolischen Syndroms hat sich die Hypertonie als eines der wichtigsten pathogenetischen Prinzipien bei der Atherogenese des Diabetikers herausgestellt. Pell und D'Alonzo halten die Hypertonie aufgrund der Untersuchungen an diabetischen Industriearbeitern für den Hauptschrittmacher der vorzeitigen Arteriosklerose[107]. In der kürzlich publizierten Analyse der multinationalen WHO-Studie wiesen hypertensive Diabetiker in den Untergruppen ein 2,2- bis 5fach höheres Risiko für Herz-Kreislauf-Mortalität im Vergleich zu normotensiven Zuckerkranken auf[38]. Auch im Münchner Praxisprojekt war das Vorliegen einer Hypertonie der wichtigste Prädikator für eine neu auftretende arterielle Verschlußkrankheit der Beine im Verlauf von 3 Jahren[137, 139].

Die Mehrzahl der Typ-II-Diabetiker sind ältere Personen. Bei diesen älteren Typ-II-Diabetikern ist die isolierte systolische Hypertonie die häufigste Form. Die Entstehung wird in der vermehrten Gefäßrigidität und dem Verlust der Windkesselfunktion der Arterien gesehen. Doch ganz abgesehen von der Ätiologie scheint das Risiko der systolischen Hypertonie für Herz-Kreislauf-Komplikationen erheblich zu sein. In der Schwabinger Studie war der systolische Blutdruck ein besserer Prädikator für kardiovaskuläre Komplikationen bei Typ-II-Diabetikern als der diastolische[59]. Vergleichbare Ergebnisse wurden bei Nichtdiabetikern in Framingham und anderen Populationen erhoben[64, 153]. Eine Bestätigung dieser Zusammenhänge ergaben die kürzlich publizierten Interventionsstudien bei älteren Personen mit isolierter systolischer Hypertonie, in denen es unter einer antihypertensiven Therapie zu einer signifikanten Abnahme von Schlaganfällen und anderen kardiovaskulären Komplikationen kam[18].

Veränderte Hämostase und Hämorheologie

Neben den Faktoren des metabolischen Syndroms werden hämostasiologische und hämorheologische Faktoren mit der gesteigerten Rate an Herz-Kreislauf-Krankheiten bei Typ-I-Diabetikern in Verbindung gebracht. Sie sind häufig von der Qualität der Stoffwechseleinstellung und der Höhe der Insulinspiegel abhängig[152]. Besonders erhöhte Fibrinogenspiegel, die als Risikofaktoren bei Nichtdiabetikern anerkannt sind und den Hauptanteil der erhöhten Blutviskosität ausmachen, lassen sich oftmals durch Besserung der Blutzuckerwerte senken. Neben erhöhten Fibrinogenspiegeln wurden bei Diabetikern mehrere Aspekte der Koagulation verändert gefunden und mit der Genese von Mikroangiopathie und Makroangiopathie in Verbindung gebracht[156]. Diabetiker haben höhere Konzentrationen an Faktor VIII sowie Faktor V, aber geringere Spiegel an Protein C und Protein S als Nichtdiabetiker[36, 88, 157]. Daneben ist die fibrinolytische Aktivität durch hohe Konzentrationen an Plasminogen-Aktivator-Inhibitor (PAI) vermindert[152].

Am häufigsten wurden eine erhöhte Thrombozyten-Adhäsion und -Aggregabilität nachgewiesen[95], die besonders bei Diabetikern mit Mikro- und Makroangiopathie gesehen wurden[144]. Eine Erklärung findet sich in der Tatsache, daß sich bei Diabetikern vermehrt große und aktivierte Formen der Thrombozyten in der Zirkulation befinden[144], die als Risikofaktor für rezidivierende Myokardinfarkte beschrieben wurden[86]. Als Zeichen eines erhöhten Umsatzes haben Thrombozyten von Diabetikern eine verkürzte Überlebenszeit[31].

Ferner wurde vermutet, daß die Arterienintima bei Diabetikern subnormale Mengen des Prostaglandin PGI_2 (Prostacyclin) bildet, so daß ein vermehrtes Anhaften der Plättchen angenommen werden kann[124]. Auch wenn es für diese Annahme keine sicheren Beweise gibt, so kann doch eine vermehrte Thrombozyten-Gefäßwand-Interaktion bei vorgeschädigten Gefäßen postuliert werden[94].

Zusammenfassend besteht demnach das makrovaskuläre Risikoprofil des Diabetikers vor allem aus den in Tabelle **5.3** genannten Faktoren.

Tab. **5.3**

Risikoprofil der Makroangiopathie bei Diabetes mellitus
– Alter – Hypertonie (einschließlich systolischer Hypertonie) – Nephropathie (einschließlich früher Veränderungen der glomerulären Funktion, z.B. Mikroalbuminurie) – Dyslipoproteinämie (Hypertriglyceridämie) – Insulinresistenz/Hyperinsulinämie – Hämostatische und hämorheologische Veränderungen – Zigarettenrauchen

Klinik der Makroangiopathie

Koronare Herzkrankheit und diabetische Kardiomyopathie

Koronare Herzkrankheit

Neben der erhöhten Häufigkeit sind folgende Befunde für die koronare Herzkrankheit bei Diabetikern typisch:

1. Angina-pectoris-Beschwerden und/oder Myokardinfarkt sind assoziiert mit einer höheren Rate an Zwei- oder Drei-Gefäßerkrankung in symptomatischen Patienten.
2. Eine auffallende Zunahme der koronaren Herzkrankheit bei diabetischen Frauen, selbst vor der Menopause und selbst bei Fehlen anderer Risikofaktoren.

3. Eine höhere Früh- und Spätmortalität nach einem Myrokardinfarkt.
4. Eine höhere Anzahl von stummen Myokardischämien (*silent ischemia*) und Infarkten.
5. Eine Herzinsuffizienz ist oftmals erstes Symptom der koronaren Herzkrankheit bei Diabetikern und in der Regel mit signifikanten Koronarstenosen assoziiert.

Autopsie- und angiographische Studien legen nahe, daß Diabetiker eine mehr diffuse und schwerere Form der koronaren Herzkrankheit aufweisen als Nichtdiabetiker[159].

Der Diabetes mellitus stellt insbesondere für Frauen im mittleren Lebensalter einen wichtigen Schrittmacher für den Myokardinfarkt dar[61]. In einer großen amerikanischen Studie an über 100.000 Frauen hatten Diabetikerinnen ein 6,7fach gesteigertes Risiko für Myokardinfarkt und ein 5,4faches Risiko für einen apoplektischen Insult im Vergleich zu Nichtdiabetikerinnen[85]. Auch die Framingham-Daten zeigen klar, daß die bei Nichtdiabetikern bestehenden Geschlechtsunterschiede hinsichtlich der kardiovaskulären Erkrankungen bei Diabetikern aufgehoben sind.

Hinsichtlich der koronaren Herzkrankheit weisen Diabetiker in allen Aspekten eine ungünstigere Prognose auf. Die Überlebensrate nach einem Myokardinfarkt ist bei Diabetikern deutlich reduziert[15, 125, 141, 145]. Nur 58 % der Diabetiker überleben nach einem Myokardinfarkt die 5-Jahres-Grenze[145]. Verglichen mit den Angaben für Nichtdiabetiker ergibt sich eine deutlich höhere Gefährdung für Diabetiker. Bei einem zweiten Infarkt innerhalb der 5-Jahres-Grenze verringert sich die Überlebenschance auf weniger als 25 %. Patienten mit hohen Blutzucker- oder HbA_{1c}-Werten haben eine signifikant höhere Mortalität[101, 117]. Die ungünstigere Prognose der Diabetiker erklärt sich aus dem häufigeren Auftreten von kardiogenem Schock, Herzrhythmusstörungen, verminderter Ejektionsfraktion und Myokardruptur[34, 117].

Auch plötzlicher Herztod und der stumme Myokardinfarkt sind bei Diabetikern häufiger. Seit langem ist bekannt, daß der Myokardinfarkt bei Diabetikern oft mit weniger schweren Allgemeinsymptomen einhergeht und häufiger schmerzarm ablaufen kann. Da stille Infarkte besonders bei Patienten mit Zeichen der renalen oder retinalen Mikroangiopathie beschrieben wurden, könnten diese primär auf eine generalisierte Mikroangiopathie zurückzuführen sein[42].

Diabetische Kardiomyopathie

Klinische und epidemiologische Studien der letzten Jahre haben darauf hingewiesen, daß Diabetiker eine Herzinsuffizienz bei Fehlen einer signifikanten koronaren Herzkrankheit, Hochdruck und Herzklappendefekten entwikkeln können. Die Autoren der Framingham-Studie analysierten die Rolle des Diabetes bei kongestivem Herzversagen und fanden eine deutlich höhere Inzidenz der dekompensierten Herzinsuffizienz bei Diabetikern, wobei das Exzeßrisiko unabhängig von Hypertonie und koronarer Herzkrankheit gesehen wurde[65]. Daraus wurde der Schluß gezogen, daß eine besondere Form der Kardiomyopathie bei Diabetikern auftrete, wobei als Ursache die Mikroangiopathie und Stoffwechselstörungen vermutet wurden[78].

Auffallend ist, daß eine diabetische Herzmuskelerkrankung sowohl bei Typ-II-Diabetikern als auch bei Langzeit-Typ-I-Diabetikern beschrieben wurde[39, 118]. Durch Myokardbiopsien konnte eine typische diabetische Mikroangiopathie mit Mikroaneurysmen der Kapillaren, Basalmembranverdickung, paravasaler Ablagerung von Glykoproteinen und interstitieller Fibrose tatsächlich nachgewiesen werden[29]. Die Bedeutung dieser Veränderung für die linksventrikuläre Funktion des Herzens ist jedoch unklar. Durch die nichtinvasiven Methoden der M-mode-und Doppler-Echokardiographie konnten von verschiedenen Arbeitsgruppen in den letzten Jahren übereinstimmende Ergebnisse erzielt werden. Bei Langzeitdiabetikern, insbesondere bei Patienten mit Niereninsuffizienz, aber auch bei Typ-II-Diabetikern, findet sich eine diastolische Relaxation- und Compliance-Störung bei normaler systolischer Funktion[104]. Wiederholt beschrieben ist die Kombination von reduziertem enddiastolischen Volumen und vermehrter linksventrikulärer Wanddicke, wobei die Hypertrophie des linken Ventrikels als Folge einer veränderten Wandstruktur angesehen werden könnte[121]. Zweifellos prädestinieren aber diastolische Funktionsstörung und linksventrikuläre Hypertrophie zur Herzinsuffizienz.

Zerebrovaskuläre Insuffizienz

Die Angiopathie der zerebralen Gefäße manifestiert sich am häufigsten bei älteren Diabetikern und spielt dann im Vergleich zu den anderen vaskulären Erkrankungen eine wichtige Rolle. Jedoch sind Apoplexien und Karotisstenosen auch bei jüngeren Patienten keine Seltenheit, zumal der arteriosklerotische Prozeß generalisiert abläuft und keine Gefäßprovinz ausspart. Selbst bei jugendlichen Typ-I-Diabetikern läßt sich mittels hochauflösendem Ultraschallverfahren eine signifikant breitere Intima-Media-Dicke nachweisen im Vergleich zu gleichaltrigen Nichtdiabetikern. Dabei fand sich eine klare Abhängigkeit der Intima-Media-Dicke von der Diabetesdauer. Die Intima-Media-Dicke gilt als Maß für das kardiovaskuläre Risiko eines Patienten[166]. Ein besonderer Verlaufstyp mit mäßiger Arteriosklerose der Hirnbasisgefäße und hochgradiger xanthomatöser, stenosierender Angiopathie der kleinen Hirngefäße wurde von Bodechtel und Erbslöh beschrieben[10]. An den Folgen der zerebrovaskulären Insuffizienz sterben dreimal so viele Diabetiker wie Nichtdiabetiker[1, 64], wobei sowohl der Diabetes als auch der erhöhte systolische Blutdruck Risikofaktoren für eine frühe Progression der neurologischen Symptomatik darstellen[63]. Die Gesamtmortalität beträgt 12 % und beruht in erster Linie auf ischämischen Hirninfarkten[1]. Männer und Frauen erkranken etwa in gleichem Umfang. Offenbar spielt sowohl für die Pathogenese als auch die Prognose, die bei älteren Diabetikern ungemein häufige Hypertonie eine wichtige Rolle[9, 55]. Aus den Daten der Birmingham-Studie geht hervor, daß nur diejenigen Diabetiker einen Apoplex erlitten, die gleichzeitig Hypertoniker waren[106]. Neben dem Hypertonus wird aber auch dem 2 h pp-Blutzucker und dem HbA_{1c}-Wert eine Schrittmacherrolle für die Entwicklung eines Schlaganfalls zugeschrieben, wie eine kürzlich veröffentlichte Studie aus Finnland zeigen konnte[74].

Wenn nicht schon mit einem kompletten apoplektischen Insult, so fallen Patienten mit einer zerebrovaskulären Erkrankung dem behandelnden Arzt oft druch asymptomatische Strömungsgeräusche oder transitorisch ischämische Attacken (TIA) auf, die bei Diabetikern dreimal häufiger beschrieben wurden[102]. In einer amerikanischen Studie bei Patienten mit einem Lebensalter über 50 Jahre wiesen mit der Duplex-Sonographie nur 0,8 % der Nichtdiabetiker, aber 9,6 % der Diabetiker signifikante Stenosen der extrakraniellen Hirnarterien auf[12]. Ähnlich der arteriellen Verschlußkrankheit der Extremitäten weisen Carotisstenosen auf eine generalisierte Makroangiopathie hin. So ist es nicht verwunderlich, daß Diabetiker mit signifikanten Gefäßeinengungen ähnlich wie Nichtdiabetiker in erster Linie an der koronaren Herzkrankheit versterben[97, 136]. Hieraus läßt sich die Forderung nach einem Duplex-sonographischen Screening der Carotiden und der peripheren Gefäße bei neuentdeckten Typ-II-Diabetikern und Typ-I-Diabetikern mit einer mehr als 5jährigen Diabetesdauer ableiten.

Arterielle Verschlußkrankheit der Extremitäten

Das klinische Bild der Makroangiopathie der Extremitäten beim Diabetiker ist durch eine wesentlich höhere Inzidenz an ischämischen Fußläsionen (Gangrän), dem bevorzugten Befall der peripheren Gefäßabschnitte (Unterschenkeltyp der arteriellen Verschlußkrankheit) und häufigen Fehlen einer Claudicatio intermittens gekennzeichnet.

In einer Durchsicht von über 52.000 Autopsien fand Bell eine ischämische Fußgangrän 53mal häufiger bei männlichen Diabetikern und 71mal häufiger bei weiblichen Zuckerkranken im Vergleich zu Nichtdiabetikern der gleichen Altersgruppe[7]. Nach Untersuchungen von Widmer et al. an 376 Patienten mit einer arteriellen Verschlußkrankheit der Extremitäten ließen sich bei drei Viertel der diabetischen und nur bei einem Drittel der nichtdiabetischen Verschlußkranken akrale Läsionen erheben[165]. Die Ursachen hierfür sind in erster Linie in den vorwiegend peripheren Obliterationen der Beinarterien und der dort unzureichenden Kollateralisation zu sehen. Daneben spielen die Faktoren Polyneuropathie, Infektionsneigung sowie – in einem gewissen Umfang – Mikroangiopathie eine wichtige Rolle. Die Kombination dieser Einzelfaktoren führt dann zu dem charakteristischen Bild des „diabetischen Fußes“.

In einer Reihenuntersuchung von ambulanten Diabetikern aller Altersklassen zeigten sich bei jedem 6. Patienten eindeutige Durchblutungsstörungen[53]. Nach den Daten der Framingham-Studie ist das Risiko für eine Claudicatio intermittens 4-5mal größer für Diabetiker als für entsprechende Nichtdiabetiker mit ähnlichem kardiovaskulärem Risikofaktorenprofil[64].

Der relative Schutz des weiblichen Geschlechts schwindet bei Vorhandensein eines Diabetes, so daß Frauen und Männer prozentual fast gleich häufig betroffen waren[138].

Der häufigste Verschlußtyp des Diabetikers ist der sog. periphere Typ (d.h. Unterschenkeltyp) im Gegensatz zu den mehr proximalen Stenosen und Verschlüssen des Nichtdiabetikers. Bei angiographischen Untersuchungen fand sich ein kompletter Verschluß von zwei oder sogar drei Unterschenkelarterien bei 69 % der Diabetiker und nur bei 35 % der Nichtdiabetiker[48]. Charakteristisch für den Diabetiker sind auch Stenosen und Verschlüsse im Stromgebiet der A.profunda femoris[45]. Bei einer differenzierten Betrachtung der distalen und proximalen Verschlußlokalisationen bei Diabetikern ergaben sich aber hinsichtlich der kardiovaskulären Risikofaktoren deutliche Unterschiede[53]: Diabetiker mit Becken- und Oberschenkelstenosen waren vermehrt Hypertoniker und Raucher. Ein Einfluß der Diabetesdauer war nicht erkennbar. Die Häufigkeit dieser Verschlußlokalisation war ähnlich wie in der allgemeinen Bevölkerung. Im Gegensatz dazu ließ sich bei dem peripheren Verschlußtyp (Unterschenkeltyp) der arteriellen Verschlußkrankheit zusätzlich zum Diabetes keine weitere Häufung von kardiovaskulären Risikofaktoren nachweisen. Diese Patienten waren vornehmlich Insulin-bedürftige Langzeitdiabetiker. Die Tatsache, daß bei den meisten Diabetikern mit Durchblutungsstörungen vorwiegend der distale Arterienbaum befallen ist, erklärt die schlechtere Prognose und die erschwerten Bedingungen für interventionelle Angiologie und rekonstruktive Gefäßchirurgie. Nach 3 Jahren haben 61 % der Überlebenden auch das andere Bein wegen hochgradiger Gefäßobliterationen verloren[25] und etwa die Hälfte ist verstorben[160]. Da durch Schulung der Patienten und eine sorgfältige Fußpflege die Amputationsrate bei Diabetikern deutlich vermindert werden kann, liegt in diesen Maßnahmen einer der Hauptansatzpunkte für die Therapie von gefährdeten Patienten.

Der periphere Verschlußtyp wird auch für das häufige Fehlen des typischen Wadenschmerzes beim Gehen mitverantwortlich gemacht. Statt dessen werden immer wieder belastungsabhängige Schmerzen in der Fußsohle angegeben, die auf den peripheren Verschlußtyp hinweisen. Darüber hinaus findet sich bei diesen Patienten (häufig Langzeitdiabetiker) nicht selten eine diabetische Polyneuropathie, so daß

Schmerzsensationen nicht wahrgenommen werden. Angesichts der häufigen Symptomarmut der arteriellen Verschlußkrankheit ist routinemäßig die Erhebung eines gründlichen angiologischen Status bei jedem Diabetiker, insbesondere bei älteren Patienten, dringend indiziert (Tab. **5.4**).

Bei einem großen Teil wurden Zeichen einer ausgeprägten Mediasklerose sichtbar. Der Begriff der „diabetestypischen Makroangiopathie“ erscheint unter diesen Aspekten für die periphere Lokalisation der arteriellen Verschlußkrankheit berechtigt zu sein.

Tab. **5.4**

Einfache klinische Maßnahmen, die bei Diabetikern im Hinblick auf die Gefäßkrankheiten jährlich durchgeführt werden sollten
• Augenärztliche Untersuchung • Überprüfung der Nierenfunktion: – Urinstatus und Messung der Eiweißausscheidung (Mikroalbuminurie) – Serum-Kreatinin, Elektrolyte • Erfassung der kardiovaskulären Risikofaktoren: – Hypertonie, Rauchen, Dyslipoproteinämie (einschließlich HDL-Cholesterin), Übergewicht, konstante Hyperglykämie (HbA_{1c}) • EKG, evtl. mit Belastung • Angiologischer Check-up: – sorgfältige Inspektion der Füße, Palpation und Auskultation der Beinarterien, Ultraschall-Doppler- und Duplex-Untersuchung der peripheren und extrakraniellen Hirnarterien • Untersuchung des peripheren Nervensystems (spez. Pallästhesie)

Zusammenfassend läßt sich sagen, daß die Entwicklung der Makroangiopathie beim Typ-I-Diabetiker auf der Existenz einer Nierenfunktionsstörung fußt, wobei letztere im Verbund mit den kardiovaskulären Risikofaktoren eine Schrittmacherrolle besitzt. Während sich der Typ-I-Diabetiker in der Frühphase der Erkrankung bezüglich des Auftretens einer Makroangiopathie nicht vom Nichtdiabetiker unterscheidet, weist der Typ-II-Diabetiker bei Diagnosestellung bereits das Vollbild eines kardiovaskulären Risikopatienten auf. Dies verdankt er einer jahrelang bestehenden prädiabetischen Phase, die durch das Zusammenspiel relevanter kardiovaskulärer Risikofaktoren als sog. metabolisches Syndrom gekennzeichnet ist. Neben der Hyperinsulinämie und der Hypertonie sind es vor allem die Hypertriglyceridämie und die jahrelang erhöhten Blutzuckerwerte, die über eine Störung der Blut-Gefäßwand-Homöostase zu einer manifesten Makroangiopathie führen. Inwieweit das Verständnis um die Zusammenhänge zwischen Risikofaktoren und der Entwicklung bzw. Progression einer Makroangiopathie beim Diabetiker in therapeutischer Hinsicht umgesetzt werden kann, bleibt im Gegensatz zur Mikroangiopathie für die Makroangiopathie noch weitgehend offen. Vielleicht weisen uns die hochsensiblen Ultraschall-Verfahren für zukünftige Interventionsstudien beim Diabetiker einen neuen Weg.

Literatur

1) Abott RD, Donahue RP, Macahon SW, Reed DM, Yano K: Diabetes and the risk of stroke. The Honolulu Heart Program. JAMA 257:949-952 (1987)

2) Alex M, Baron EK, Goldenberg S, Blumenthal HT: An autopsy study of cerebrovascular accidents in diabetes mellitus. Circulation 35:663-673 (1962)

3) Bagdade JD, Bierman EL, Porte D Jr: The influence of obesity on the relationship between insulin and triglyceride levels in endogenous hypertriglyceridemia. Diabetes 20:664-667 (1971)

4) Barrett-Connor E, Khaw KT: Diabetes mellitus: an independent risk factor for stroke? Am J Epidemiol 128:116-1123 (1988)

5) Beks PJ, Mackaay AJ, de Neeling JND, Bouter LM, Heine RI: Peripheral arterial disease in relation to glycaemic level in an Caucasion population: the Hoorn Study. Diabetologia 38:86-96 (1995)

6) Bell ET: A post-mortem study of vascular disease in diabetes mellitus. Diabetes 2:376-380 (1953)

7) BELL ET: Atherosclerosic gangrene of the lower extremities in diabetic and nondiabetic persons. Am J Clin Pathol 28:27-34 (1957)

8) BIERMANN EL: Atherosclerosis and lipoproteins in diabetes mellitus. Diabetes 28:580-585 (1979)

9) BILLER J, LOVE BB: Diabetes and stroke. Clin Diabetes 9:65-79 (1991)

10) BODECHTEL G, ERBSLÖH F: In: Henke-Lubarsch (Hrsg.): Handbuch der speziellen pathologischen Anatomie und Histologie. Springer, Heidelberg 13IIB (1958)

11) BROWNLEE M, CERAMI A, VLASSARA H: Advanced glycosylation and products in tissue and the biochemical basis of diabetic complications. N Engl J Med 318:1315-1321 (1988)

12) CHAN A, BEACH KW, MARTIN DC, STRANDNESS DE: Carotid artery disease in NIDDM diabetes. Diabetes Care 6:562-569 (1983)

13) CHANTELAU E, HAAGE P: An audit of cushioned diabetic footwear: Relation to patient compliance. Diabetic Medicine 11:114-116 (1994)

14) CIAVARELLA A, SILLETTI A, MUSTACCHIO, GARGIULA M (1), GALAVERNI MC (2), STELLA A (1), VANNINI P: Angiographic evaluation of the anatomic pattern of arterial obstructions in diabetic patients with critical limb ischaemia. Diabete & Metabolisme 19:586-589 (1993)

15) COOPER RS, PACOLD IV, FORD ES: Age-related differences in case fatality rates among diabetic patients with myocardial infarction: findings from national hospital discharge survey 1979-1987. In: National Center for Health Statistics (DHHS publ no PHS 88-1250) (1988)

16) CRALL FA, ROBERTS WC: The extramural and intramural coronary arteries in juvenile diabetes mellitus. Analysis of nine necropsy patients aged 19 to 38 years with onset of diabetes before age 15 years. Am J Med 64:221-223 (1978)

17) CRUZ AB, AMATUZIO DS, GRANDED F, HAY LJ: Effect of intraarterial insulin on tissue cholesterol and fatty acids in alloxan-diabetic dogs. Circ Res 9:39-43 (1961)

18) DAHLÖF B, LINDHOLM LH, HANSSON L, SCHERSTEN B, EKBOM T, WESTER P-O: Morbidity and mortality in the Swedish trial in old patients with hypertension (STOP-Hypertension). Lancet 338:1281-1285 (1991)

19) DAMSGAARD EM, FROLAND A, JORGENSON OD et al.: Microalbuminurie als predictor of increased mortality in elderly people. Br Med J 300:297-300 (1990)

20) DECKERT T, POULSEN JE, LARSEN M: Prognosis of diabetics with diabetes onset before age of thirtyone. I. Survival, causes of death and complications. Diabetologia 14:363-370 (1978)

21) DEFRONZO RA, FERRANINI E: Insulin resistance: a multifaced syndrome responsible for NIDDM, obesity, hypertension, dyslipidemia, and atherosclerotic cardiovascular disease. Diabetes Care 14:173-194 (1991)

22) DITZEL JE, STANDL E: The problem of tissue oxygenation in diabetes mellitus. I. Its relation to the early functional changes in the microcirculation of diabetic subjects. Acta Med Scand (Suppl)578:49-58 (1975)

23) DONAHUE RP, ORCHARD TJ: Diabetes mellitus and macrovascular complications: an epidemiological perspective. Diabetes Care 15:1141-1155 (1992)

24) DUCIMETIERE D, ESCHWEGE E, PAPOZ L, RICHARD JL, CLAUDE JR, ROSSELIN G: Relationship of Plasma insulin levels to the incidence of myocardial infarction and coronary heart disease mortality in middle-aged population. Diabetologia 19:205-210 (1980)

25) ECKER ML, JACOBS BS: Lower extremity amputation in diabetic patients. Diabetes 19:189-195 (1970)

26) EDMONDS ME, MORRISON N, LAWS JW, WATKINS PJ: Medial arterial calcification and diabetic neuropathy. Br Med J 284:928-930 (1982)

27) EISENBERG S: Lipoprotein abnormalities in hypertriglyceridemia: significance in atherosclerosis. Am Heart J 13:555-561 (1987)

28) ERIKSSON J, FRANSSILA-KALLUNKI A, EKSTRAND A et al.: Early metabolic defects in persons at increased risk for non-insulin dependent diabetes mellitus. N Engl J Med 321:337-343 (1989)

29) FEIN FS, SONNENBLICK EH: Diabetic cardiomyopathy. Progr Cardiovasc Dis 27:255-270 (1985)

30) FERNANDEZ-REAL JM, RICART W, MOLINS A, GENIS D, DAVALOS A: Topography, size and short-term Prognosis of ischemic acute stroke in diabetic patients. Diabetologia 37:A 202 Abst 776 (1994)

31) FERGUSON J, MACKAY N, PHILIPP JAD: Determination of platelet and fibrinogen half-life with (^{75}SE) selenomethionine: studies in normal an diabetic subjects. Clin Sci Mol Med 49:115-119 (1975)

32) FERRIER TM: Radiologically demonstrable arterial calcification in diabetes mellitus. Aust Ann Med 13:222-224 (1964)

33) FONTBONNE A, ESCHWEGE E, CAMBIEN F, RICHARD JL, DUCIMETIERE P, THIBULT N, WARNET JM, CLADE RR, ROSSELIN GE: Hypertriglyceridemia as a risk factor of coronary heart disease mortality in subjects with impaired glucose tolerance or diabetes. Results from the 11-year follow up of the Paris Prospective Study. Diabetologia 32:300-304 (1989)

34) FRENZEL H, KALBFLEISCH H: Ruptur bei Herzmuskelinfarkt-Koronarbefunde. Herz Kreisl 11:417-419 (1979)

35) FROESCH ER, SCHMID C, SCHWANDER J, ZAPF J: Actions of insulin-like growth factors. Ann Rev Physiol 47:443-467 (1985)

36) Fuller JH, Keen H, Jahrrett RJ, Omer T, Meade TW, Chakrabarti R, North WRS, Stirling Y: Haemostatic variables associated with diabetes and its complications. Br Med J II-964-966 (1979)

37) Fuller JH, Shipley MJ, Rose G, Jarrett RJ, Keen H: Coronary-heart-disease risk and impaired glucose tolerance: The Whitehall Study. Lancet I:1373-1376 (1980)

38) Fuller JH, Head J and the WHO Multinational Study Group: Blood pressure, proteinuria and their relationship with circulatory mortality. Diabet Metab 15:273-277 (1989)

39) Galderisi M, Anderson KM, Wilson PW, Levy D: Echocardiographic evidence for the existence of a distinct diabetic cardiomyopathy (The Framinham Heart Study). Am J Cardiol 68:85-89 (1991)

40) Giugliano D, Acampora R, D'Onofrio F: Medical Hypothesis: Cardiovascular complications of diabetes mellitus – from glucose to insulin and back. Diab & Metab 20:445-453 (1994)

41) Goldenberg S, Alex M, Blumenthal HT: Sequelae of atherosclerosis of the aorta and coronary arteries. A statistical study in diabetes mellitus. Diabetes 7:98-101 (1958)

42) Gries FA, Koschinsky Th: Diabetes and Arterial Disease. Diabetic Medicine 8:582-587 (1991)

43) Gruden G, Pasetti V, Estive P et al.: Albumin excretion rate in non-diabetic offspring of type 2 diabetic patients. Diabetologia 35 (Suppl 1):A61 (1992)

44) Gupta S, Sussmann I, McArthur CS, Tornheim K, Ruderman NB: Endothelium-dependent inhibition of Na+-K+ATPase activity in rabbit aorta by hyperglycemia. Possible role of endothelium-derived nitric oxide. J Clin Invest 90:727-732 (1992)

45) Hach W, Christ U, Siefer H: Befunde der Extremitäten-Angiographie bei Diabetikern mit peripherer arterieller Verschlußkrankheit. VASA 7:27-30 (1978)

46) Haffner SM, Stern MP, Hazuda HP, Pugh JA, Patterson JK: Hyperinsulinemia in a population at high risk for noninsulin-dependent diabetes mellitus. N Engl J Med 315:220-224 (1986)

47) Haffner SM, Valdez RA, Hazuda HP, Mitchell BD, Morales PA, Stern MP: Prospective analysis of the insulinresistence syndrome (syndrome X). Diabetes 41:715-722 (1992)

48) Haimovici H: Patterns of arteriosclerotic lesions of the lower extremity. Arch Surg 95:981-921 (1967)

49) Hanefeld M, Schulze J, Fischer S, Julius U, Schmechel H, Haller H: The Diabetes Intervention Study (DIS): a type II diabetics: preliminary results. Monogr Atheroscler 13:98-103 (1985)

50) Hulley SB, Rosenmann RH, Bawol RD, Brand RJ: Epidemiology as a guide to clinical decisions: the association between triglyceride and coronary heart disease. N Engl J Med 303:1383-1389 (1980)

51) Hunt JV, Dean RT, Wolff SP: Hydroxyl radical production and autoxidative glycosilation. Glucose autoxidation as the cause of protein damage in the experimetal glycation model of diabetes mellitus and aging. Biochem J 256:205-212 (1988)

52) Janka HU, Standl E, Bloss G, Oberparleitner F, Mehnert H: Zur Epidemiologie der Hypertonie bei Diabetikern. Dtsch Med Wschr 103:1549-1555 (1978)

53) Janka HU, Standl E, Mehnert H: Peripheral vascular disease in diabetes mellitus and its relation to cardiovascular risk factors: screening with the Doppler ultrasound technique. Diabetes Care 3:207-211 (1980)

54) Janka HU, Standl E, Albert ED, Scholz S, Mehnert H: Mediasklerose bei Diabetikern – eine Sonderform der Makroangiopathie. VASA 9:281-284 (1980)

55) Janka HU, Dirschedl P: Systolic blood pressure as an predictor for cardiovascular disease in diabetes: a 5-year longitudinal sudy. Hypertension 7 (Suppl II):90-94 (1985)

56) Janka HU: Herz-Kreislauf-Krankheiten bei Diabetikern. „Schwabinger Studie". Urban & Schwarzenberg, München (1986)

57) Janka HU, Ziegler AG, Standl E, Mehnert H: Daily insulin dose as a predictor of macrovascular disease in insulin treated non-insulin-dependent diabetics. Diabet Metab 13:359-364 (1987)

58) Janka HU: Proteinurie bei Diabetes mellitus – auch beim Typ II ein prognostischer Indikator ? Dtsch Med Wschr 112:1443-1444 (1987)

59) Janka HU, Balletshofer B, Becker A, Gick MR, Hartmann J, Jung D, Mäckelmann S, Möltner A: Das metabolische Syndrom als potenter kardiovaskulärer Risikofaktor für vorzeitigen Tod bei Typ-II-Diabetikern. Die Schwabinger Studie II. Untersuchung nach 9 Jahren. Diabet Stoffw 1:2-7 (1992)

60) Jarrett RJ, MacCartney P, Keen H: The Bedford Study: ten year mortality in newly diagnosed diabetics, boderline diabetics and normoglycaemic controls and risk indices for coronary heart disease in borderline diabetics. Diabetologia 22:79-84 (1982)

61) Jarrett RJ: The epidemiology of coronary heart disease and related factors in the context of diabetes mellitus and impaired glucose tolerance. In: Jarrett RJ (ed): Diabetes and Heart Disease. Elsevier, Amsterdam 5:1-23 (1984)

62) Jarrett RJ: Risk factors of macrovascular disease in diabetes mellitus. Horm Metab Res (Suppl 15):1-3 (1985)

63) Jorgensen HS, Nakayama H, Raaschou HO, Olsen TS: Effect of blood pressure and diabetes on stroke in progression. Lancet 16:156-159 (1994)

64) Kannel WB, McGee DL: Diabetes and cardiovascular disease. The Framingham Study. JAMA 241:2035-2038 (1978)

65) Kannel WB: Role of diabetes in cardiac disease: conclusions from population studies. In: Zoneraich S (ed): Diabetes and Heart. Thomas Springfield 97-122 (1978)

66) Kaplan N: The deadly quartet: upper body obesity, glucose intolerance, hypertriglyceridemia, hypertension. Arch Intern Med 149:1514-1520 (1989)

67) Keys A: Is overweight a risk factor for coronary heart disease? Cardiovasc Med 4:1233-1243 (1979)

68) King GL, Goodman D, Buzney S, Moses A, Kahn CR: Receptors and growth promoting effects of insulin and insulin like growth promoting effects of insulin and insulin like growth factors on cells from bovine retinal capillaries and aorta. J Clin Invest 75:1028-1036 (1985)

69) Kissebah AH, Vydelingum N, Murray R: Relation of body fat distribution to metabolic complications of obesity. J Clin Endocrinol 54:254-260 (1982)

70) Kraemer FB, Chen Y-DI, Lopez RD, Reaven GM: Effects of non-insulin-dependent diabetes mellitus on the uptake of very low density lipoproteins by thioglycolate elicited mouse pertoneal macrophages. J Clin Endocrinol 61:335-342 (1985)

71) Kreines KE, Johnson A, Albrink M, Knatterud GK, Levin ME, Lewitan A, Newberry W, Rose FA: The course of peripheral vascular disease in non-insulin-dependent diabetes. Diabetes Care 8:235-243 (1985)

72) Krolewski AS, Kosinski EJ, Warram JH, Leland OS, Busick EJ, Asmal AC, Rand LI, Christlieb AR, Bradley RF, Kahn CR: Magnitude and determinants of coronary artery disease in juvenile-onset, insulin-dependent diabetes mellitus. Am J Cardiol 59:750-755 (1987)

73) Krolewski AS, Canessa H, Warram JH: Predisposition to hypertension and susceptibility to renal disease in insulin-dependent diabetes mellitus. N Engl J Med 318:140-145 (1988)

74) Kuusisto J, Mykkanen L, Pyorala K, Laakso: Non-insulin-dependent diabetes and its metabolic control are important predictors of stroke in elderly subjects. Stroke 26 (6):1157-1164 (1994)

75) Larsson B: Regional obesity as a health hazard in men - prospective studies. Acta Med Scand (Suppl 723):45-51 (1988)

76) Lebovitz HE: Syndrome X: fact or fiction? In Lefebvre PJ, Standl E (eds): New Aspects in Diabetes. De Gruyter, Berlin 23-33 (1992)

77) Ledet T, Vuust J: Arterial procollagen type 1, type II and fibronectin. Effects of diabetic serum, glucose, insulin, ketones and growth hormone studied on rabbit aortic myomedial cell cultures. Diabetes 29:964-970 (1980)

78) Ledet T, Heichendorff L, Rasmussen LM: Cellular mechanisms of diabetic large vessel disease. In: Alberti KGMM, DeFronzo RA, Keen H, Zimmet P (eds): International Textbook of Diabetes Mellitus. Wiley, Chichester 1435-1446 (1992)

79) Lemp GF, Vander Zwang R, Hughes JP, Maddock C, Kroetz F, Ramanathan KB, Mirvis DM, Sullivan JM: Association between the severity of diabetes mellitus and coronary arterial atherosclerosis. Am J Cardiol 60:1015-1019 (1987)

80) Lillioja S, Bogardus C: Insulin resistance in Pima Indians. A combined effect of genetic predisposition and obesity-related skeletal muscle cell hypertrophy. Acta Med Scand (Suppl 723):103-119 (1988)

81) Lindegärd B, Hillbom M: Associations between brain infarction, diabetes and alcoholism: observations from the Gothenburg population cohort study. Acta Neurol Scand 75:195-200 (1987)

82) Liu QZ, Knowler WC, Nelson RG, Saad MF, Charles MA, Liebow IM, Bennett PH, Pettitt DJ: Insulin treatment, endogenous insulin concentration and ECG abnormalities in diabetic Pima Indians. Diabetes 41:1141-1150 (1992)

83) Lorenzi M, Cagliero E, Henriksen T, Markey B, Witztum JL, Sampietro T: Interaction of human endothelial cells with elevated glucose concentrations and native and glycosylated low density lipoprotein. Diabetologia 26:218-222 (1984)

84) Manninen V, Tenkanen L, Koskinen P, Huttunen JK, Mänttäri M, Heinonen OP, Frick H: Joint effects of serum triglyceride and LDL cholesterol and HDL cholesterol concentrations on coronary heart disease risk in the Helsinki Heart Study: implications for treatment. Circulation 85:37-45 (1992)

85) Manson JA, Colditz GA, Stampfer MJ, Willett WC, Krolewski AS, Rosner B, Arky RA, Speizer FE, Hennekens CH: A prospective study of maturity onset diabetes mellitus and risk of coronary heart disease and stroke in women. Arch Intern Med 151:1141-1147 (1991)

86) Martin JF, Bath PMW, Burr ML: Influence of platelet size on outcome after myocardial infarction. Lancet 338:1409-1411 (1991)

87) Marx H: Über die diabetische Stoffwechsellage bei der arteriellen Verschlußkrankheit. Verh dtsch Ges Kreisl-Forsch 29:244-246 (1963)

88) Mayne EE, Bridges JM, Weaver JA: Plateled adhesiveness, plasma fibrinogen, and factor VIII levels in diabetes mellitus. Diabetologia 6:436-438 (1970)

89) McKeigue PM, Shah B, Marmot MG: Relationship of central obesity and insulin resistance with high diabetes prevalence and cardiovascular risk in South Asians. Lancet 337:382-386 (1991)

90) Meissner WA, Legg MA: The pathology of diabetes. In: Marble A, White P, Bradley RF, Krall LP (eds): Joslin's Diabetes Mellitus. Lea & Febiger, Philadelphia 157-171 (1971)

91) Mogensen CE: Microalbuminuria predicts clinical proteinuria and early mortality in maturity-onset diabetes. N Engl J Med 310:356-360 (1984)

92) Mogensen CE, Standl E (eds): Prevention and Treatment of Diabetic Late Complications. De Gruyter, Berlin (1989)

93) Mogensen CE: Microalbuminuria and diabetic renal disease. In Mogensen CE, Standl E (eds): Prevention and Treatment of Diabetic Late Complications. De Gruyter, Berlin, New York 41-73 (1989)

94) Mustard JF, Packham MA, Kinlough-Rathbone RL: Platelets and atherosclerosis. In Miller ME (ed): Atherosclerosis: Mechanisms and Approaches to Therapy. Raven Press, New York 29-43 (1983)

95) Mustard JF, Packham MA: Platelets and diabetes mellitus. N Engl J Med 311:665-666 (1984)

96) Niskanen L, Siitonen O, Suhonen M, Uusitupa M: Medial Artery Calcification Predicts Cardiovascular Mortality in Patients with NIDDM. Diabetes Care 17:1252-1256 (1994)

97) Olson T, Viitanan M, Asplund K, Eriksson S, Hägg E: Prognosis after stroke in diabetic patients. A controlled prospective study. Diabetologia 33:244-249 (1990)

98) Orchard TJ: Dyslipoproteinemia and diabetes. Endocrinol Metab Clin N Am 19:361-380 (1990)

99) Osmundson PJ, O'Fallon WM, Zimmermann BR, Kazmier FJ, Langworthy AL, Palumbo PJ: Course of periphal arterial disease in diabetes: vascular laboratory assessment. Diabetes Care 13:143-152 (1990)

100) Ostlund RE Jr, Semenkovich CF, Schechtman KB: Quantitative relationship between plasma lipids and glycohemoglobin in type 1 patients: Longitudinal study of 212 patients. Diabetes Care 12:332-336 (1989)

101) Oswald GA, Corcoran S, Yudkin JS: Prevalence and risks of hyperglycemia and undiagnosed diabetes in patients with acurt myocardial infarction. Lancet I:1264-1267 (1984)

102) Palumbo PJ, Elveback LR, Whisnant JP: Neurologic complications of diabetes mellitus: transient ischemic attacks, stroke, and peripheral neuropathy. Advanc Neurol 19:593-599 (1978)

103) Panzram G: Mortality and survival in type 2 (non-insulin-dependent) diabetes mellitus. Diabetologia 20:123-131 (1987)

104) Park J-W, Ziegler AG, Janka HU, Doering W, Mehnert H: Left ventricular relaxation and filling pattern in diabetic heart muscle disease: an echocardiographic study. Klin Wschr 66:773-778 (1988)

105) Patrick AW, Leslie PJ, Clarke BF, Frier BM: The natural history and associations of microalbuminuria in type 2 diabetes during the first year after diagnosis. Diabet Med 7:902-908 (1990)

106) Peacock PB, Riley CP, Lampton D: The Birmingham stroke epidemiology and rehabilitation study. In: Stewart GT (ed): Trends in Epidemiology, Application to Health Service Research and Training. Thomas, Springfield 94-99 (1972)

107) Pell S, D'Alonzo CA: Factors associated with long-term survival of diabetics. JAMA 214:1833-1835 (1970)

108) Pfeifer MA, Brunzell JD, Best JD: The response of plasma triglycerides, cholesterol, and lipoprotein lipase to treatment in non-insulin-dependent diabetic subjects without familial hypertriglyceridemia. Diabetes 32:525-531 (1983)

109) Pyörälä K: Relationship of glucose tolerance and plasma insulin to the incidence of coronary heart disease: results from two population studies in Finland. Diabetes Care 2:131-141 (1979)

110) Pyörälä K, Laakso M, Uusitupa M: Diabetes and atherosclerosis: an epidemiologic view. Diabet Metab Rev 3:463-524 (1987)

111) Randerath E, Dietzel PB: Vergleichende histochemische Untersuchungen der Arteriosklerose bei Diabetes mellitus. Dtsch Arch Klin Med 205:523-528 (1959)

112) Reaven GM: Non-insulin-dependent diabetes mellitus, abnormal lipoprotein metabolism and atherosclerosis. Metabolism 36 (Suppl 1):1-8 (1987)

113) Reaven GM: Role of insulin resistance in human disease. Diabetes 37:1595-1607

114) Roehmboldt ME, Palumbo PJ, Whisnant JP: Transient ischemic attack and stroke in a community based diabetic cohort. Mayo Clin Proc 58:56-58 (1983)

115) Rosenbloom AL: Connective tissue disorders in diabetes. In Alberti KGMM, DeFronzo RA, Keen H, Zimmet P (eds): International Textbook of Diabetes Mellitus. Wiley, Chichester 1415-1431 (1992)

116) Ruderman NB, Haudenschild C: Diabetes as an atherogenic factor. Progr Cardiovasc Dis 26:373-412 (1984)

117) Rytter L, Troelsen S, Beck-Nielsen H: Prevalence and mortality of acute myocardial infarction in patients with diabetes. Diabetes Care 8:230-234 (1985)

118) Sampson MJ, Chambers JB, Springings CC, Drury PL: Abnormal diastolic function in patients with type 1 diabetes and early nephropathy. Br Heart J 64:266-271 (1990)

119) Schernthaner G, Kostner GM, Dieplinger H, Prager H, Mühlhauser I: Apolipoproteins (A-I, A-II, B) Lp (a) lipoprotein and lecithin cholesterol acyltransferase activity in diabetes mellitus. Atherosclerosis 49:277-293 (1983)

120) Schleicher E, Wieland OH: Changes of human glomerular basement membrane in diabetes mellitus. J Clin Chem Clin Biochem 22:223-227 (1983)

121) Schmidt A, Grossmann G: Gibt es eine diabetische Kardiopathie? Herz Kreisl 23:323-326 (1991)

122) Seaquist ER, Goetz FC, Rich S, Barbosa JJ: Familial clustering of diabetic kidney disease. N Engl J Med 320-1161-1165 (1989)

123) SHEP Cooperative Research Group: Prevention of stroke by antihypertensive drug treatment in older patients with isolated systolic hypertension: final results of the Systolic Hypertension in the Elderly Program (SHEP). JAMA 265:3255-3264 (1991)

124) Silberbauer K, Schernthaner G, Sinzinger H, Winter M, Piza-Katzer H: Juveniler Diabetes mellitus: Verminderte Prostacyclin (PGI_2)-Synthese in der Gefäßwand. VASA 8:213-216 (1979)

125) Singer DE, Moulton AW, Nathan DM: Diabetic myocardial infarction: Interaction of diabetes with other preinfarction risk factors. Diabetes 18:350-357 (1989)

126) Singer DE, Nathan DM, Andersen KM, Wilson PWF, Evans JC: Association of HbA_{1c} with prevalent cardiovascular disease in the original cohort of the Framingham Heart Study. Diabetes 41:202-208 (1992)

127) Skott P, Vaag A, Bruun NE, Hother-Nielsen O, Gall MA, Beck-Nielsen H, Parving HH: Effect of insulin on renal sodium handlung in hyperinsulinaemic type 2 (non-insulin-dependent) diabetic patients with peripheral insulin resistance. Diabetologia 34:275-281 (1991)

128) Sprafka JM, Virnig BA, Shahar E, McGovern PG: Trends in diabetes prevalence among stroke patients and the effect of diabetes in stroke survival: the Minnesota Heart Survey. Diabetic Medicine 11:678-684 (1994)

129) Standl E, Janka HU: High serum insulin concentrations in relation to other cardiovascular risk factors in macrovascular disease of type II diabetics. Horm Metab Res (Suppl 15):46-51 (1985)

130) Standl E, Stiegler H, Roth R, Schulz K, Lehmacher W: On the impact of hypertension on the prognosis of NIDDM. Results of the Schwabing GP-Programm. Diabet Metab 15:352-358 (1989)

131) Standl E, Stiegler H, Janka HU, Mehnert H: Cerebral and peripheral vascular disease. In: Mogensen CE, Standl E (eds): Prevention and Treatment of diabetic Late Complications. De Gruyter, Berlin 169-198 (1989)

132) Standl E, Janka HU, Stiegler H, Mehnert H: Hyperinsulinemia and macrovascular complications in NIDDM. In: Lefebvre P, Standl E (eds): New Aspects in Diabetes. Treatment Strategies with Alpha-Glucosidase Inhibitors. De Gruyter, Berlin 87-95 (1992)

133) Standl E, Janka HU, Stiegler H, Mehnert H: Macrovascular disease in patients with NIDDM in Europe. In: Goto Y, Lee TH, Kaneko T, Shigeta Y (eds): Prevention and Treatment of NIDDM. Smith Gordon, London 223-229 (1992)

133a) Steinberg D, Parthasarathy S, Carew TE, Khou JC, Witztum JL: Beyond cholesterol: modifications of low density lipoprotein that increase its atherogenicity. N Engl J Med 320:913-924 (1989)

134) Steinbrecher UP, Witztum JL: Glucosylation of low-density lipoproteins to an extent comparable to that seen in diabetes slows their catabolism. Diabetes 33:130-134 (1984)

135) Steinke W, Al-Deeb S, Hennerici M: Prävalenz extrakranieller Gefäßprozesse und Risikoprofil bei Patienten mit peripherer und koronarer Arteriopathie. VASA 16:283-290 (1978)

136) Stiegler H, Forssmann T, Standl E: 5-Jahresverlauf nach Thrombentarteriektomie der A.carotis. Dtsch Med Wschr 113:1987-1993 (1988)

137) Stiegler H, Standl E, Schulz K, Roth R, Lehmacher W: Morbidity, mortality, and albuminuria in type 2 diabetic patients: a 3-year prospective study of a random cohort in general practice. Diabet Med 9:646-653 (1992)

138) Stiegler H, Standl E, Standl R, Rebell B, Ziegler AG, Janka HU, Schulz K, Roth R, Lehmacher W: Risikoprofil und Makroagiopathie bei Typ-II-Diabetikern in der ärztlichen Praxis. VASA 19:119-128 (1990)

139) Stiegler H, Standl E, Schulz K, Roth R, Lehmacher W: Häufigkeit, Risikoprofil und Letalitätsrate einer Stichprobe von Typ-II-Diabetikern mit Albuminurie in der ärztlichen Praxis. Eine prospektive 5-Jahres-Verlaufsuntersuchung. Diabet Stoffw 2-62-67 (1993)

140) Stout RW: Insulin and atheroma – 20-yr perspective. Diabetes Care 13:631-654 (1990)

141) Tansey MJB, Opie LH, Kennely BM: High mortality in obese women diabetics with acute myocardial infarction. Br Med J I:1624 (1977)

142) Temple RC, Clark PMS, Nagi DK, Schneider AE, Yudkin JS, Hales CN: Radioimmunoassay may overestimate insulin in non-insulin-dependent diabetics. Clin Endocrinol 32:689-693 (1990)

143) Tesfamariam B, Brown ML, Deykin D, Cohen RA: Elevated glucose promotes generation of endothelium-dependent vasoconstrictor in rabbit aorta. J Clin Invest 85:929-932 (1990)

144) Tschoepe D, Roesen P, Esser J, Schwippert B, Nieuwenhuis HK, Kehrel BI, Gries FA: Large platelets circulate in an activated state in diabetes mellitus. Sem Thromb Hemostas 17:433-438 (1991)

145) Ulvenstam G, Aberg A, Bergstrand R, Johansson S, Pennert K, Vedin A, Wilhelmsen L, Wilhelmsson C: Long-term prognosis after myocardial infarction in men with diabetes. Diabetes 34:787-792 (1985)

146) United Kindom Prospective Diabetes Study. VII. Study design, progress and performance. Diabetologia 34:877-890 (1991)

147) Uusitipa MIJ, Siitonen O, Aro A, Pyörälä K: Prevalence of coronary heart disease, left ventricular failure and hypertension in middle-aged, newly diagnosed type 2 (non-insulin-dependent) diabetic subjects. Diabetologia 28:22-27 (1985)

148) Uusitupa MIJ, Niskanen LK, Siitonen O, Voutilainen E, Pyörälä K: Ten-year cardiovascular mortality in relation to risk factors and abnormalities in lipoprotein compositon in Type 2 diabetic and nondiabetic subjects. Diabetologia 36:1175-1184 (1993)

149) Uusitupa MIJ, Niskanen LK, Siitonen O, Pyörälä K: Hyperinsulinemia and hypertension in patients with newly diagnosed non-insulin-dependent diabetes. Diabet Metab 13:369-374 (1987)

150) Uusitupa MIJ, Niskanen LK, Siitonen O et al.: 5 year incidence of atherosclerotic vascular disease in relation to general risk factors, insulin level, and abnormalities in lipoprotein composition in noninsulin-dependent diabetic and nondiabetic subjects. Circulation 82:27-36 (1990)

151) Vague J: The degree of masculine differentiation of obesities: a factor determining predisposition to diabetes, atherosclerosis, gout and uric calculous disease. Amer J Clin Nutr 4:20-34 (1956)

152) Vague P, Juhan-Vague I, Ailaud MF, Badier C, Viard, Alessi MC, Collen D: Correlation between blood fibrinolytic activity, plasminogen activator inhibitor level, plasma insulin level, and relative body weight in normal and obese subjects. Metabolism 35:250-253 (1986)

153) van der Ban GC, Kampman E, Schouten EG, Kok FJ, van der Heide-Wessel C: Isolated systolic hypertension in Dutch middle aged and allcause mortality: a 25 year prospective study. Inter J Epidemiol 1:95-99 (1989)

154) Vlassara H, Moldawer L, Chan B: Macrophage/ monocyte receptor for nonenzymatically glycosylated proteins is upregulated by cachectin/tumor necrosis factor. J Clin Invest 84:1813-1820 (1989)

155) Vogt BW, Schleicher ED, Wieland OH: Epsilonaminolysinebound glucose in human tissue obtained at autopsy: increase in diabetes mellitus. Diabetes 31:1123-1127 (1982)

156) Voisin PJ, Rousselle D, Streiff F, Derby G, Stoltz JF, Drouin P: Reduction of beta-thromboglobulin levels in diabetics controlled by artifical pancreas. Metabolism 32:138-141 (1983)

157) Vukovich TC, Schernthaner G: Decreased protein C levels in patients with insulin-dependent type 1 diabetes mellitus. Diabetes 35:617-619 (1986)

158) Walden CE, Knopp RH, Wahl PW, Beach KW, Strandness E Jr.: Sex difference in the effect of diabetes mellitus on lipoprotein triglyceride and cholesterol concentrations. N Engl J Med 311:953-959 (1984)

159) Waller BF, Palumbo PJ, Lie JT: Status of the coronary ateries at necropsy in diabetes mellitus with onset after age 30 years. Am J Med 69:498-506 (1980)

160) Waugh NR: Amputations in diabetic patients – a review of rates, relative risks and resource use. Community Med 10:279-288 (1988)

161) Weichenhain B, Cremer P, Demant Th, Standl E, Standl R, van Kooten J, Stiegler H: Macroangiopathie bei Diabetikern in Abhängigkeit von verschiedenen Risikofaktoren, insbesondere Lipidstatus und Lp(a). VASA 43 (Abst.192):115 (1994)

162) Weidmann P, Beretta-Picolli C, Trost BN: Pressor factors and responsiveness in hypertension accompanying diabetes mellitus. Hypertension 7 (Suppl 2):33-42 (1985)

163) Welborn TA, Wearne K: Coronary heart disease incidence and cardiovascular mortality in Busselton with reference to glucose and insulin concentrations. Diabetes Care 5:154-160 (1979)

164) West KM, Ahuja MMS, Bennett PH: The role of circulating glucose and triglycerides soncentrations and their interactions with other „risk factors“ as determinants of arterial disease in nine diabetic population samples from the WHO multinational study. Diabetes Care 6:361-369 (1983)

165) Widmer L, Waibel K, Schaller R, Reber R: Läsionen der unteren Extremität bei Arterienverschluß. Schweiz Med Wschr 94:1782-1785 (1964)

166) Yamasaki Y, Kawamori R, Matsushima H, Nishizawa H, Kodama M, Kajimoto Y, Morishima T, Kamada T: Atherosclerosis in carotid artery of young IDDM patients monitored by ultrasound high-resolution B-mode imaging. Diabetes 43:634-639 (1994)

167) Zavaroni T, Mazza S, Luchetti L, Buonanno G, Bonati PA, Bergonzani M, Passeri M, Reaven GM: High plasma insulin and triglyceride concentrations and blood pressure in offspring of people with impaired glucose tolerance. Diabet Med 7:494-498 (1990)

168) Zilversmit DM: Atherogenesis: a postprandial phenomenon. Circulation 60:473-485 (1979)

Einfluß von Hypertonus und antihypertensiver Therapie auf die diabetische Makro- und Mikroangiopathie

Christoph Hasslacher
St. Josefskrankenhaus, Akademisches Lehrkrankenhaus der Universität Heidelberg

Die häufige Assoziation von Hypertonus und Diabetes mellitus ist seit langem bekannt. Bereits Anfang dieses Jahrhunderts berichteten Joslin in USA und Hitzenberger in Wien über das Ansteigen des Blutdrucks bei Diabetikern nach dem 40. Lebensjahr. Neuere epidemiologische Untersuchungen kamen zu ähnlichen Ergebnissen. Wie in der Schwabinger Makroangiopathie-Studie[1] gezeigt werden konnte, steigt die Hypertonie-Prävalenz bei männlichen und bei weiblichen ab dem 40. Lebensjahr um das Zwei- bis Vierfache im Vergleich zu altersentsprechenden Kontrollen an (Abb. **6.1**). Bei älteren Patienten wurde dabei häufig eine isolierte systolische Hypertonie festgestellt, während bei den Jüngeren auch die diastolischen Blutdruckwerte anstiegen. Die Ursache der häufigen Koinzidenz von Diabetes und Hypertonie sind bis heute noch nicht vollständig geklärt, wahrscheinlich ist die Hypertonus-Genese bei Typ-I- und Typ-II-Diabetes aber unterschiedlich. Die Prävalenz einer sog. essentiellen Hypertonie scheint beim Typ-I-Diabetiker ähnlich hoch zu sein wie bei nicht-

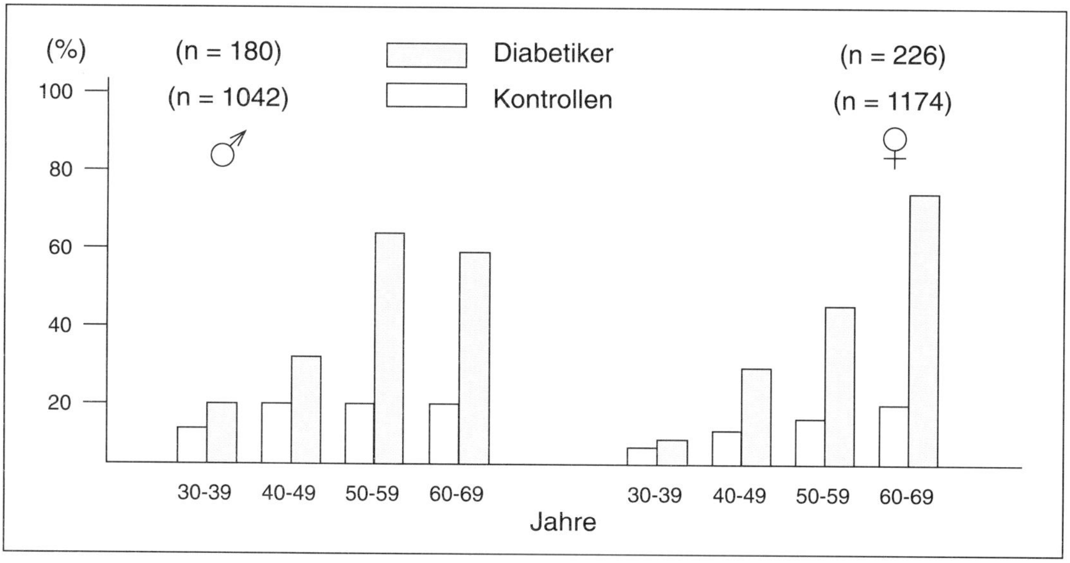

Abb. **6.1**: Hypertonie-Prävalenz bei Diabetikern in verschiedenen Altersklassen (nach[1])

diabetischen Personen (3,9 % versus 4,4 %). Dagegen steigt der Blutdruck bei diesen Patienten in Abhängigkeit von einer sich entwickelnden diabetischen Nephropathie an (Abb. **6.2**). Rund 60 % der Typ-I-Diabetiker mit Proteinurie und fast 100 % der Patienten mit gleichzeitiger Niereninsuffizienz weisen hypertone Blutdruckwerte auf[2].

Bei den Typ-II-Diabetikern besteht zu einem hohen Prozentsatz der Hypertonus bereits vor Diagnose der Diabetes. Als mögliche gemeinsame Ursache wird die in einem anderen Kapitel beschriebene Insulinresistenz diskutiert. Aber auch bei den Typ-II-Diabetikern läßt sich eine Abhängigkeit vom Stadium der Nieren-

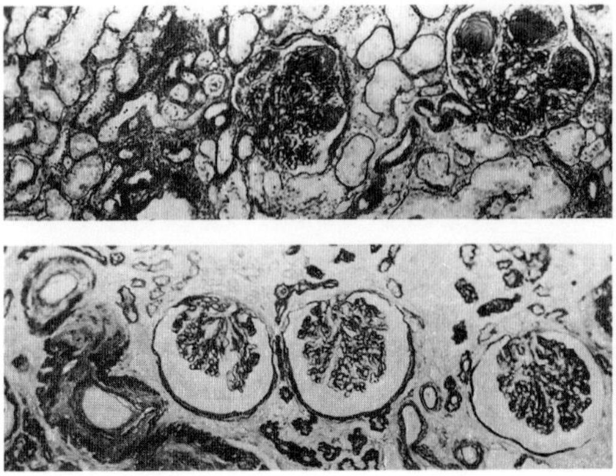

Abb. **6.3**: Unterschiedliche Glomerulosklerose-Ausbildung bei einem Typ-II-Diabetiker mit einseitiger Nierenarterienstenose (oben: keine Stenose, unten: vorgeschaltete Nierenarterienstenose) nach[15].

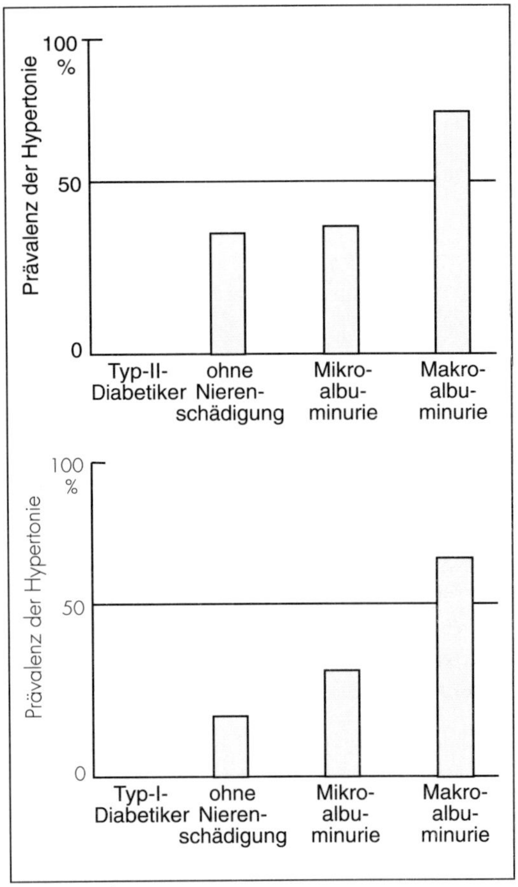

Abb. **6.2**: Prävalenz der Hypertonie bei Typ-I- und Typ-II-Diabetikern in Abhängigkeit vom Nephropathiestadium.

beteiligung nachweisen (Abb. **6.2**). In unserem Krankengut wiesen 60 % der Typ-II-Diabetiker ohne begleitende Proteinurie Blutdruckwerte über 160/90 mmHg auf; der Prozentsatz stieg auf 80 bzw. 95 % bei gleichzeitig bestehender Proteinurie bzw. Niereninsuffizienz an[3]. Die verschiedenen Faktoren, die heute in der Pathogenese des Hypertonus bei Diabetikern diskutiert werden, sind in Tabelle **6.1** aufgeführt.

Hypertonus und diabetische Makroangiopathie

Der Hypertonus ist ein anerkannter Risikofaktor für die Entwicklung der Arteriosklerose. Die besondere Bedeutung dieses Risikofaktors für die Entwicklung einer Makroangiopathie beim Diabetiker wurde durch verschiedene Untersuchungen, z.B. die Schwabinger Makroangiopathie-Studie[1] eindeutig belegt. In dieser Studie, in der über 600 Diabetiker vor allem der Altersgruppe 50-69 Jahre über 5 Jahre prospektiv untersucht wurden, konnten JANKA et al.[1] zeigen, daß vor allem erhöhte systolische Blutdruckwerte mit dem Auftreten kardiovaskulärer Komplikationen assoziiert waren. In einer kürzlich publizierten englischen Studie waren eine erhöhte Albuminausscheidungsrate, Geschlecht und systolischer Blutdruck Prä-

Tab. **6.1**

Pathogenetische Faktoren der Hypertonusentstehung bei Diabetes
• Übergewicht • Hyperinsulinämie • Erhöhtes Körper-Natrium • Erhöhtes Flüssigkeitsvolumen • Erhöhter Kardiovaskulärer Tonus • Gesteigerte kardiovaskuläre Ansprechbarkeit auf endogene Pressoren, z.B. Angiotensin, Catecholamie

diktoren für die koronare Herzkrankheit der Typ-II-Diabetiker[4]. Für den Typ-I-Diabetiker liegen ähnliche Beobachtungen vor[5, 6]. So konnten JENSEN et al[5] in einer prospektiven Untersuchung zeigen, daß 6 Jahre nach Auftreten einer Proteinurie die kumulative Inzidenz der koronaren Herzkrankheit um das Achtfache gegenüber nichtproteinurischen Typ-I-Diabetikern angestiegen war. Dieser exzessive Anstieg war mit erhöhten Blutdruckwerten, jedoch nicht mit einer höheren Frequenz von Nikotinabusus assoziiert.

Die periphere arterielle Verschlußkrankheit wird bekanntlich bei Diabetikern mehrfach häufiger angetroffen als bei Nichtdiabetikern. In einer Verlaufsbeobachtung an Typ-II-Diabetikern zeigte sich, daß vor allem erhöhte systolische Blutdruckwerte Prädiktoren eines weiteren progredienten Verlaufs sind. Ähnliche Befunde wurden bezüglich der Carotisstenose erhoben. KÜBLER et al.[7] fanden sie in einer Prävalenz von 20 % bei Diabetikern. Bei einer multivariaten Analyse von 10 Variablen waren der systolische Blutdruck, Cholesterin und Adipositas am stärksten mit dem Auftreten einer Carotisstenose assoziiert. Ähnliche Befunde erhoben CHANG et al.[8], die 289 Typ-II-Diabetiker untersuchten und in 8,2 vs 0,7 % eine Carotisstenose bei diesen Patienten fanden. Alter, systolischer und diastolischer Blutdruck, Cholesterin und Zigarettenrauchen waren signifikant mit dem Auftreten dieser Komplikation assoziiert.

Hypertonus und diabetische Mikroangiopathie

Sehr intensiv wurde im letzten Jahrzehnt der Einfluß des Hypertonus auf den Verlauf der diabetische Mikroangiopathie, insbesondere der diabetischen Nephropathie und Retinopathie untersucht. Die Bedeutung erhöhter Blutdruckwerte konnte zunächst exemplarisch bei einzelnen Patienten mit Gefäßanomalien aufgezeigt werden. Bei Untersuchung der Nieren von Diabetikern mit einseitiger Nierenarterienstenose und begleitendem Hypertonus zeigten die Glomeruli der Niere ohne Arterienstenose, die dem erhöhten Blutdruck ausgesetzt waren, schwerste Veränderungen im Sinne einer nodösen Glomerulosklerose (Abb. **6.3**). Die Glomeruli der anderen Seite, die durch die Stenose vor dem hohen Druck geschützt waren, waren von diesen Veränderungen praktisch völlig verschont. Ähnliche Befunde wurden am Augenhintergrund von Patienten erhoben, die eine einseitige Carotisstenose hatten. Die diabetische Retinopathie war auf der stenosierten Seite deutlich geringer ausgeprägt als auf der kontralateralen. Diese kasuistischen Mitteilungen konnten inzwischen an größeren Patientenkollektiven bestätigt werden. So konnte u.a. unsere Arbeitsgruppe[2] zeigen, daß proteinurische Typ-I-Diabetiker mit zunächst noch normalen Kreatininwerten sehr viel rascher eine Niereninsuffizienz entwickelten, wenn gleichzeitig ein schlecht eingestellter Hypertonus vorlag (Abb. **6.4**). In Untersuchungen von MOGENSEN[9] war die Abnahme der Nierenfunktion eng mit den diastolischen Blutdruckwerten korreliert, ein Befund, der von anderen Arbeitsgruppen nicht in dieser Form bestätigt werden konnte.

Auch bei Typ-II-Diabetikern ließ sich ein Zusammenhang zwischen Blutdruck und Nephropathieprogression nachweisen, wenn auch nicht ganz so eindrucksvoll (Abb. **6.4**). Dies lag wahrscheinlich daran, daß in dieser Studie die Mehrzahl der untersuchten Patienten bereits Hypertoniker waren[3]. Daß ein bereits vor

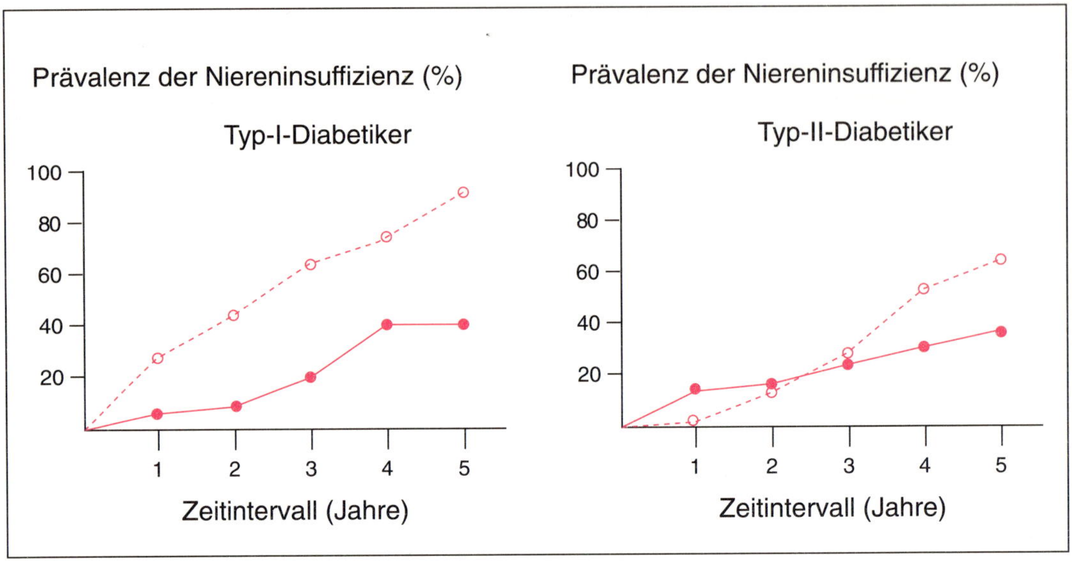

Abb. 6.4: Prävalenz der Niereninsuffizienz bei proteinurischen Typ-I- und Typ-II-Diabetikern mit (----) und ohne Hypertonie (——) während einer fünfjährigen Beobachtungsperiode (nach[2, 3]).

Diabetesdiagnose bestehender Hypertonus die Entwicklung einer klinisch manifesten Nephropathie fördert, konnte von uns für Europäer[3] sowie von Nelson et al.[10] an Pima-Indianern nachgewiesen werden (Tab. **6.2**).

Auch bei der diabetischen Retinopathie ließen sich Zusammenhänge zwischen Hypertonie und Progression der Augenhintergrundsveränderungen nachweisen. Knowler et al.[11] zeigten in einer prospektiven Untersuchung an Pima-Indianern (Typ-II-Diabetiker), daß bereits geringe, noch im normtensiven Bereich liegende Blutdrucksteigerungen die Entwicklung der diabetischen Retinopathie fördern. In einer eigenen Untersuchung an Typ-I-Diabetikern mit persistierender Proteinurie ließ sich ebenfalls der deletäre Effekt des Hypertonus auf das Auftreten einer Komplikation, nachweisen. Wie in Tabelle **6.3** dargestellt, war das Zeitintervall zwischen dem Beginn einer der persistierenden Proteinurie und dem ersten Auftreten einer proliferativen Retinopathie umso kürzer, je ungünstiger die Blutdruckkontrolle war. Es ist bekannt, daß die Erfolge der Laser-Koagulation bei der Behandlung der diabetischen Retinopathie durch einen schlecht

Tab. **6.2**

Einfluß des Blutdrucks auf den Proteinuriebeginn bei Typ-II-Diabetikern

Blutdruck (mmHg)	*Zeitintervall bis Proteinuriebeginn*
ständig < 160/95	21 Jahre
intermittierend > 160/95	17 Jahre
ständig < 160/95	15 Jahre

Tab. **6.3**

Einfluß des Blutdrucks auf das mediane Zeitintervall zwischen Beginn der Proteinurie und Auftreten einer proliferativen Retinopathie bei Typ-I-Diabetikern

Blutdruck (mmHg)		*Patienten (n)*	*Zeitintervall (Monate)*
ständig	< 160/95	9	84 (24-120)
intermittierend	> 160/95	10	48 (24-72)
ständig	< 160/95	9	24 (8-49)

eingestellten Hypertonus zunichte gemacht werden können.

Indikation und Monitoring der antihypertensiven Therapie bei Diabetikern

Bei Typ-I-Diabetikern wird im Stadium der beginnenden Nephropathie, d.h. bei Vorliegen einer Mikroalbuminurie, ein leichtes Ansteigen des Blutdrucks beobachten. Um Blutdrucksteigerungen im sog. normotonen Bereich zu erfassen, sind regelmäßige Messungen und sorgfältige Protokollierung der Werte unerläßlich. Die limitierte Aussagekraft einzelner Blutdruckbestimmungen durch den Arzt wird jetzt zunehmend erkannt. In Zukunft wird die Blutdruckselbstmessung durch den Patienten und das ambulante 24-stündigen Blutdruckmonitoring eine wesentlich gewichtigere Rolle spielen.

Die Frage, ab welcher Blutdruckhöhe medikamentös interveniert werden soll, ist für den Diabetiker schwierig zu beantworten. Nach einer generellen Übereinkunft wird für den Typ-I-Diabetiker ein Überschreiten des Blutdruckes von 140/90 mmHg als unbedingte Behandlungsindikation angesehen. Es wird jedoch zur Zeit diskutiert, ob die Behandlung nicht schon früher beginnen sollte, z.B. wenn der Blutdruck die durch Voruntersuchungen bekannten Ausgangswerte bei wiederholten Messungen reproduzierbar überschreitet. Inwieweit diese intensive Blutdrucksenkung in den mittleren normotensiven Bereich zusätzlich Nutzen für die Progressionsminderung bringt, ist bisher noch nicht durch Studien gesichert, scheint jedoch aufgrund des geschilderten Zusammenhangs zwischen Progredienz und Blutdruckeinstellung plausibel.

Beim Typ-II-Diabetiker mit Mikroangiopathie sind die Fragen nach Behandlungsbeginn und Zielblutdruckwerten insofern schwieriger zu beantworten, da hier wegen der hohen Prävalenz makroangiopathischer Komplikationen (KHK, Carotisstenose) vorsichtig und unter Achtung auf mögliche Ischämiefolgen behandelt werden muß. Bei diesen Patienten wird man systolische Blutdruck ab 150 mmHg als Behandlungsindikation ansehen.

Von den heute zur Verfügung stehenden antihypertensiven Medikamenten haben natürlich stoffwechselneutrale Substanzen, d.h. ACE-Hemmer, Calciumantagonisten oder $Alpha_1$-Rezeptoren-Blocker a priori Vorteile gegenüber Diuretika und Beta-Blockern. ACE-Hemmer und Calciumantagonisten stellen daher heute sicher Substanzen der ersten Wahl dar, die, bei nicht ausreichender Wirkung, zunächst mit einem Diuretikum kombiniert werden sollten. Bei Vorliegen einer KHK ist natürlich auch gegen den Einsatz von niedrig dosierten kardio-selektiven Beta-Blockern nichts einzuwenden. Eine detaillierte Besprechung der Vor- und Nachteile der einzelnen Substanzen ist im Rahmen dieses Kapitels nicht möglich, die Tabelle **6.4** gibt jedoch eine kurze Übersicht. Insbesondere beim übergewichtigen Typ-II-Diabetiker sollten jedoch auch nichtmedikamentöse Therapiemaßnahmen wie z.B. Gewichtsreduktion, Einschränkung von Kochsalz- und Alkoholkonsum, Steigerung der körperlichen Aktivität zur Blutdrucksenkung ausgeschöpft werden. Die wichtigsten Punkte in der Überwachung der antihypertensiven Therapie bei Diabetikern sind in Tabelle **6.5** aufgeführt.

Einfluß der antihypertensiven Therapie auf die Prognose bei Diabetikern

Interventionsstudien zum Einfluß der antihypertensiven Therapie auf die Progression der diabetischen Makroangiopathie wie z.B. Myokardinfarkt oder periphere arterielle Verschlußkrankheit liegen unseres Wissens kaum vor. In zwei Beta-Blocker-Studien an Diabetikern mit Myokardinfarkt konnte jedoch gezeigt werden, daß diese Patienten in der Sekundärprävention im gleichen Maße von der Behandlung mit diesen Substanzen profitieren wie Nichtdiabetiker[12, 13]. Sehr intensiv wurde dagegen der Einfluß der antihypertensiven Therapie auf Ver-

Tab. **6.4**

Komplikation bzw. Begleiterkrankung	günstige Substanzen zum Therapiebeginn	günstige Substanzen zur Kombination	Bermerkungen
Herzinsuffizienz	ACE-Hemmer	Diuretika*	* Vorsicht mit Kalium-sparenden Diuretika zur Kombination (Hyperkaliämiegefahr)
Koronare Herzkrankheit	Kardioselektive Betablocker	Calciumantagonisten*, ACE-Hemmer	* Keine Calciumantagonisten vom Verapramil- oder Diltiazem-Typ mit Betablockern kombinieren
Linksherzhypertrophie	ACE-Hemmer	Calciumantagonisten Alpha-1-Blocker	
Periphere arterielle Verschlußkrankheit	ACE-Hemmer*	Calciumantagonisten, Alpha-1-Blocker	* Ausschluß einer Nierenarterienstenose. Auf ausreichenden peripheren Perfusionsdruck achten
Diabetische Nephropathie mit			
a) normalem Serumkreatinin	ACE-Hemmer	Calciumantagonisten, Diuretika*	* Keine Kalium-sparenden Diuretika (Hyperkaliämiegefahr)
b) Serumkreatinin bis 3,0 mg/dl	ACE-Hemmer* Schleifendiuretika	Calciumantagonisten Alpha-1-Blocker	* Einschleichende Dosierung und engmaschige Kontrolle von Kreatinin und Elektrolyten
c) Serumkreatinin über 3,0 mg/dl	Calciumantagonisten Schleifendiuretika	alle übrigen Substanzen außer ACE-Hemmer	

lauf und Prognose der diabetischen Nephropathie untersucht. Stellvertretend für zahlreiche Studien sollen hier die in der Heidelberger Diabetiker-Ambulanz erhobenen Befunde kurz dargestellt werden[14]:

60 Typ-I- und 54 Typ-II-Diabetiker, die zwischen 1966 und 1985 in der Diabetiker-Ambulanz behandelt wurden, und eine Proteinurie als Folge der diabetischen Glomerulosklerose entwickelten, wurden je nach dem Zeitpunkt

Tab. **6.5**

Überwachung der Hypertonustherapie bei Diabetikern

a) Monitoring der Blutdruckeinstellung:
1. Regelmäßige Blutdruckkontrolle in der Praxis
2. Blutdruckselbstkontrolle
3. 24-Stunden-Blutdruckmessung

b) Monitoring von therapiebedingten Nebeneffekten:
1. Serumelektrolyte (Kalium, Natrium)
2. Serumkreatinin, Kreatinin-Clearance
3. Blutzucker, HbA_1
4. Lipide (Triglyceride, Cholesterin, HDL)

c) Monitoring von Endorganschädigungen:
1. Herz: EKG, Echokardiographie
2. Gefäße: Periphere Doppler-Drucke, objektive Gehstrecke
3. Niere: Serumkreatinin, Kreatinin-Clearance, quantitative Proteinausscheidung
4. Auge: Augenhintergrund

des Einsetzens der Proteinurie in 2 Gruppen eingeteilt (vgl. Tab. **6.6**): Gruppe A: Proteinuriebeginn zwischen 1966 und 1975 und Gruppe B: Proteinuriebeginn zwischen 1976 und 1985. Die Typ-I-Diabetiker der Gruppe A wurden konventionell mit Insulin behandelt, während die Mehrzahl der Patienten im späteren Intervall eine intensivierte Insulintherapie durchführten. Typ-II-Diabetiker der Gruppe A und B wurden entweder mit oralen Antidiabetika, in späteren Jahren häufiger mit Insulin behandelt. Die Hypertonustherapie der Typ-I- und Typ-II-Diabetiker der Gruppe A wurde in erster Linie mit Diuretika, Reserpin und Methyl-Dopa, nur in einzelnen Fällen auch mit Beta-Blockern behandelt. Bei den Diabetikern der Gruppe B wurden neben Diuretika und Beta-Blockern auch Calciumantagonisten und ACE-Hemmer vermehrt eingesetzt. Die Prävalenz eines behandlungsbedürftigen Hypertonus war bei Typ-I- und Typ-II-Diabetikern unabhängig vom Zeitpunkt des Einsetzens der Pro-

Tab. **6.6**

Mediane Blutzucker- und Blutdruckwerte bei Typ-I- und Typ-II-Diabetikern mit Proteinuriebeginn zwischen 1966 und 1975 und zwischen 1976 und 1985

	Typ-I-Diabetiker 1966-1975	*Typ-I-Diabetiker* 1976-1985	*Typ-II-Diabetiker* 1966-1975	*Typ-II-Diabetiker* 1976-1985
Medianer Blutzucker (mg/dl)	198 (98-295)	176 (125-245)	207 (140-279)	200 (123-252)
Medianer Blutdruck				
systolisch (mmHg)	156 (130-200)	145 (118-182)	173 (151-202)	157 (127-180)
diastolisch (mmHg)	88 (82-121)	86 (76-110)	89 (70-123)	86 (70-100)

teinurie gleich hoch. Sie betrug bei Typ-I- Diabetikern der Gruppe A und B 74 % und 75 %, bei Typ-II-Diabetikern 89 % und 85 %. Die Qualität der Blutdruckeinstellung war jedoch bei Typ-I- und Typ-II-Diabetikern bei späterem Einsetzen der Proteinurie (Gruppe B) besser (Tab. **6.6**). Die Blutzuckereinstellung war nur bei den Typ-I-Diabetikern mit späterem Proteinuriebeginn signifikant besser als bei Patienten mit früherem Einsetzen der Proteinurie.

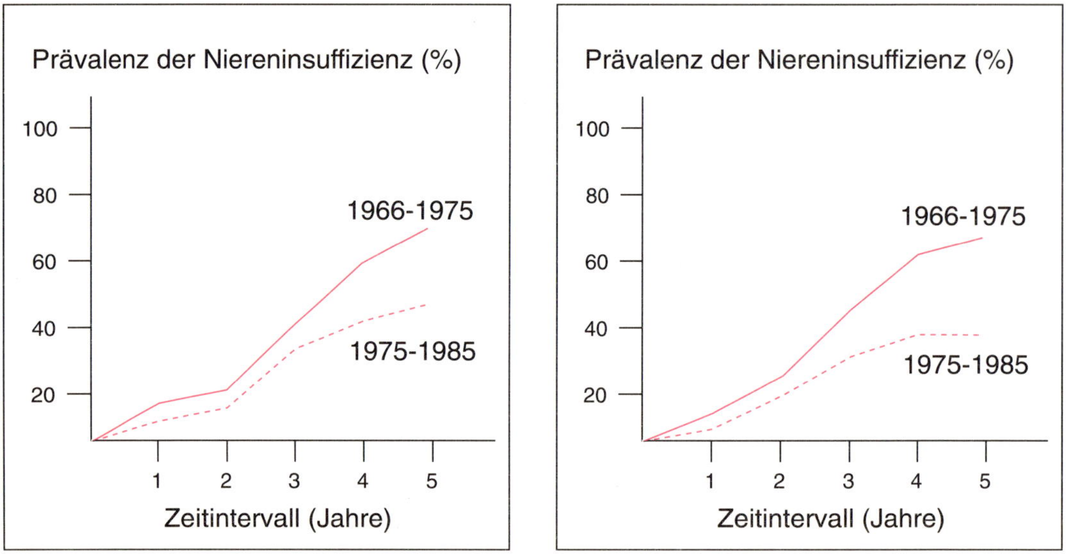

Abb. **6.5a** und **5b**: Kumulative Prävalenz des Serumkreatininanstiegs nach Auftreten einer perisistierenden Proteinurie bei Typ-I-Diabetikern (a) und Typ-II-Diabetikern (b) in Abhängigkeit vom Proteinuriebeginn (nach [14]).

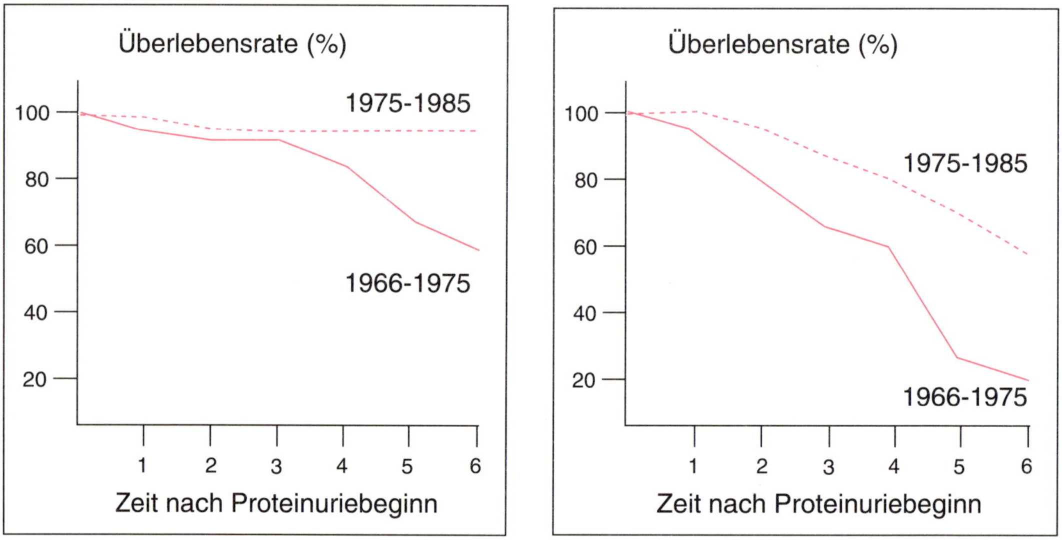

Abb. **6.6a** und **6b**: Überlebensrate bei Typ-I-Diabetikern (a) und Typ-II-Diabetikern (b) mit Nephropathie in Abhängigkeit vom Proteinuriebeginn (nach [15]).

Die Abbildungen **6.5 a** und **6.5 b** zeigen die kumulative Prävalenz des Serumkreatinin-Anstiegs bei Typ-I- und Typ-II-Diabetikern während einer Beobachtungsperiode von maximal 6 Jahren nach Einsetzen der Proteinurie. Es wird deutlich, daß die Patienten mit späterem Proteinuriebeginn eine Verbesserung der renalen Prognose, d.h. eine langsamere Progredienz aufwiesen. Es verbesserte sich jedoch nicht nur die renale sondern auch die Lebensprognose der Patienten, wie aus den Abbildungen **6.6 a** und **6.6 b** ersichtlich. Während von den Typ-I-Diabetikern mit Proteinuriebeginn zwischen 1966 und 1975 ein Drittel innerhalb der ersten 6 Jahre nach Einsetzen der Proteinurie verstarben, überlebten von den Patienten mit Proteinuriebeginn nach 1976 rund 95 % im Beobachtungszeitraum. Von den Typ-II-Diabetikern mit Proteinuriebeginn zwischen 1966 und 1975 verstarben während des Beobachtungszeitraumes zwei Drittel, bei Proteinuriebeginn nach 1976 etwas weniger als die Hälfte der Patienten. Todesursache waren in den meisten Fällen Komplikationen von Seiten der Makroangiopathie. Diese Untersuchung zeigt, daß konservative Therapiemaßnahmen, vor allem die Blutdrucksenkung, die Prognose proteinurischer Diabetiker verbessern können.

Literatur

1) Janka HU, Dierschel P: Systolic blood pressure as a predictor for cardiovascular disease in diabetes. A 5-year longitudinal study. Hypertension 7 (Suppl II):90 (1985)

2) Hasslacher CH, Stech W, Wahl P, Ritz E: Blood pressure and metabolic control as risk factors for nephropathy in type I (insulin dependent) diabetes. Diabetologia 28:6 (1985)

3) Hasslacher CH, Wolfrum M, Stech G, Wahl P, Ritz E: Diabetische Nephropathie bei Typ-II-Diabetes. Einfluß von Stoffwechselkontrolle und Blutdruck auf Entwicklung und Verlauf. Dtsch Med Wschr 112:1445 (1987)

4) Mattock MB, Keen H, Viberti GC, El-Gohari MR, Murrells TJ, Scott GS, Wing JR, Jackson PG: Coronary heart disease and urinary albumin excretion rate in type II (noninsulin-dependent) diabetic patients. Diabetologia 31:82 (1988)

5) Jensen T, Borch-Johnson K, Kofoed-Enevodsen A, Deckert T: Coronary heart disease in young type I (insulin-dependent) diabetic patients with and without diabetic nephropathy: incidence and risk factors. Diabetologia 30:144 (1987)

6) Christlieb AR, Warram JH, Krolewski AS, Busick EJ, Ganda OP, Asmal AC, Soeldner JS, Bradley RF: Hypertension: the major risk factor in juvenile-onset insulin-dependent diabetics. Diabetes 30 (Suppl. 2):90 (1981)

7) Kuebler THW, Bendick PHJ, Fineberg SE, Markand ON, Norton JA Jr, Vinicor FN, Clark CM Jr: Diabetes mellitus and cerebrovascular disease: prevalence of carotid artery occlusive disease and associated risk factors in 482 adult diabetic patients. Diab Care 6:274 (1983)

8) Chang A, Beach KW, Martin DC, Strandness DE: Carotid artery disease in NIDDM diabetes. Diab Care 6:562 (1983)

9) Mogensen CE: Progression of nephropathy in long-term diabetics with proteinuria and effect of initial antihypertensive treatment. Scand J Clin Lab Invest 36:384 (1976)

10) Kunzelmann CL, Knowler WC, Pettitt DJ, Bennett PH: Incidence of proteinuria in Type II diabetes mellitus in the Pima Indians. Kidney Int 35:681 (1989)

11) Knowler WC, Bennett PH, Ballentyne EJ: Increased incidence of retinopathy in diabetics with elevated blood pressure. N Engl J Med 302:645 (1980)

12) Gundersen T, Kjekshus J: Timolol treatment after myocardial infarction in diabetic patients. Diab Care 6:285 (1983)

13) Kjekshus J, Gilpin E, Cali G, Blackey AR, Henning H, Ross JR: Diabetic patients and beta-blockers after acute myocardial infarction. Europ Heart J 11:43-50 (1990)

14) Hasslacher CH, Borgholte G, Panradl U, Wahl P: Verbesserte Prognose von Typ-I- und Typ-II-Diabetikern mit Nephropathie. Med Klin 85:643 (1990)

15) Berkmann J, Rifkin H: Unilateral nodular diabetic glomerulosclerosis (Kimmelstiel-Wilson): report of a case. Metabolism 22:715 (1973)

Hyperurikämie und Gicht als Komponenten des metabolischen Syndrom

Fritz MATZKIES †
Kurparkklinik für Innere Krankheiten, Bad Neustadt a.d. Saale

Das gemeinsame Vorkommen von Gicht, Diabetes und Hyperlipidämie wurde von dem Franzosen J.P. CAMUS 1966 erstmals als metabolisches Syndrom beschrieben (Übers. 7).

Nach neueren Auffassungen gehört zum metabolischen Syndrom das gemeinsame Vorkommen von Hochdruck, Fettstoffwechselstörungen, Diabetes mit Hyperinsulinämie, Fettsucht, Fettleber und vorzeitiger Arteriosklerose[7]. Eine ausführliche Beschreibung der Gichtbegleitkrankheiten findet sich bei MERZ[12] und bei SCOTT[14]. Es ergab sich von Anfang an die Frage, ob durch die Harnsäureablagerung in den Geweben sekundär andere Krankheiten entstehen können oder ob die Begleitkrankheiten Folge der allgemeinen Hyperalimentation sind. Nach heutigem Kenntnisstand trifft beides zu. Patienten mit Gicht verzehren eine kalorienreiche, purinreiche, atherogene Kost. Als Folge muß mit dem Auftreten von Übergewicht, Diabetes, Hyperlipidämie, Hochdruck und Gefäßkrankheit gerechnet werden. Andererseits kann beim Menschen und im Tierexperiment nachgewiesen werden, daß durch die purinreiche Kost sehr früh eine nephrogene Schädigung einsetzt. Diese Schädigung ihrerseits führt zum Hochdruck mit seinen Folgekrankheiten.

Ernährungsanamnese bei Gicht

Von WEBS[16] wurden 15 Patienten mit manifester Gicht untersucht. Die Patienten verzehrten im Durchschnitt 2650 Kalorien. Davon waren 215 g Kohlenhydrate (37 Energie-%), 114 g Fett (45 Energie-%) und 104 g Eiweiß (18 Energie-%). Die Alkoholaufnahme betrug 31 g pro Tag. Die Harnstoffrelation führt zur Hyperurikämie und Gicht wegen der hohen Purinbelastung. Gleichzeitig muß die Kost wegen der ungünstigen Nährstoffrelation als stark atherogen bezeichnet werden.

Renale Schädigung

Es ist unbestritten, daß bei Patienten mit Gicht und asymptomatischer Hyperurikämie gehäuft Nierensteine auftreten[14]. Bei sauerem Harn und dem Vorliegen einer Hyperuraturie werden Uratsteine gebildet. Bei einem Urin-pH zwischen 6 und 7 bilden sich vermehrt Calciumoxalat-Steine. Es handelt sich hierbei um einen Aussalzeffekt. Die Nierensteinkrankheit kann heute als gut behandelbar eingestuft werden, wenn man durch Gabe von Allopurinol die Harnsäureausscheidung vermindert.

Gichtnephropathie

Untersucht man größere Kollektive von Patienten mit Gicht und Hyperurikämie, so findet man regelmäßig erhöhte Kreatinin-Werte als Hinweis auf eine nephrogene Schädigung. In einer eigenen Untersuchung fanden wir bei Männern eine Kreatinin-Konzentration von $1{,}5 \pm 1{,}1$ mg/dl (Tab. **7.1**) und bei Frauen ebenfalls eine Kreatinin-Konzentration von $1{,}5 \pm 1{,}4$ mg/dl[11] (Tab. **7.2**; 11).

Tab. **7.1**

Befunde bei Männern mit Gicht und Hyperurikämie. Jeder Proband mit Harnsäurewerten über 8 mg/100 ml wurde in die Gruppe aufgenommen, ebenso die Hyperurikämie-Patienten, deren aktueller Harnsäurespiegel infolge der Medikation niedriger lag. Angegeben sind Mittelwert und Standardabweichung. Diese Werte werden den Daten einer Gruppe ohne Risikofaktoren (Diabetes, Hyperlipoproteinämie, Adipositas, Hypertonie) gegenübergestellt. Die postprandialen Glucosewerte lagen nur teilweise vor.

		Patienten mit Gicht und Hyperurikämie	*Patienten ohne Risikofaktoren*
Zahl n		161	321
Alter	[Jahre]	50 ± 17	42 ± 16
Größe	[cm]	172 ± 7	173 ± 8
Gewicht	[kg]	77 ± 19	67 ± 10
Blutdruck systolisch	[mmHg]	138 ± 23	123 ± 12
Blutdruck diastolisch	[mmHg]	85 ± 13	79 ± 8
Harnsäure	[mg/100 ml]	8,7 ± 1,8	5,5 ± 1,2
Kreatinin	[mg/100 ml]	1,5 ± 1,1	1,0 ± 0,2
Harnstoff	[mg/100 ml]	21 ± 17	14 ± 5
Glucose nüchtern	[mg/100 ml]	118 ± 43	97 ± 11
Glucose postprandial n = 46 bzw. 40)	[mg/100 ml]	142 ± 65	108 ± 16
Neutralfett	[mg/100 ml]	204 ± 44	107 ± 34
Cholesterin	[mg/100 ml]	207 ± 50	184 ± 36
Kalium	[mval/l]	4,3 ± 0,6	4,3 ± 0,4
Phosphor	[mg/100 ml]	3,1 ± 0,7	3,1 ± 0,6

Kullich[8] fand bei 25,2 % aller Patienten mit Gicht eine Kreatininerhöhung über 1,3 mg/dl. Gleichzeitig fand er aber auch bereits beim Vorliegen einer asymptomatischen Hyperurikämie in 23,4 % der Fälle eine pathologische Kreatininerhöhung (Tab. **7.6**).

Es hat nicht an Versuchen gefehlt, durch Erzeugung einer Hyperurikämie im Tierexperiment eine Gichtnephropathie auszulösen[4, 17]. Von Wexler wurde eine experimentelle Hyperurikämie bei männlichen Ratten erzeugt. Es kam dabei zum Anstieg des Nierengewichtes. Gleichzeitig erhöhten sich die Triglyceride, der Blutdruck und die Serumglucose (Tab. **7.4**).

Emmerson und Mitarbeiter entwickelten ein neues Modell zur Erzeugung der Gichtnephropathie. Sie konnten zeigen, daß durch intraluminale Harnsäurekristalle das Tubulus-System geschädigt wird[4]. Die Gesamtvorgänge, die durch eine renale Uratablagerung bewirkt werden können, werden in Abbildung **7.1** dargestellt. Das Auftreten von Nierenbeckensteinen wurde bereits beschrieben. Die Entwicklung einer obstruktiven Nierenerkrankung wird nur dann beobachtet, wenn in kurzen Zeiträumen sehr große Harnsäuremengen ausgeschieden werden. Dies kommt z.B. vor bei der Behandlung von malignen Erkrankungen. Das häufigste Ereignis ist mit großer Wahrscheinlichkeit die parenchymale Uratablagerung, welche zu

Tab. **7.2**

Befunde von Frauen mit Gicht und Hyperurikämie. Jede Probandin mit Harnsäurewerten über 7 mg/100 ml wurde in die Gruppe aufgenommen, ebenso die Hyperurikämie-Patientinnen, deren aktueller Harnsäurespiegel infolge der Medikation niedriger lag. Angegeben sind Mittelwert und Standardabweichung. Diese Werte werden den Daten einer Gruppe ohne Risikofaktoren (Diabetes, Hyperlipoproteinämie, Adipositas, Hypertonie) gegenübergestellt. Die postprandialen Glucosewerte lagen nur teilweise vor.

		Patientinnen mit Gicht und Hyperurikämie	*Patientinnen ohne Risikofaktoren*
Zahl n		145	396
Alter	[Jahre]	58 ± 17	40 ± 16
Größe	[cm]	160 ± 7	163 ± 6
Gewicht	[kg]	68 ± 19	57 ± 9
Blutdruck systolisch	[mmHg]	143 ± 28	119 ± 13
Blutdruck diastolisch	[mmHg]	87 ± 13	77 ± 8
Harnsäure	[mg/100 ml]	8,3 ± 1,7	4,4 ± 1,0
Kreatinin	[mg/100 ml]	1,5 ± 1,4	0,9 ± 0,4
Harnstoff	[mg/100 ml]	25 ± 17	13 ± 4
Glucose nüchtern	[mg/100 ml]	132 ± 66	94 ± 11
Glucose postprandial (n = 49 bzw. 24)	[mg/100 ml]	190 ± 96	103 ± 19
Neutralfett	[mg/100 ml]	228 ± 67	100 ± 32
Cholesterin	[mg/100 ml]	210 ± 64	189 ± 31
Kalium	[mval/l]	4,3 ± 0,6	4,2 ± 0,4
Phosphor	[mg/100 ml]	3,3 ± 0,7	3,1 ± 0,5

Mikrotophi führt. Diese wird als primäre Nephropathie eingestuft. Durch das Auftreten einer Hypertonie und einer Arteriosklerose in den Nierengefäßen kommt es dann zu einer sekundären Nephropathie.

Wir selbst untersuchten, ob bei gesunden Probanden durch Gabe von Adenin und Guanin eine nephrogene Schädigung auftritt. Nach kurzer Purinbelastung entwickelten sich Harnsäurewerte zwischen 9 und 10 mg/dl bei einer Harnsäureausscheidung von über 1000 mg/Tag. 3 von 6 Studenten entwickelten als Hinweis auf eine Nierenbeteiligung eine Proteinurie. Dabei wurde zweimal eine tubuläre und zweimal eine glomeruläre Schädigung gefunden (Tab. **7.3**).

Hypertonie

Patienten mit Gicht und Hyperurikämie haben statistisch höhere Blutdruckwerte als Patienten ohne Risikofaktoren. Wir fanden bei Männern mit Gicht und Hyperurikämie einen durchschnittlichen Blutdruckwert von 138 ± 23 mm Hg und bei Frauen einen Blutdruck von 143 ± 28 mm Hg (Tab. **7.1, 7.2**). Die Blutdruckwerte waren von den Kontrollen signifikant verschieden ($p < 0{,}01$). Die sog. asymptomatische Hyperurikämie führt in einem hohen Prozentsatz zum Auftreten eines Hochdruckes. Von Fessel wurden 110 Patienten mit asymptomatischer Hyperurikämie über einen Zeitraum von 10 Jahren beobachtet. 22,5 % aller Patienten entwickelten einen Hochdruck, während bei den

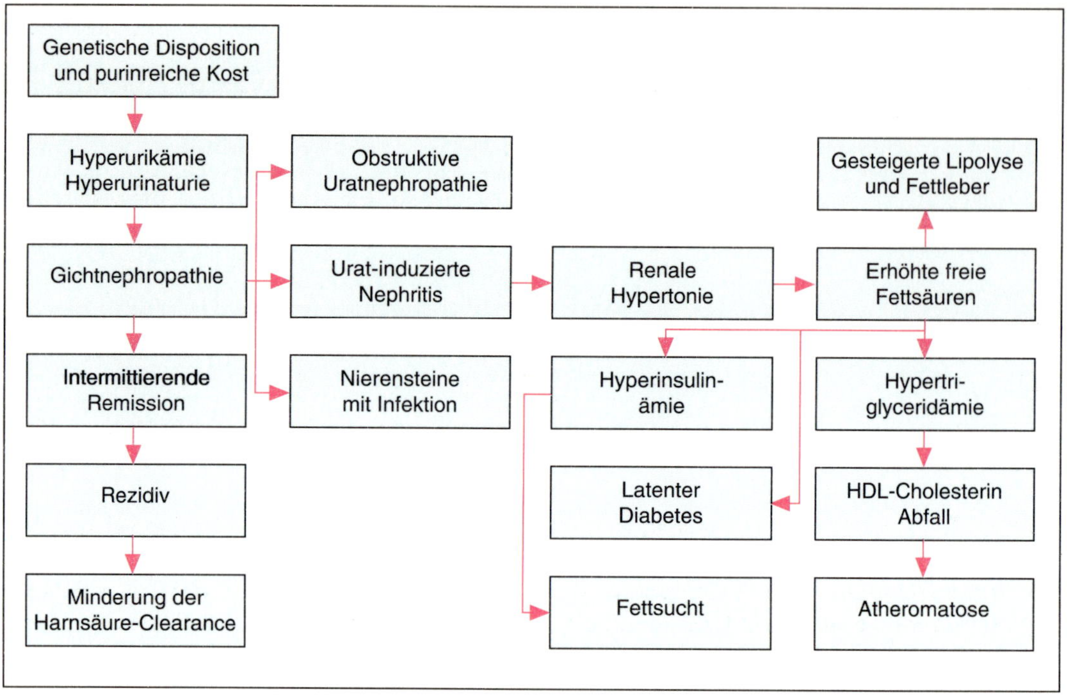

Abb **7.1**: Folgeschäden von Hyperurikämie und Hyperuraturie. Wiederholte Mikrothopi im Nierenparenchym schädigen das Nierengewebe. Die Harnsäure-Clearance nimmt ab. Die Gichtnephropathie führt zur renalen Hypertonie. Hochdruck steigert über eine vermehrte Adreanalinfreisetzung die Lipolyse. Vermehrte Lipolyse macht Fettleber, Hypertriglyceridämie, Hyperinsulinämie und fördert die Fettsucht.

Tab. **7.3**

Nierenschäden durch Hyperaturie bei gesunden Probanden

Proband	*HS im Serum mg/dl*	*Harnsäure-menge mg/24 Std.*	*Urin-menge ml*	*Proteinverteilungsmuster PAGE-Typ*
F. M.	9,6	1140	1900	Tubuläre Schädigung
F. Ma.	10,2	1530	2600	Normal
Frit.	8,9	1160	1900	Normal
M. W.	9,4	1060	2300	Glomerulare Proteinurie
L. P.	10,5	1050	2500	Glomerulare + tubuläre Schädigung
S. Chr.	8,9	970	1800	Normal

3 von 6 gesunden Probanden entwickeln ein pathologisches Proteinverteilungsmuster nach kurzer Purinbelastung.

Kontrollen mit Normourikämie eine Hypertonie nur in 2,1 % auftrat ($p < 0,001$) (Tab. **7.5, 7.6**).

Auch im Tierexperiment wird durch Induktion einer Gicht eine Hypertonie erzeugt[17] (Tab. **7.4**). Da ein Hochdruck nicht ohne weiteres

Tab. **7.4**

Experimentelle Hyperurikämie bei männlichen Ratten. Nach WEXLER, Metabolism 26: 1309 (1977)

		Kontrolle	*Hyperurikämie*	
Gewicht	g	318 ± 6	318 ± 4	
Nierengewicht	mg	1168 ± 21	1508 ± 34	p < 0,001
Triglyceride	mg/dl	86 ± 9	179 ± 12	p < 0,001
systolischer Blutdruck	mmHg	75 ± 4	140 ± 5	p < 0,001
Glucose	mg/dl	100 ± 10	190 ± 10	p < 0,001

durch eine allgemeine Hyperalimentation entstehen kann, neigt man der Ansicht zu, daß die hypertonen Blutdruckwerte bei Patienten mit Gicht und asymptomatischer Hyperurikämie Folgen; Harnsäureablagerung in der Niere sind[4, 9, 12, 14, 17].

Hyperlipidämie

Patienten mit Gicht haben in typischer Weise gleichzeitig Fettstoffwechselstörungen. Ausführliche Untersuchungen zu diesem Thema finden sich bei MERTZ[12]. Neuere Untersuchungen wurden von KULLICH[8] durchgeführt (Tab. **7.6**). Bei Patienten mit primärer Gicht und Hyperurikämie finden sich in typischer Weise Triglyceriderhöhungen bis zu einer Häufigkeit von 46,3 % bzw. 37,4 %. Noch häufiger ist aber eine Gesamtcholesterinerhöhung über 200 mg/dl sowie ein gesenktes HDL-Cholesterin.

Wir selbst fanden bei Männern mit Gicht und Hyperurikämie eine durchschnittliche Neutralfettkonzentration von 204 ± 44 mg/dl (Tab. **7.1**) und bei Frauen eine Neutralfettkonzentration von 228 ± 67 mg/dl (Tab. **7.2**). Beide Werte waren von den Kontrollen signifikant verschieden[11]. Im Tierexperiment entsteht durch Erzeugung einer Hyperurikämie ebenfalls eine Hypertriglyceridämie und zwar mit Werten von 179 ± 12 mg/dl (Tab. **7.4**).

Nach Untersuchungen von FERNS[5] soll die Hypertriglyceridämie eine genetische Basis haben. Der Autor fand bei 46 % aller Patienten mit Gicht eine endogene Hypertriglyceridämie. Nach HANEFELD[7] besteht zwischen der Höhe der Harnsäure und den Triglyceriden eine positive Korrelation. Nach eigenen Untersuchungen haben Männer und Frauen mit Hyperlipidämie signifikant höhere Harnsäurewerte (Tab. **7.7**; 10).

Aufgrund der tierexperimentellen Untersuchungen kann man davon ausgehen, daß ein Teil der Hyperlipidämien, die bei der Gicht vorkommen, Folge der Gichtnephropathie sind. Selbst bei Patienten mit geringer Kreatininerhöhung findet sich häufig bereits eine

Tab. **7.5**

Folgen der asymptomatischen Hyperurikämie nach 10 Jahren. FESSEL, Am J Med 68: 401 (1980)

Folgen	*Patienten*	*Kontrolle*	*p*
Anzahl	111	193	–
Hypertonie %	22,5	2,1	p< 0,001
Koronare Herzkrankheit %	5,4	0,5	p< 0,02

Tab. **7.6**

Die Häufigkeitsverteilung pathologischer Laborwerte in Prozenten (%) bei 147 Patienten mit primärer Gicht und 700 Patienten mit asympotischer Hyperurikämie

	Gicht	*Hyperurikämie*
Triglyceride (> 200 mg/dl)	46,3	37,4
Gesamtcholesterin (> 200 mg/dl)	81,0	93,7
HDL-Cholesterin (< 40 mg/dl)	35,1	34,4
LDL-Cholesterin (> 150 mg/dl)	81,1	78,3
VLDL (> 20 mg/dl)	71,6	54,3
Index LDL-C/HDL-C		
• männlich	37,8	27,8
• weiblich	0	5,3
Harnstoff (> 50 mg/dl)	7,5	10,6
Kreatinin (> 1,3 mg/dl)	25,2	23,4

sekundäre, nephrogene Hyperlipidämie mit einem sehr hohen atherogenen Risiko.

Diabetes mellitus

Das Auftreten eines Diabetes bei einem Gichtpatienten gehört zu den ältesten Beobachtungen. Die Diabeteskrankheit nimmt aber bei Patienten mit Gicht einen sehr eigentümlichen Verlauf. Im Stadium der gestörten Glucose-Toleranz finden sich eindeutig erhöhte Harnsäurewerte. So fanden wir 1974 bei normaler Glucose-Toleranz eine durchschnittliche Harnsäurekonzentration von 6,8 ± 1,9 mg/dl, während eine Gruppe von Männern mit pathologischer Glucose-Toleranz einen Harnsäurewert von 7,5 ± 2,3 mg/dl aufwies ($p < 0,05$). Auch bei Frauen ließ sich das gleiche Phänomen nachweisen. Ohne Störung der Glucose-Toleranz hatten die Frauen eine mittlere Harnsäure von 5,3 ± 1,8 mg/dl. Bei gestörter Glucose-Toleranz kam es zu einem signifikanten Anstieg der Harnsäure auf 6,2 ± 1,9 mg/dl[10] (Tab. **7.7**).

Tuomilehto[15] konnte in einer epidemiologischen Studie das gleiche Phänomen nachweisen. Er fand bei Frauen und auch bei Männern erhöhte Plasmaharnsäurewerte beim Vorliegen einer Störung der Glucose-Toleranz.

Wenn der Diabetes bei einem Gichtpatienten manifest wird, d.h. wenn es also zur Hyperglykämie und zur Glucosurie kommt, so schwächt sich die Gichtkrankheit stark ab bzw. verschwindet ganz. Bereits bei milder Glucosurie kommt es zu einer Hyperuraturie und damit zu einer Heilung der Gichtkrankheit[14].

Wir selbst beobachteten mehrfach Patienten, die nach den anamnestischen Daten als gichtkrank eingestuft werden mußten. Im weiteren Verlauf war durch Hinzutreten eines Diabetes die Gichtkrankheit völlig verschwunden. Sie trat erst wieder auf, als der Diabetes behandelt wurde.

Hyperurikämie und Hyperinsulinämie

Modan und Mitarbeiter beschäftigten sich mit der Frage, ob durch eine Erhöhung der Serumharnsäure eine Hyperinsulinämie erzeugt werden kann[13]. Die Autoren fanden mit steigender Serumharnsäurekonzentration auch ein statistisches Ansteigen der Seruminsulinwerte. Die Autoren konnten weiterhin zeigen, daß nur bei solchen Personen eine Hyperinsulinämie auftrat, welche gleichzeitig auch einen erhöhten Harnsäurewert hatten. Auf jeden Fall ist es so, daß zwischen der Harnsäure und der Insulinsekretion Beziehungen bestehen müssen, auch wenn diese nicht vollständig aufgeklärt sind.

Fettsucht

Ein typisches Zeichen des Übergewichtigen ist die hohe Serumharnsäurekonzentration. Bei Normgewichtigen fanden wir eine mittlere Harnsäurekonzentration von 7,0 ± 1,9 mg/dl, während Patienten mit Übergewicht von mehr als 20 kg eine Harnsäure 7,8 ± 2,0 mg/dl aufwiesen ($p < 0,05$). Der Anstieg der Harnsäure bei übergewichtigen Patientinnen war noch stärker ausgeprägt, Frauen mit Normgewicht zeigten eine Harnsäure von 5,9 ± 2,1 mg/dl, während übergewichtige Personen eine Harnsäure von 7,4 ± 2,1 mg/dl aufwiesen ($p < 0{,}01$)[10], Tab. **7.7**. Es ist unwahrscheinlich, daß die Harnsäure per se das Entstehen von Übergewicht fördert. Gichtpatienten sind allgemein auch nicht so adipös wie man häufig annimmt. Männer mit Gicht hatten durchschnittlich nur 10 kg mehr als gesunde Kontrollen. Das gleiche Phänomen konnten wir bei Frauen mit Gicht nachweisen (Tab. **7.1, 7.2**). Sehr häufig werden auch Patienten mit Normgewicht beobachtet, welche eine ausgeprägte Hyperurikämie und Gicht entwickeln.

Fettleber

Patienten mit Gicht weisen überdurchschnittlich häufig eine Fettleber auf. Dieses Phänomen wurde von Mertz besonders intensiv untersucht. Wir selbst untersuchten die Bromthaleinretention. Bei Patienten mit Leberfunktionsstörungen war die Harnsäure mit 7,3 ± 2,0 mg/dl signifikant höher als bei den Kontrollen[10] (Tab. **7.7**). Es ist bisher nicht bekannt, ob die Harnsäure an der Entstehung der Fettleber beteiligt ist. Denkbar wäre, daß über den Hochdruck, die gestörte Glucose-Toleranz und die Hyperlipidämie sich eine Steatosis hepatis entwickelt (Abb. **7.1**).

Arteriosklerose

Patienten mit Gicht sind hinsichtlich ihrer Gefäße außerordentlich gefährdet. Gewöhnlich stirbt der Patient mit Gicht an den Folgen seiner Gefäßkrankheit. Auch in sog. bereinigten Statistiken kommt es zu einem signifikanten Ansteigen der koronaren Herzkrankheit bei Patienten mit Gicht. Die Hyperurikämie wur-

Tab. **7.7**

Beziehungen zwischen Harnsäure und Gewicht, Blutlipiden, Leberfunktion und Glucose-Toleranz sowie Hypertonie bei stationären Patienten. Matzkies, Fortschr Med 92: 1311 (1974)

	Männer n = 1433	*Frauen* n = 1033
Harnsäure bei Normgewicht	7,0 ± 1,9	5,9 ± 2,1
Harnsäure bei 20 kg Übergewicht	7,8 ± 2,0	7,4 ± 2,1
Harnsäure bei Normolipidämie	6,8 ± 1,9	5,9 ± 2,2
Harnsäure bei Hyperlipidämie	7,6 ± 1,9	6,4 + 2,2
Harnsäure bei normaler Leberfunktion	6,5 ± 1,8	5,3 ± 1,4
Harnsäure bei Leberfunktionsstörung	7,3 ± 2,0	6,1 ± 2,2
Harnsäure bei normaler GTT	6,8 ± 1,9	5,3 ± 1,8
Harnsäure bei pathologischer GTT	7,5 ± 2,3	6,2 ± 1,9
Harnsäure bei Hypertonie	7,7 ± 2,5	7,0 ± 2,5

de daher als ein Risikofaktor für die koronare Herzkrankheit betrachtet. ABBOTT und Mitarbeiter zeigten, daß bei Patienten mit Gicht auch nach Ausschalten aller anderen Risikofaktoren immer noch 60 % mehr koronare Herzkrankheiten auftraten als bei den normourikämischen Kontrollen[1].

Von unserer Arbeitsgruppe wurden Patienten mit koronarer Herzkrankheit hinsichtlich ihrer Risikofaktorverteilung untersucht[3]. Dabei fanden wir, daß Patienten mit schwerer koronarer Herzkrankheit eine mittlere Serumharnsäurekonzentration von 7,5 mg/dl aufwiesen. Von besonderer Bedeutung ist, daß auch die asymptomatische Hyperurikämie zu einer Häufung der koronaren Herzkrankheit führt.

So konnte FESSEL[6] zeigen, daß Patienten mit Hyperurikämie innerhalb eines Zeitraumes von 10 Jahren in 5,4 % eine Koronare Herzkrankheit entwickeln (Tab. **7.5**). Im Kontrollkollektiv lag bei normourikämischen Personen die Koronare Herzkrankheit nur bei 0,5 %. Auch in dieser Studie war die Hyperurikämie der einzige Risikofaktor[6].

Kurzfristig läßt sich im Tierexperiment ein Gefäßschaden nicht erzeugen[17]. Auch in den Atheromen wird keine Harnsäure gefunden. Auf der anderen Seite kann die Hyperurikämie über verschiedene Mechanismen das Auftreten einer Atheromatose fördern. Von besonderer Bedeutung ist dabei wahrscheinlich der Anstieg des Blutdrucks und der Blutlipide. Durch die Harnsäureerhöhung kann ein Teil des metabolischen Syndroms, wie Hyperlipidämie, Diabetes und Hypertonie ausgelöst werden. Personen mit einer asymptomatischen Hyperurikämie zeigen bereits in einem sehr frühen Stadium ähnliche Veränderungen.

Der Zusammenhang zwischen Hyperurikämie und der kardiovaskulären Erkrankung wurde besonders eindrucksvoll von AGAMAH dargestellt. Der Autor untersuchte Kinder mit Hyperurikämie. Er fand bei diesen im Vergleich zu normourikämischen Kontrollen eine höhere Plasmaglucose-Konzentration und gleichzeitig eine Hyperinsulinämie. Auch das Gesamtcholesterin war signifikant erhöht, ebenso die Triglyceride. Wie bei unseren Erwachsenen waren bereits bei den Kindern die HDL-Cholesterinwerte signifikant, vermindert ($p < 0,0001$). Die Arbeit zeigt eindrucksvoll, daß bereits bei geringer Hyperurikämie Störungen der Glucose-Toleranz und Fettstoffwechselstörungen auftreten[2]. Es ist daher nicht mehr zu verantworten, von einer asymptomatischen Hyperurikämie zu sprechen. Man muß davon ausgehen, daß jede Harnsäureerhöhung ein metabolisches Syndrom auslöst.

Literatur

1) ABBOTT RD, BRAND FN et al: Gout and coronary heart disease: The Framingham Study. J Clin Epidemiol 41:237 (1988)

2) AGAMAH ES, SRINIVASAN SR et al: Serum uric acid and its relation to cardiovascular disease risk factors in children and young adults from a biracial community: The Bogalusa Heart Study. J Laboratory and Clin Med 118:241 (1991)

3) BERG G, BACHMANN K, MATZKIES F et al: Beziehungen zwischen Stoffwechselerkrankungen und Schweregrad der Koronarkrankheit. Arznei-Forsch 22:1806 (1972)

4) EMMERSON BT, AXELSEN R et al: A model of gout Nephropathy In: Mikanagi K, Purine and Pyrimidine Metabolism in Man VI. Penum Press (1989)

5) FERNS GAA, LANHAM J et al: A DNA Polymorphism of an apoprotein gene associates with the Hypertriglyceridaemia of primary gout. Hum Genet 78:55 (1988)

6) FESSEL WJ: High uric acid as an indicator of cardiovascular disease independence from obesity. Am J Med 68:401 (1980)

7) HANEFELD M, LEONHARDT W: Das Metabolische Syndrom. Dtsch Gesundh Wesen 36:545 (1981)

8) Kullich W, Ulreich A et al: Hyperlipoproteinämie bei primärer Gicht und asymptomatischer Hyperurikämie. Wiener Med Wschr 10:221 (1988)

9) Matzkies F: Arthritis urica – Volkskrankheit Gicht. Der Allgemeinarzt 9:289 (1987)

10) Matzkies F, Brunner C et al: Serumsharnsäure-Konzentration. Fortschr Med 92:1311 (1974)

11) Matzkies F: Hyperurikämie - Ein latentes Risiko für die Nieren. Perimed Verlag Erlangen (1984)

12) Mertz DP: Gicht. Thieme Verlag, 5. Auflage (1987)

13) Modan M, Halkin H et al: Elevated serum uric acid - A facet of hyperinsulinaemia. Diabetologia 30:713 (1987)

14) Scott JT: Gout. Bailliére's Clin Rheumatology 1:525 (1987)

15) Tuomilehto J, Zimmet P et al: Plasma uric acid level and its association with diabetes mellitus and some biologic parameters in a biracial population of Fiji. Am J Epidemiol 127:321 (1988)

16) Webs B: Ernährungsanamnesen bei Patienten mit manifester Gicht. In: Matzkies F, Gicht, Innovations Verlag (1990)

17) Wexler BD, Greenberg BP: Effect of increased serum urate levels on virgin rats with no arteriosclerosis versus breeder rats with preexistent arteriosclerosis. Metabolism 26:1309 (1977)

Antihypertensive Therapie, Morbidität und Mortalität an kardiovaskulären Erkrankungen

Ingomar-Werner Franz
Klinik Wehrawald der BfA, Todtmoos

1. Hypertonie als kardiovaskulärer Risikofaktor

Legt man die Daten der Lübecker-Hochdruckstudie zu Grunde, so findet man eine Hypertonieprävalenz von 25,6 % in der deutschen Bevölkerung mit einer deutlichen Altersabhängigkeit (30 Jahre nur 16 %; 70 Jahre 40 %). Nach Angaben des WHO-MONICA-Projektes (Abb. **8.1**) liegt die Prävalenz für Männer zwischen 12,7 % (Rhein-Neckar-Region) und 24,7 % (Augsburg-Stadt) und für Frauen zwischen 9,1 % (Rhein-Neckar-Region) und 20 % (Bremen). Davon haben 85 % der Hypertoniker eine milde Hypertonie. Die Bedeutung der arteriellen Hypertonie als wesentlicher Risikofaktor für kardiovaskuläre Erkrankungen ist in zahlreichen Untersuchungen[36,37] zweifelsfrei belegt. Dabei kommt der arteriellen Hypertonie in den verschiedenen Gefäßregionen eine unterschiedliche Bedeutung für die atherosklerotischen Folgekrankheiten zu. So zeigte sich in der GRIPS-Studie[68], daß der Bluthochdruck für den Schlaganfall und die periphere Verschluß-

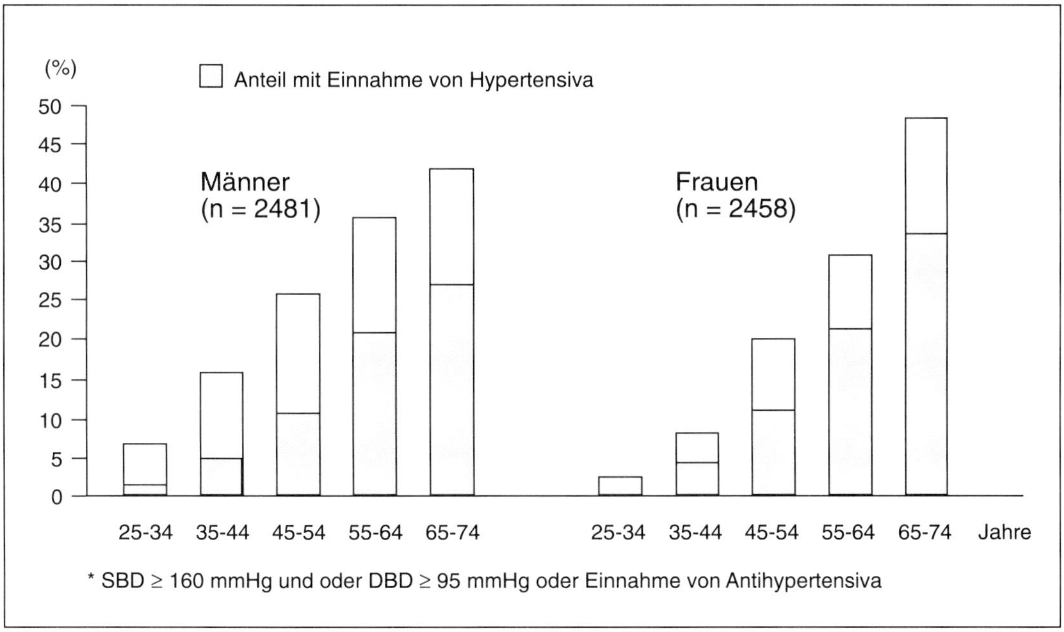

Abb. **8.1**: Prävalenz der arteriellen Hypertonie

krankheit als wichtigster kardiovaskulärer Risikofaktor anzusehen ist, wogegen beim Myokardinfarkt der Fettstoffwechselstörung und der erhöhten Fibrinogen-Konzentration eine größere Bedeutung im Vergleich zum hohen Blutdruck zukommt (Tab. **8.1**). Nach den Daten der Framingham-Studie[36,37] steigt das relative Risiko von Normotonie über grenzwertige Hypertonie bis Hypertonie deutlich an (Tab. **8.2**). So ist für die KHK bei Männern der Faktor im Vergleich zwischen Normotonie und Hypotonie 2,4, wogegen dieser für den Schlaganfall und die Herzinsuffizienz sogar auf 8,2 bzw. 6,7 ansteigt. Auch bei Frauen läßt sich zeigen, daß dem Bluthochdruck bezüglich der Entstehung des Schlaganfalls und der Herzinsuffizienz im Vergleich zur koronaren Herzerkrankung eine größere Bedeutung als kardiovaskulärer Risikofaktor zukommt.

Das kardiovaskuläre Risiko steigt nahezu linear mit dem diastolischen Blutdruckwert an,

Tab. **8.1**

Wichtigste Risikofaktoren im Rahmen der Prävention verschiedener atherosklerotischer Folgekrankheiten (nach Seidel)

Myokardinfarkt	*Schlaganfall*	*PAVK*
1. LDL-Chol.	Blutdruck	Blutdruck
2. Fam. MI Disposition	Fibrinogen	Rauchen
3. Fibrinogen	Plasmaglucose	Plasmaglucose
4. Lp(a)	Rauchen	LDL-Chol.
5. HDL-Chol. (invers)	Lp(a)	[Lp(a)]

Altersadj. univariaten Ergebnissen aus GRIPS: Prosp. Kohortenstudie, > 5.000 Männer, 5 J. Follow-up.

Tab. **8.2**

Inzidenz von Herz-Kreislauf-Krankheiten pro 10.000 Männer und Frauen über einen Zeitraum von 18 Jahren in Framingham (30-57 Jahre bei Beginn der Untersuchung)

Hypertonie-Status	*Koronare Herzkrankheit*	*Apoplexie*	*Claudicatio intermittens*	*Herz-insuffizienz*	*Alle Herz-Kreislauf-Krankheiten*
Männer					
Normoton	100,9	5,8	26,1	13,0	123,9
Grenzwertig	158,0	16,6	37,5	33,8	210,8
Hyperton	245,4	47,5	53,8	87,4	353,2
Frauen					
Normoton	38,5	4,9	8,1	10,7	57,3
Grenzwertig	70,7	13,7	15,3	23,0	104,3
Hyperton	129,3	38,0	29,1	49,0	187,9

einen eigentlichen Schwellenwert gibt es dabei nicht[52] (Abb. **8.2**). Nach einer Analyse von MACMAHON ist ein diastolischer Blutdruckanstieg von 5 mmHg jeweils mit einem bis zu 20 % höheren Risiko verbunden. Dieser Zusammenhang läßt sich für Frauen und Männer sichern. Eine Ausnahme hiervon machen nur Patienten nach Myokardinfarkt, bei denen ein U-förmiger Verlauf bestehen kann[12], daß heißt hier kann es unterhalb von 80 mmHg wieder zu einer Zunahme des kardiovaskulären Risikos kommen.

Ab dem mittleren Alter scheint die Höhe des systolischen Blutdruckes[24] noch enger mit der koronaren Herzerkrankung assoziiert zu sein (Abb. **8.3**). Die Abbildung **8.4** macht deutlich, daß auch für das Auftreten des Schlaganfalls eine deutliche Altersabhängigkeit für Männer und Frauen besteht[81]. Auf die besondere Bedeutung der linksventrikulären Hypertrophie bei Hypertonie muß gesondert eingegangen werden (3.7.4.). Es gilt als wichtig darauf hin-

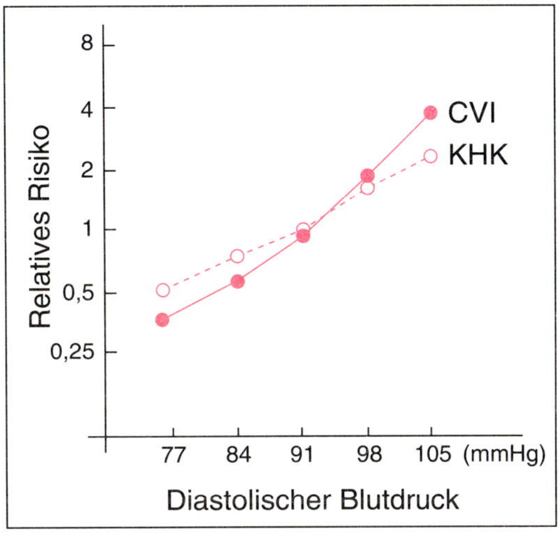

Abb. **8.2**: Risiko für Insulte (sieben prospektive Studien: MRFTT, Framingham, Chicago Heart Association, Whitehall, Western Electric, Honululu, uns Peoples Gas) und koronare Herzkrankheit (neun prospektive Studien: MRFTT, Framingham, Chicago Heart Association, Whitehall, Western Electric, Honululu, LRC Prevalence, Puerto Rico und Peoples Gas) in Relation zum diastolischen Gelegenheitsblutdruck. KHK: Ereignisse durch koronare Herzkrankheit; CVI: Insulte (nach MACMAHON).

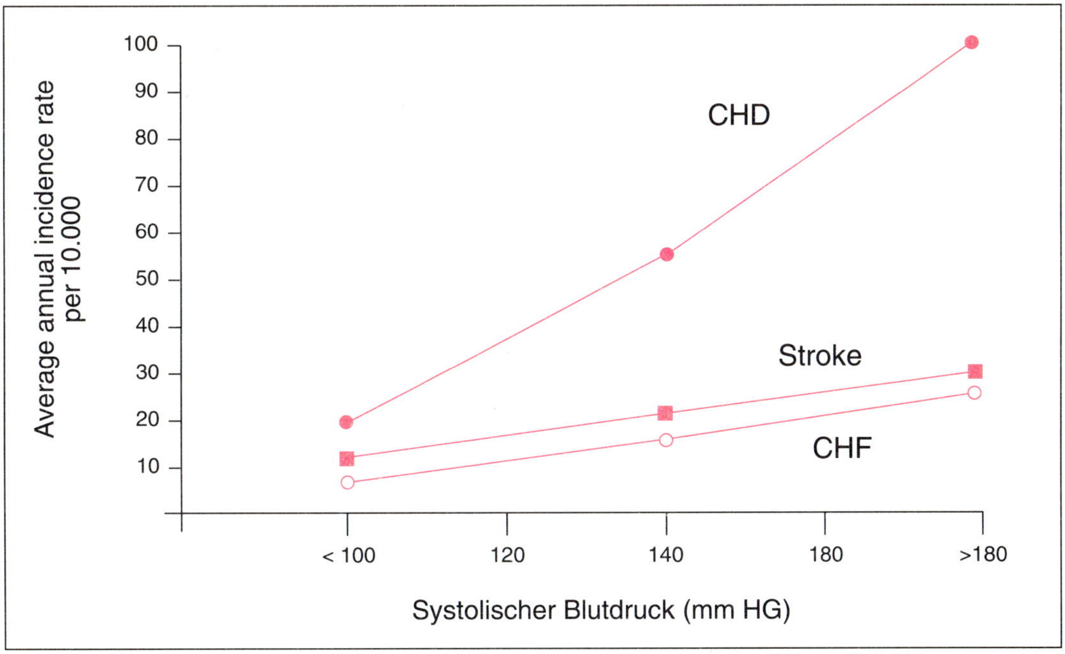

Abb. **8.3**: Jährliches Auftreten von kardiovaskulären Ereignissen (CHD = KHK; Stroke = Schlaganfall; CHF = Herzinsuffizienz) in Abhängigkeit von der Höhe des systolischen Blutdruckes nach Daten der Framingham-Studie (nach GORLIN).

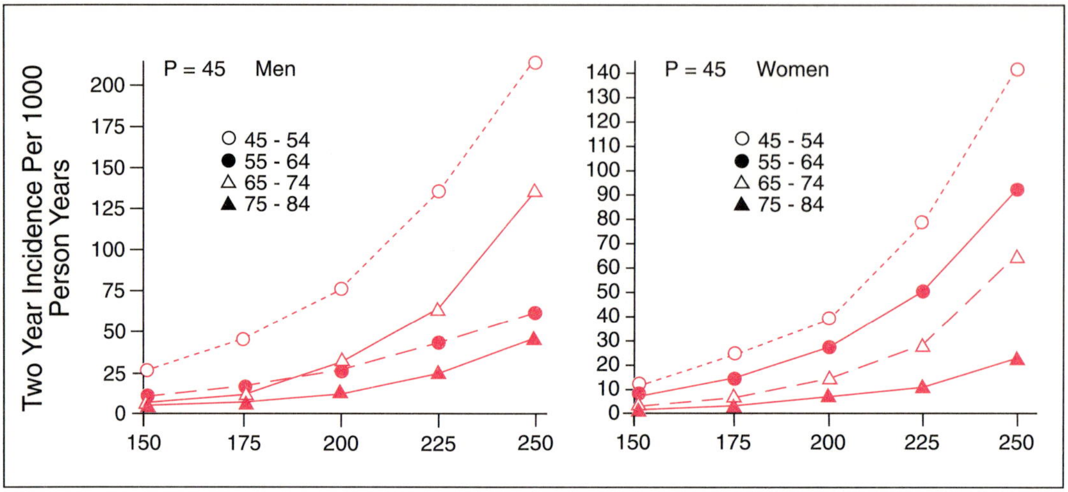

Abb. **8.4**: Auftreten des Schlaganfalls in Abhängigkeit von der Höhe des systolischen Blutdruckes und des Alters dargestellt für Männer und Frauen nach Daten der Framingham-Studie (nach Wolf).

zuweisen, daß das kardiovaskuläre Risiko des Hochdruckkranken in der Regel nicht nur von der Höhe des Blutdruckes sondern vor allen Dingen von einem komplexen Risikobündel bestimmt wird. Auf diese wichtige Tatsache wird noch bei der Besprechung der antihypertensiven Therapie in der Beeinflussung des kardiovaskulären Risikos einzugehen sein.

2.1 Interventionsstudien im mittleren Lebensalter

Bereits in der ersten 1967 durchgeführten Interventionsstudie der Veterans Administration [75] zeigte sich (Tab. **8.3**), daß die Behandlung der mittelschweren bis schweren Hypertonie (diastolischer Blutdruck zwischen 115 bis 129 mmHg bei Einschluß) zu einer gravierenden Verbesserung der kardiovaskulären Prognose führte. Nach einer Analyse von Strasser[70] wird deutlich, daß der zu erwartende therapeutische Gewinn, illustriert am „Therapeutischen Quotienten" (TQ = Erkrankungsrate an Schlaganfällen, Myokardinfarkt usw. in der Placebogruppe, geteilt durch die Rate in der behandelnden Gruppe) beziehungsweise die *prevented-event-rate* (PER), die absolute Differenz zwischen Ereignisrate und Placebo sowie aktiver Behandlung, bei der schwereren Hochdruckform besonders ausgeprägt ist. So mußten nur 100 Patienten für ein Jahr behandelt werden, um 24 Ereignisse zu verhindern. Dem gegenüber ist die PER wesentlich geringer, wenn man die Interventionsstudien bei der milden Hypertonie betrachtet, nämlich 0,1 – 0,6. Das heißt um ein kardiovaskuläres Ereignis zu verhindern müssen 150 – 850 Patienten mit milder Hypertonie über ein Jahr behandelt werden. Dies scheint auf den ersten Blick eine ungünstige Ausgangssituation darzustellen. Dabei müssen jedoch zwei Überlegungen berücksichtigt werden: Zum einen gehören 85 – 90 % aller Hypertoniker der Klassifikation nach in den Bereich der milden Hypertonie. Sie stellen somit sozialmedizinisch die wichtigste Gruppe dar. Aus der Sicht eines Individuums ist natürlich die milde bis moderate Hypertonie im Vergleich zur schwergradigen beziehungsweise malignen Hypertonie weit weniger gefährlich, aus volksmedizinischer Sicht ist sie jedoch wesentlich bedeutungsvoller. Wie bereits erwähnt ist die milde Hypertonie prozentual gesehen besonders häufig und deshalb für hochdruckbedingte Folgeerkrankungen absolut gesehen wichtiger.

Tab. **8.3**

Therapeutischer Gewinn in den Interventionsstudien dargestellt anhand des „Therapeutischen Quotienten" (TQ) sowie der „Prevented-event-rate" (PER)

Studie	*Diastol. Blutdruck (mmHg)*	*TQ*	*PER*
VA 1967	115-129	14,3	23,9
VA 1970	105-114	4,0	7,3
VA 1970	90-104	1,5	2,7
USPHS	90-114	1,6	2,4
ANBPS	95-109	1,5	0,6
Oslo	90-109	1,4	0,5
EWPHE	90-119	1,25	3,0
MRC	90-119	1,2	0,15

nach Strasser

So bedeutet eine PER von 0.15 - 0.6[70] bezogen auf eine Population von sieben bis acht Millionen Einwohnern, also einem kleinen Land beziehungsweise einer großen Stadt, daß 800 - 3000 kardiovaskuläre Ereignisse verhindert werden können, wenn man eine halbe Million Patienten mit milder Hypertonie behandelt.

Trotz der oben angestellten Überlegungen führte bereits die 1970 ebenfalls von der Veterans Administration durchgeführte Studie[76] bei Patienten mit einem diastolischen Blutdruck von 90 – 114 mmHg zu einer gewissen Verunsicherung. Zwar ließ sich eine ca. 50 %ige Reduktion der Mortalität bei diesen Patienten nachweisen, jedoch bezog sich dieser Effekt nur auf cerebrovaskuläre Insulte (20 unter Placebo gegenüber 5 unter Therapie), während die Morbidität und Mortalität an koronaren Herzerkrankungen nicht beeinflußt werden konnte.

Diese Diskrepanz zwischen gutem Einfluß auf zerebrovaskuläre Ereignisse aber fehlendem Nachweis für die KHK führte dann zur Initiierung weiterer groß angelegter Studien, die sich allerdings in Bezug auf die Zahl eingeschlossener Patienten, die Auswahl der Kollektive, die Dauer des Beobachtungszeitraums und insgesamt des Designs unterschieden.

Collins et al[8] (Abb. **8.5**) untersuchte anhand einer Metaanalyse von 14 randomisierten Studien die Erfolge einer antihypertensiven Behandlung bei der milden Hypertonie bezüglich zerebrovaskuläre Ereignisse und Myokardinfarkt. Diese Analyse beinhaltet den Verlauf bei 37.000 Patienten die im Mittel fünf Jahre behandelt wurden und deren diastolischer Blutdruck um 5 – 6 mmHg durch die Therapie gesenkt worden war. Nach dieser Metaanalyse bei 30.000 Patienten mit milder und 7.000 mit moderater Hypertonie führte die antihypertensive Behandlung zu einer Reduktion der Schlaganfallshäufigkeit um 42 % ($P < 0.001$) und der koronaren Herzerkrankung um 14 % ($P < 0.01$). In der Kontrollgruppe kam es bei 18.407 randomisierten Patienten in 5 Jahren zu 484 Schlaganfällen, wogegen es in der behandelten Gruppe nur 289 Ereignissen bei 18.487 eingeschlossenen Patienten waren. Auch die tödlich verlaufenden Schlaganfälle unterschieden sich mit 160 zu 87 Fällen hochsignifikant. Überraschenderweise war die prozentuale Senkung der tödlichen und nicht tödlichen Schlaganfälle durch die antihypertensive Therapie nahezu identisch unabhängig von der Höhe des diastolischen Blutdruckes bei Einschluß in die Studie (< 110 mmHg, 110 – 115 mmHg, > 115 mmHg). Fast man die Ergebnisse zusammen (Tab. **8.4**), so bewirkte die antihypertensive Behandlung bei 18.487 Patienten über 5 Jahre und einer mittleren diastolischen Bludrucksenkung von 5 – 6 mmHg, daß hierdurch 73 Todesfälle durch Apoplex und 195 Schlaganfälle verhindert wurden.

Die prozentuale Reduktion aller Koronarereignisse war im Vergleich zur Schlaganfallsrate deutlich geringer und betrug im Mittel 14 %. Da jedoch die Gesamtzahl der koronaren Ereignisse in der Kontrollgruppe mit 771 im Vergleich zum Auftreten des Schlaganfalls mit 484, wie allgemein zu erwarten, größer

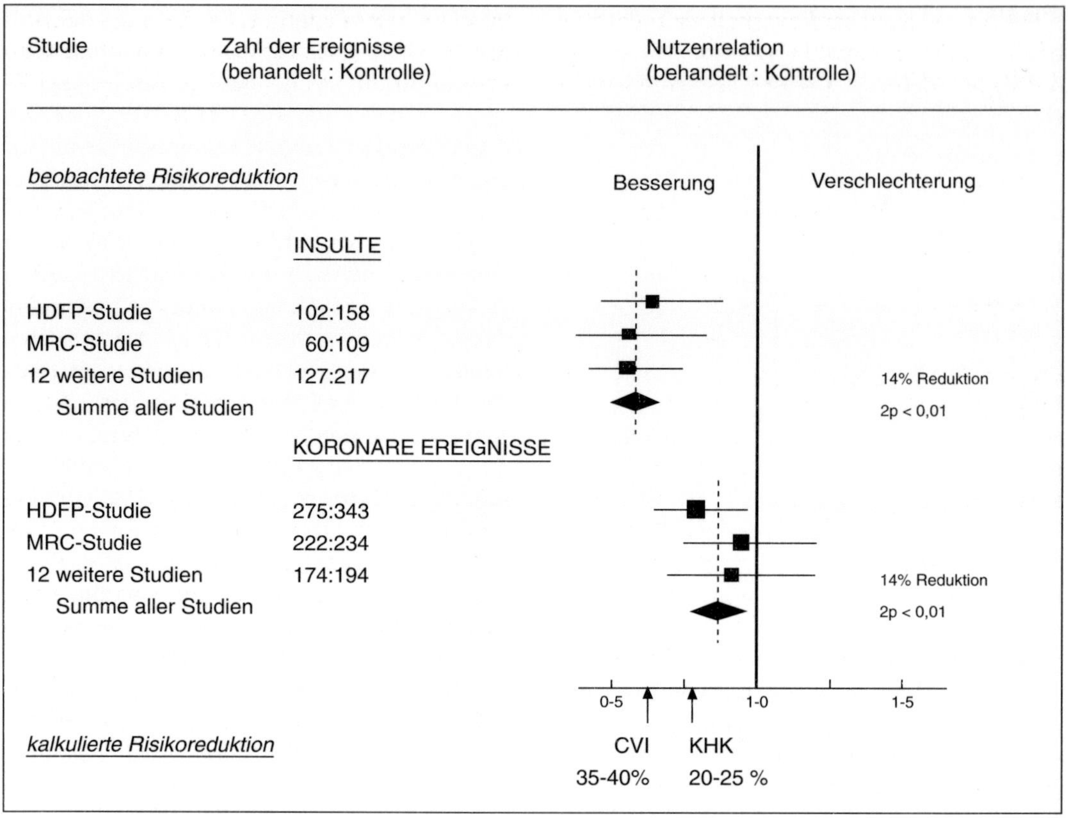

Abb. **8.5**: Erfolge der Behandlung einer milden Hypertonie (Senkung des diastolischen Blutdruckes um 5-6 mmHg) bezüglich Schlaganfällen und koronaren Ereignissen (nach Collins), (weiteres siehe Text).

Tab. **8.4**

Anzahl der tödlich und nicht tödlich verlaufenden Schlaganfälle und koronaren Ereignissen bei Hypertonikern in der Behandlungsgruppe (n = 18.487) und der Kontrollgruppe (N = 18.407) im Verlauf von 5 Jahren bei überwiegend milder Hypertonie im mittleren Lebensalter (nach Collins).

	Alle Ereignisse			Tödliche Ereignisse		
	Behandlungsgruppe n = 18.487	Kontrollgruppe n = 18.407	Differenz	Behandlungsgruppe	Kontrollgruppe	Differenz
Schlaganfälle	n = 289	n = 484	n = 195	n = 87	n = 160	n = 73
Koronare Ereignisse	n = 671	n = 771	n = 100	n = 316	n = 356	n = 40

war, bedeutet die Senkung von „nur 14 %“ durch die antihypertensive Therapie, daß 100 Ereignisse (40 Todesfälle) verhindert werden konnten. Dies entsprach damit nahezu dem halben Effekt, der bezüglich der Schlaganfallsreduktion erreicht wurde.

Die Anzahl nicht kardiovaskulärer Todesfälle betrug in der Behandlungsgruppe 396 und in der Kontrollgruppe 401 und war somit nicht signifikant verschieden.

Die durch die Therapie erzielte Reduktion des Schlaganfallsrisikos von 42 % entsprach der epidemilogischen Erwartung aus Beobachtungsstudien mit 35 – 40 %, wenn der Gelegenheitsblutdruck um 5 – 6 mmHg gesenkt wurde. Hieraus läßt sich der Schluß ziehen, daß die meisten Schlaganfälle durch die Behandlung schon kurz nach Eintritt der Blutdrucksenkung verhindert werden konnten. Dem gegenüber entsprach die 14 %ige Reduktion an koronaren Ereignissen nicht den aus epidemiologischen Studien zu erwartenden Reduktion zwischen 20 – 25 %. Diese wichtige Diskrepanz soll im dritten Teil ausführlich diskutiert werden, weil sie für das Management der Hypertonie außerordentlich wichtig erscheint.

Wie bereits einleitend erwähnt kommt der arteriellen Hypertonie als kardiovaskulärer Risikofaktor in den verschiedenen arteriellen Gefäßgebieten eine unterschiedliche Bedeutung zu. Bezüglich des zerebrovaskulären Risikos ist der Hochdruck als absolut wichtigster (für die Bildung von Mikroaneurysmen) möglicherweise als einziger Risikofaktor anzusehen, wogegen bei der KHK anderen eine größere Bedeutung zukommt.

Vor der Einleitung jeder medikamentösen antihypertensiven Therapie sollte besonders bei der milden Hypertonie auf die Initiierung von Allgemeinmaßnahmen geachtet werden. Die 1993 publizierte TOMHS-Studie kann hierzu im Vergleich zur medikamentösen Therapie einen klärenden Beitrag leisten[61]. In dieser Studie wurden insgesamt 902 hypertensive Männer und Frauen im Alter von 45 – 65 Jahren mit Blutdruck von diastolisch < 100 mmHg über einen Zeitraum von 4,4 Jahren verfolgt. Dabei wurden die Patienten randomisiert mit Placebo (N = 234), Chlorthalidon (N = 136), Acebutolol (N = 132), Doxazosin (N = 134), Amlodipin (N = 131) oder Enalapril (N = 135) behandelt. Bei allen Patienten wurde eine intensive Schulung zur Lebensstiländerung mit dem Ziel durchgeführt, eine Gewichtsabnahme mit Hilfe einer fettmodifizierten Diät zu erreichen, den Kochsalzverbrauch sowie die Alkoholaufnahme zu reduzieren und die körperliche Aktivität zu steigern. Diese Allgemeinmaßnahmen führten in der Placebogruppe zu einem signifikanten Blutdruckabfall von jeweils 9 mmHg, wogegen die zusätzliche Gabe eines Antihypertensivums den Blutdruck stärker und zwar um 16 mmHg systolisch und 12 mmHg diastolisch senkte. Dies dürfte auch die Erklärung dafür sein, daß die Rate an nicht tödlichen kardiovaskulären und klinischen Ereignissen mit 11,1 % im Vergleich zu 16,2 % unter Placebo signifikant geringer ausfiel. Somit dürften sich lebensstiländernde Maßnahmen und antihypertensive Medikation in ihren Einzeleffekten unterstützen.

2.2 Interventionsstudien bei älteren Patienten

Obwohl das kardiovaskuläre Risiko auch bei älteren Hochdruckkranken[76, 77] deutlich erhöht ist, bestanden in der Vergangenheit immer wieder Zweifel, ob man die erhöhten Blutdrucke medikamentös bei dieser Patientengruppe senken solle. Dies lag zum einen an der mangelnden Beweislage bezüglich des Erfolges einer solchen Maßnahme, zum anderen aber auch daran, daß man befürchtete, daß ein gesenkter Blutdruck bei älteren Menschen mehr Schaden anrichten könne, als helfen.

Die Studie der European Working Party on High Blood Pressure in the Elderly (EWPHE-Studie[2]), die bei 840 Patienten über 60 Jahren den Effekt von 25 mg Hydrochlorothiazid und 50 mg Triamteren/die über einen Zeitraum von 7 Jahren gegen Placebo untersuchte, zeigte schon 1985, daß auch in dieser Altersgruppe die kardiozerebrovaskuläre Ereignisrate um 34 % (–36 % Schlaganfall, –20 % kardiale Ereignisse) gesenkt werden konnte.

Die in den Jahren 1991 (SHEP-Studie; STOP-Studie) und 1992 (MRC-Studie) publizierten Untersuchungen konnten die diesbezügliche Datenlage wesentlich verbessern. Alle drei Studien untersuchten bei älteren Patienten (Tab. **8.5**) den Einfluß einer Medikation (gegen Placebo) auf das Auftreten von kardiovaskulären Ereignissen. In der SHEP-Studie [69] waren über 4.000 Patienten eingeschlossen und das Behandlungsziel war, den Blutdruck bei der systolischen Hypertonie unter 160 mmHg zu senken beziehungsweise eine Blutdruckabsenkung von mindestens 20 mmHg zu erreichen, wenn der Ausgangsblutdruck unter 180 mmHg systolisch lag. Obwohl zum Abschluß der Studie 10 % der der Behandlungsgruppe zugeordneten Patienten unbehandelt waren und 44 % der „Placebo-Patienten" behandelt wurden, ließ sich im Vergleich zur Placebo-Gruppe bei einer medikamentös induzierten Blutdrucksenkung von 12/4 mmHg eine 36 %ige Reduktion des Schlaganfallsrisiko sowie ein 27 %iger Rückgang an koronaren Ereignissen zeigen. Demnach muß auch die isolierte systolische Hypertonie bei über 70-jährigen medikamentös behandelt werden.

Tab. **8.5**

Einfluß einer antihypertensiven Therapie auf das Schlaganfall- und kardiovaskuläre Risiko bei älteren Patienten (Hct = Hydrochlorothiazid; Ps = systolischer Blutdruck; Pd = diastolischer Blutdruck

	SHEP	*STOP*	*MRC*
Alter	70-80 x 72 J.	70-84 x 76 J.	65-74 x 70 J.
Anzahl der Patienten	2365 Verum 2371 Placebo	812 Verum 815 Placebo	2183 Verum 2213 Placebo
Medikation	12,5-25 mg Chlorthalidon (46%) gegebenenfalls 20-50 mg Atenolol (33%)	50 mg Atenolol o. 100 mg Metoprolol o. 5 mg Pindold o. 25 mg Hct + 2,5 mg Amilorid	25 oder 50 mg Hct+ Amilorid (2,5-5 mg) oder 50 mg Atenolol
Therapiedauer	4,5 Jahre	2,1 Jahre	5,8 Jahre
Blutdruck bei Einschluß P_s	160-219	180-230	160-209 <
P_d	<90	90-120	<115
Mittlerer RR	170/77	195/102	185/91
Blutdrucksenkung – Behandlungsgruppe – Placebo	 144/68 155/71	 167/87 186/87	 152/79 167/85
Reduktion des Schlaganfallrisikos	- 36%	-47%	-25%
Reduktion des kardiovaskulären Risikos	-27%	-13%	-19%

In der STOP-Studie[13] wurden ebenfalls über 70-jährige Hochdruckpatienten eingeschlossen, wobei die isolierte Hypertonie ein Ausschlußkriterium darstellte. Trotz der relativ kurzen Verlaufszeit ließ sich das Schlaganfallsrisiko um 47 % und da kardiale Risiko um 13 % im Vergleich zu Placebo herabsetzen, wobei die mittlere Blutdrucksenkung 20/8 mmHg betrug. Dabei nahmen zum Zeitpunkt des letzten Follow-up's nur 77 % in der Placebo-Gruppe und 84 % in der Behandlungs-Gruppe die ihnen verordneten Studien-Medikation.

In der MRC-Studie[58] sollte bei älteren Patienten untersucht werden, ob die Behandlung mit Beta-Rezeptoren-Blockern oder Diuretika das kardiovaskuläre Risiko günstig beeinflußt. Dazu wurden die über 65-jährigen entweder einer Therapie mit Diuretika, Beta-Rezeptoren-Blocker oder Placebo zugeordnet. Im Vergleich zu Placebo ergab die Behandlung eine 25 %ige Reduktion der Schlaganfallshäufigkeit und bei den koronaren Ereignissen eine Senkung von 19 %. Bezüglich des Schlaganfalls galt dies für Frauen und Männer und für die koronaren Ereignisse nur für Männer. Nicht kardiovaskulärbedingte Todesfälle unterschieden sich in beiden Gruppen nicht. Wurde die unterschiedlichen Ausgangscharakteristika (wie zum Beispiel Rauchgewohnheiten) berücksichtigt, so zeigte sich nur für die „Diuretika-Gruppe" eine signifikante Minderung des Schlaganfalls um 31 % und der koronaren Ereignisse um 44 %. Diese Studie ist allerdings bezüglich der Analyse Beta-Rezeptoren-Blocker gegen Diuretika kritisiert worden. Zum einen, da 25 % der primär eingeschlossenen Patienten die Studie nicht beendeten, aber vor allen Dingen deswegen, weil nur 52 % der der Diuretika-Gruppe zugeordneten Patienten und sogar nur 37 % der der Beta-Rezeptoren-Blockergruppe zugeordneten Patienten (noch 47 % der Placebo-Gruppe) mit ihren ursprünglich randomisierten Studien-Medikation behandelt wurden. Darüber hinaus wurde in der Diuretika-Gruppe eine schnellere aber auch ausgeprägtere Blutdrucksenkung in den ersten 24 Monaten erzielt.

Insgesamt beweisen die vorliegenden Interventionsstudien bei älteren Hochdruckkranken, daß auch für diesen Patientenkreis eine antihypertensive Therapie empfohlen werden muß, ohne das der Erfolg durch eine höhere Nebenwirkungsrate (im Vergleich zu jüngeren Patienten) erkauft werden muß.

3. Wie läßt sich die Differenz zwischen erwarteter und erzielter Reduktion koronarer Ereignisse Hochdruckkranker durch Antihypertensiva erklären?

Das scheinbare „koronare Paradoxon" ist in den letzten Jahren häufig in der Diskussion gewesen. Dabei ist es immer klarer geworden, daß es eigentlich gar nicht besteht und wir gut erklären können, warum in den durchgeführten Interventionsstudien nicht die aus epidemiologischen Studien zu erwartende Reduktion auch tatsächlich erzielt wurde. Die Gründe hierfür (Tab. **8.6**) sind vielfältig und liegen sowohl im Design und der Durchführung der

Tab. **8.6**

Ursachen, die die Diskrepanz zwischen erwarteter und erzielter Reduktion koronarer Ereignisse durch antihypertensive Therapie in Interventionsstudien erklären
– Einschluß falscher Zielgruppen (Normotoniker mit niedrigem kardiovaskulärem Risiko, Patienten mit bereits bestehender KHK). – Keine ausreichende Blutdrucksenkung. – Zu kurze Therapiedauer. – Mögliche zu tiefe Blutdrucksenkung bei Patienten mit KHK und/oder LVH. – Mögliche negative Stoffwechseleffekte von Antihypertensiva. – Häufiger Wechsel beziehungsweise Absetzen der randomisierten Studienmedikation; Therapie der Kontrollgruppe. – Fehlende Berücksichtigung anderer kardiovaskulärer Risikofaktoren. – Untersucht wurde nicht der Verlauf der Atherosklerose, sondern der Endpunkt (thrombotisches Ereignis).

Studien, als auch im Entstehungsmechanismus des Myokardinfarktes.

3.1 Wurde in den Studien die richtige Zielgruppe untersucht?

Die Klassifikation als Hochdruckkranke erfolgte in den Studien aufgrund wiederholter Gelegenheitsblutdruckmessungen. Sowohl in der australischen Studie[53] als auch in der MRC-Studie[57] zeigte sich jedoch, daß dieses Vorgehen nicht ausreichend geeignet ist, Patienten mit einer stabilen Blutdruckerhöhung von jenen mit einer passageren *Weißkittel-Hypertonie* zu trennen. So kam es in der Australischen Studie unter Placebo nach 3 Jahren zu einem Blutdruckabfall von im Mittel 158/102 mmHg auf 144/91 mmHg. Dabei hatten im Verlauf zwei Drittel der Placebo-kontrollierten Patienten einen Blutdruck von weniger als 95 mmHg diastolisch. Nur 32 % blieben im Bereich von 95 – 109 mmHg. Aus diesen Daten läßt sich folgern, daß zumindestens ein nicht geringer Teil von Normotonikern in die Studie eingeschlossen wurde, die dem zufolge auch ein niedrigeres kardiovaskuläres Risiko aufwiesen und bei denen es verständlicherweise schwieriger ist den Vorteil einer antihypertensiven Therapie nachzuweisen. So war zum Beispiel in der australischen Studie die Mortalität in der Placebo-Gruppe niedriger als bei Normotonikern in der Allgemeinbevölkerung Australiens.

Weiterhin ist natürlich zu berücksichtigen, daß in den meisten Studien Patienten über 65 Jahre ausgeschlossen wurden. Deshalb konnte man auch eine geringere kardiovaskuläre Ereignisrate erwarten, was in der Tat auch der Fall war. In der EWPHE-Studie[2] bei älteren Patienten war die Rate an tödlichen Myokardinfarkten / 1.000 Patientenjahren in der Behandlungsgruppe 5 und in der Kontroll-Gruppe 13. Die entsprechenden Raten bei jüngeren Patienten waren deutlich geringer mit 2,5 und 2,3 in der MRC-Studie[57] und sogar nur 0,3 oder 0,5 in der IPPPSH-Studie[72]. Wie auch die Studien bei den älteren Patienten belegten, läßt sich gerade in jenen Altersgruppen, wo mit der höchsten Myokardinfarktrate zu rechnen ist, auch der größte Erfolg erzielen.

Weiterhin muß berücksichtigt werden, daß in der HDFP-Studie[33] und der MRFIT-Studie[73] die Patienten der Kontroll-Gruppe durch die zuweisenden Ärzte weiterhin antihypertensiv betreut wurden. In der MRFIT-Studie wurde zusätzlich noch eine Reduktion der anderen bekannten Risikofaktoren angestrebt. Hierdurch war sowohl der Unterschied in der Blutdrucksenkung als auch im Auftreten kardiovaskulärer Ereignisse zwischen Behandlungs- und Kontrollgruppe weniger ausgeprägt.

Ein anderer Aspekt ist, daß (wenn auch nicht in den meisten Studien beabsichtigt) Patienten mit bereits koronaren Vorschädigungen eingeschlossen wurden, die aber noch asymptomatisch waren. Falls solche Patienten im Studienverlauf einen Myokardinfarkt im Sinne eines kompletten Gefäßverschlußes entwickeln, kann dieser Verlauf nicht als Therapieversagen (bezüglich Hypertonie) gewertet werden.

3.2 Wurde der Blutdruck ausreichend gesenkt?

Nach der Metaanalyse von Collins[8] wurde die Reduktion des Schlaganfallrisikos um 42 % und der koronaren Ereignisse um 14 % durch eine mittlere Senkung des diastolischen Blutdruckes von nur 5 – 6 mmHg erzielt. In der täglichen Praxis werden allerdings wesentlich stärkere Absenkungen des Blutdruckes erreicht und man muß hieraus folgern, daß in den Interventionsstudien eine suboptimale Drucksenkung erreicht wurde. In einer Übersicht hat Hansson[28] auf diese Tatsache hingewiesen (Tab. **8.7**). So erreichten zum Beispiel in der HDFP-Studie[33] nur 70,1 % in der „Stepped-care"-Gruppe und nur 52,5 % in der „Referred-care"-Gruppe den primär angestrebten Zielblutdruck von < 90 mmHg. Es ist deshalb sehr wahrscheinlich, daß eine stärkere, wie in der täglichen Praxis übliche Blutdrucksenkung auch das Myokardrisiko stärker gesenkt hätte.

Geht man davon aus, daß pro 1 mmHg diastolische Blutdrucksenkung des Myokardinfarktrisiko in 5 Jahren um 2,5 % gesenkt wird, so würde eine diastolische Blutdrucksenkung von 10 mmHg das Risiko um 25 % und von 15 mmHg um 37,5 % senken. Für dieses, aufgrund der Metaanalyse, durchgeführte Zahlenspiel gibt es auch Unterstützung aus klinischen Beobachtungen. So fand sich in der Dalby-Studie[28], in der retrospektiv die kardiovaskuläre Morbidität bei antihypertensiver Behandlung evaluiert und mit Kontrollen verglichen wurde, daß trotz guter Blutdrucksenkung (149/91 zu 183/114 mmHg), das Auftreten von Schlaganfällen und koronaren Ereignissen signifikant größer war (Tab. **8.8**). Allerdings war der Blutdruck in der Kontroll-Gruppe mit 133/80 mmHg wesentlich niedriger als der durch die Therapie erzielte Wert. Diese Daten werden durch die Glasgow Blood Pressure Clinic Study[34] bestätigt. Hier fand sich in einem Beobachtungszeitraum von 6,5 Jahren, daß bei behandelten Hochdruckpatienten die Mortalität im Vergleich zur Kontroll-Gruppe in der Umgebung Glasgows 2 – 5 Mal höher war, aber jene Patienten das niedrigste Risiko aufwiesen, bei denen der Blutdruck auf das tiefste Niveau gesenkt worden war.

Tab. **8.7**

Zielblutdruck in großen Interventionsstudien und Prozentsatz jener Patienten, die diesen erreichten

Autoren	*Diastolischer Zieldruck (mmHg)*	*Behandlungsdauer (Monate)*	*Resultat*
Australian National Study	< 80	44	> 90 mmHg in 24,5%
HDFP*** Stepped Care	< 90	60	≥ 90 mmHg in 29,9%
HDFP*** Referred Care	< 90	60	≥ 90 mmHg in 47,5%
Ménard et al. 1983	< 95	24	> 95 mmHg in 21,1%
Samuelsson et al. 1985	< 95	120	≥ 95 mmHg in 34,0%

nach Hansson

Tab. **8.8**

Retrospektive Analyse der Erkrankungshäufigkeit im Verlauf von 3 Jahren bei behandelten Hypertonikern und alters- und geschlechtsentsprechenden Kontrollen in Dalby

Erkrankung	*Behandelte Patienten (n = 66)*	*Kontrollen (n = 75)*	*P-Werte*
Kardiovaskulär	21%	1%	<0,001
Apoplex	2%	0%	ns
KHK	20%	1%	< 0,001
PVK	2%	0%	ns
Diabetes mellitus	8%	5%	ns
Blutdruck (mmHg)			
unbehandelt	183/114		
	p< 0,001/0,001		
behandelt	149/91	133/80	< 0,001/0,001

nach Hansson

3.3 War die Therapiedauer ausreichend lang?

Ein weiteres mögliches Problem der großen Interventionsstudien ist die relativ kurze Beobachtungszeit. Da es sich bei der Atherosklerose um einen chronischen über Jahrzehnte verlaufenden Prozeß handelt, ist die Beurteilung des optimalen Effektes zum Beispiel einer antihypertensiven Behandlung mit zwei Problemen behaftet. Zum einen kann davon ausgegangen werden, daß bei Einschluß in eine Studie zumindesten ein nicht unwesentlicher Teil der Patienten bereits eine wenn auch nicht manifeste KHK aufweist. Zum anderen werden lange zeitliche Verläufe benötigt um einen Effekt auf die Atherosklerose zu sichern.

In der Seven Countries Study[43] wurde prospektiv bei 40 – 49jährigen (beim Einschluß) über einen Zeitraum von 18 Jahren das Auftreten von kardiovaskulären Ereignissen im Bezug zum Vorliegen koronarer Risikofaktoren untersucht. Dabei zeigte sich, daß die Bedeutung des Blutdruckes aber auch der Blutfette für die koronare Mortalität frühestens nach 10 Jahren deutlich wurde, oder dann wenn die Patienten ein Alter von 50 – 69 Jahren erreicht hatten.

In der MRFIT-Studie[73] konnte zum Endpunkt nach 6,9 Jahren in der „Special-intervention"-Gruppe im Vergleich zur „Usual-sources-of-health-care"-Gruppe zwar eine stärkere Reduktion der koronaren Risikofaktoren erzielt werden, aber kein signifikanter Unterschied in der Morbidität und Mortalität an kardiovaskulären Erkrankungen. Eine Weiterführung der Studie über einen Zeitraum von 10,5 Jahren ergab jedoch eine 24 %ige Reduktion der koronaren Todesrate in der „Special-intervention"-Gruppe was wahrscheinlich nur durch den langen zeitlichen Verlauf zu erklären war.

Bedenkt man, daß die Behandlungsdauer in den verschiedenen Studien zwischen 1,5 und 9 Jahren variierte mit einer mittleren Verlaufszeit von 5,5 Jahren, so scheint es berechtigt zu sein anzunehmen, daß eine längere Beobachtungszeit auch eine größere Reduktion an Ereignissen ergeben hätte.

3.4 Wurde der Blutdruck zu stark gesenkt?

Es wurde immer wieder und auch kontrovers diskutiert, ob eine zu starke Senkung des diastolischen Blutdruckes (und damit des koronaren Perfusionsdruckes) möglicherweise das koronare Risiko Hochdruckkranker, besonders solcher mit gleichzeitiger KHK und/oder LVH erhöhen könnte (Abb. **8.6**). Die pathophysiologische Grundlage dieser Überlegungen ist folgende: Unter physiologischen Bedingungen sorgt die Autoregulation des koronaren Gefäßbettes dafür, daß Veränderungen des Perfusionsdruckes im Bereich von 60 – 140 mmHg zu keiner Änderung des Blutflußes führen. Oberhalb oder unterhalb nimmt der Fluß nahezu linear zu beziehungsweise ab. Ähnlich der Autoregulation der zerebralen Durchblutung kann es jedoch im Verlauf der Hypertonie zu einer Verstellung dieses autoregulatorischen Bereiches nach oben kommen, so daß eine akute Blutdruckabsenkung (zum Beispiel auf 70 – 90 mmHg diastolisch) zu einer starken Abnahme des Flußes führt. Harrison et al[29] konnte zeigen, daß bei Hypertonie und LVH eine ausgeprägte Störung des unteren Bereiches der subendokardialen Autoregulation vorliegt. Patienten mit höhergradigen Stenosen und/oder LVH weisen eine deutlich eingeschränkte Koronarreserve auf[47] und können somit besonders empfindlich auf eine Absenkung des Perfusionsdruckes reagieren[20]. Unter physiologischen Bedingungen können die Koronararterien durch Dipyridamol um das fünffache dilalatiert werden, daß heißt sie weisen einen Koronarreservefaktor von 5 auf. Liegt jedoch eine LVH vor, so ist dieser Wert bereits auf 3 reduziert, was einer 70 %igen Stenose ohne LVH entspricht. Liegt eine 80 %ige Koronarstenose mit LVH beziehungsweise eine 95 %ige Stenose ohne LVH vor, so ist die Koronarreserve praktisch aufgehoben. Dies bedeutet jedoch, daß jeder Abfall des Perfusionsdruckes (kann nicht mehr durch eine Dilatation des Koronargefäßes kompensiert werden) zu einem Abfall der koronaren Durchblutung und somit zu einer Ischämie führen muß, da die O_2-Ausschöpfung im Myokard bereits unter Ruhebedingungen maximal ist. So konnte FLORAS[16] einen signifikanten Anstieg der Häufigkeit und Dauer von stummen Ischämien während der Nacht bei jenen Hochdruckkranken nachweisen, die durch Antihypertensiva eine Hypotension erfahren hatten. Im Gegensatz hierzu reduzierte die antihypertensive Behandlung die nächtliche Ischämiereaktion bei jenen Patienten, deren diastolische Blutdruckabsenkung nicht tiefer als normal ausfiel. In eigenen Untersuchungen an 147 Patienten mit gesicherter KHK[59] konnten wir nachweisen, daß ein nächtlicher tiefnormaler diastolischer Blutdruck mit einer deutlichen Zunahme an Häufigkeit und Dauer stummer Ischämien im Langzeit-EKG einhergeht. Dabei waren besonders jene KHK-Patienten gefährdet, die in der 24-h-Blutdruckmessung einen besonders starken Abfall des nächtlichen diastolischen Blutdruckes im Vergleich zum Tagesprofil aufwiesen.

Aufgrund seiner Beobachtungen hat FLORAS [16] die nächtliche Hypotension als einen möglichen Grund dafür angesehen, daß einige Interventionsstudien bei der milden Hypertonie keine signifikante Reduktion der koronaren Ereignisse erbrachte. Durch diesen Mechanismus könnten vor allen Dingen die Non-Q-Infarkte erklärt werden.

Schon in der Framingham-Studie[36,38] zeigte sich, daß die Manifestation einer KHK bei Patienten mit Hypertonie und LVH schwergradiger verlief. Im Vergleich zu solchen Personen mit normaler Herzgröße und Blutdruck war der Koronarverschluß mit einer dreifach so hohen Rate am plötzlichen Herztod, dem Auftreten

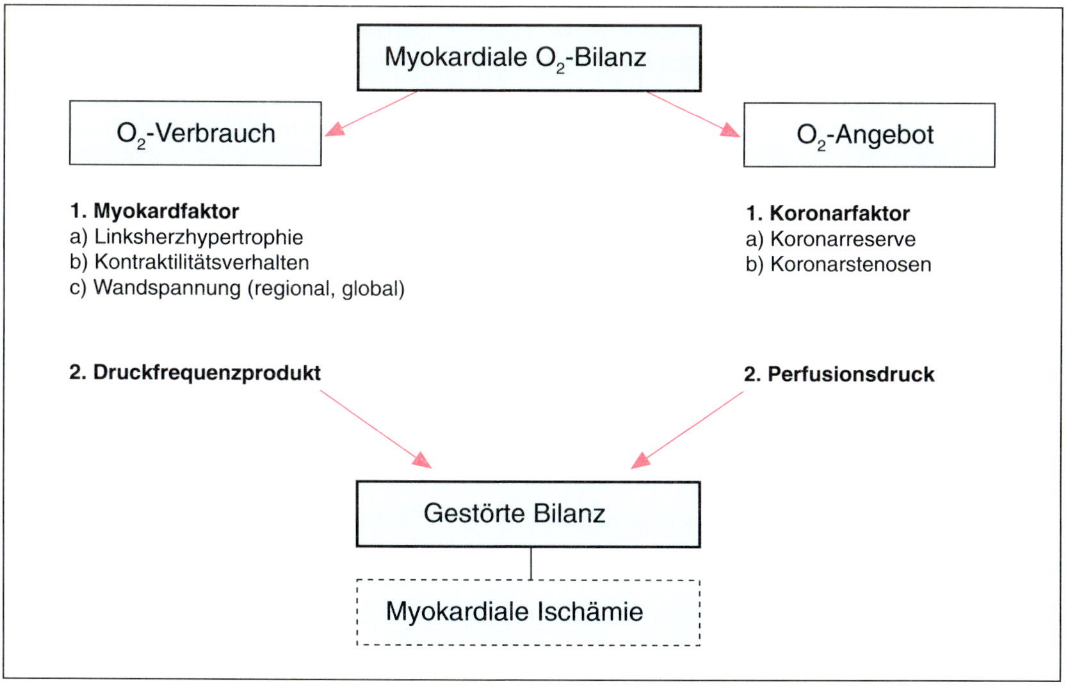

Abb. **8.6**: Bestimmende Parameter der myokardialen O_2-Bilanz unter besonderer Berücksichtigung der Hochdruckerkrankung (weitere Erläuterungen siehe Text).

postinfarktbedingter Herzinsuffizienz und dem Auftreten von Herzrupturen assoziiert.

1991 wurde die sogenannte „J-curve-Hypothese“ für die Framingham-Daten[12] analysiert. Für Personen ohne Myokardinfarkt fand sich keine Korrelation zwischen nicht kardiovaskulären Todesursachen und diastolischem Blutdruck und das Auftreten des Koronartodes war linear korreliert mit der Höhe des systolischen und diastolischen Blutdruckes. In der Gruppe der Hochrisiko-Patienten (Zustand nach Myokardinfarkt aber ohne Herzinsuffizienz) zeigte sich allerdings eine signifikante U-förmige Beziehung und zwar alters- und geschlechtsabhängig für die Höhe des diastolischen Blutdruckes und das Auftreten von koronaren Todesfällen. Dabei schien diese Beziehung unabhängig von der linksventrikulären Funktion unter antihypertensiver Behandlung zu sein.

Cruickshank[10] zeigte 1987 in einer als retroperspektiv kritisierten Untersuchung, daß die Senkung des erhöhten Blutdruckes auf Werte von 85 – 90 mmHg die Inzidenz an Myokardinfarkten senkte. Sie stieg jedoch an, wenn der diastolische Blutdruck unter diesen Wert gesenkt wurde. Er bestärkte seine Vorbehalte bezüglich einer zu starken diastolischen Blutdrucksenkung bei Koronar-Patienten durch eine Analyse von fünf anderen Studien[11], die seine Beobachtungen zu bestätigen schienen. Allerdings waren in den meisten Interventionsstudien Patienten mit KHK (zumindest manifest) ausgeschlossen worden. Darüber hinaus zeigte die EWPHE-Studie[2] und die HDFP-Studie[33], die bezüglich KHK Risikoreduktion positiv verlaufen waren, daß die größte Senkung gerade in der Gruppe mit niedrigstem Blutdruck nachweisbar war. Auch die SHEP-Studie[69], die eine 25 %ige Senkung der Inzidenz koronarer Ereignisse erbrachte, könnte gegen die sogenannte „J-curve“ sprechen.

Auf der anderen Seite konnte Lindblad et al[50] 1994 zeigen, daß Patienten, die im EKG Zeichen für eine Ischämie beziehungsweise Hypertrophie aufwiesen, einen signifikanten Anstieg des Risikos für das Auftreten eines ersten Myokardinfarktes im Verlauf von 7 Jahren aufwiesen, wenn ihr diastolischer Blutdruck durch die Behandlung unter 84 mmHg abgesenkt wurde. Ein solcher Befund ließ sich für Patienten mit normalem EKG jedoch nicht sichern.

Es ist zu befürchten, daß auch durch die gerade laufende HOT-Studie diesbezüglich keine abschließende Aussage gemacht werden kann, obwohl in dieser Studie nach ersten Analysen eine unterschiedlich starke Senkung des Blutdruckes (wie im Design geplant) erreicht wurde, da die eigentliche Risikogruppe mit gesicherter KHK und/oder LVH nicht gesondert untersucht wird[20,21]. Im Einzelfall wird man besonders bei den gefährdeten Patienten auf eine möglicherweise zu tiefe diastolische Blutdrucksenkung und das Auftreten von zum Beispiel stummen Ischämien im Langzeit-EKG achten müssen.

3.5 Können mögliche negative Effekte auf den Stoffwechsel durch die Gabe von Diuretika und Beta-Rezeptoren-Blocker den Unterschied erklären?

Es wurde immer wieder gefragt, ob die überwiegend in den Interventionsstudien eingesetzten Diuretika und Beta-Rezeptoren-Blocker möglicherweise Nebenwirkungen aufweisen, die sich auf das koronare Risiko ungünstig auswirken können.

Über das potentielle Risiko der Diuretika induzierten Hypokaliämie wurde ausführlich und kontrovers diskutiert, obwohl die heute gebräuchlichen und wesentlich niedrigen Dosen nur noch einen geringen Kaliumverlust bewirken. Das eine Hypokaliämie zu Herzrhythmusstörungen führen kann ist gut belegt [32]. Allerdings konnte bei Hypertonikern in gut geführten Studien nicht gesichert werden, daß Diuretika zu einer Zunahme von Ektopien führen[56,63]. Allerdings begünstigen Diuretika das Auftreten von Herzrhythmusstörungen während einer Ischämie. Obwohl die großen Studien keinen Zusammenhang zwischen Mortalität und Serumkaliumspiegel zeigen konnten, bleibt die Wertigkeit der Diuretika-induzierten Hypokaliämie umstritten.

Für Diuretika wurde auch berichtet, daß sie negative Auswirkungen auf den Lipidstoffwechsel[27,55,66], auf den Glucose-Metabolismus[60] sowie auf die Hyperinsulinämie[66] ausüben können, was theoretisch das kardiovaskuläre Risiko erhöhen könnte. Im allgemeinen tendieren Thiazide dazu, daß Gesamtcholesterin, die LDL-Cholesterinfraktion und die Triglyceride zu erhöhen und weisen nur einen minimalen Effekt auf das HDL-Cholesterin auf. Diese Veränderungen sind meistens innerhalb der ersten Therapiemonate[27] nachweisbar. In Langzeituntersuchungen schwächten sich diese Wirkungen der Thiazide jedoch ab oder waren nicht mehr nachweisbar[35]. In der EWPHE-Studie fanden sich keine Veränderungen und in der MRC-Studie sowie der HDFP-Studie war eine Erhöhung des Gesamtcholesterins von bis zu 1 % vorhanden.

Aus den Studien zur Cholesterinsenkung zeigte sich, daß theoretisch eine 1 %ige Minderung des Gesamtcholesterins eine Senkung des koronaren Risikos von 2 % innerhalb von 5 Jahren bewirken kann. Somit könnte diese geringe Veränderung des Gesamtcholesterins durch Thiazide wenn überhaupt nur einen ganz kleinen Teil der Diskrepanz zwischen erzielter und epidemiologisch zu erwartender Reduktion koronarer Ereignisse erklären.

Auch Beta-Rezeptoren-Blocker tendieren zu einer Veränderung der Plasmalipide [35,66,77] in dem sie die Triglyceride erhöhen und das HDL-Cholesterin reduzieren. Das Gesamtcholesterin blieb in der MRC-Studie[57] unverändert und zwei weitere Langzeit-Studien[6,80] ergaben sogar einen Abfall. Auch der Einfluß auf das HDL-Cholesterin wird kontrovers diskutiert. So zeigten zwei Arbeitsgruppen[4,6] keine Veränderung des HDL-Cholesterin und andere beschrieben einen geringen aber signifikanten Abfall[15,55,65].

In einer Übersicht kommt KLEIN[46] zum Schluß, daß die gezeigten Veränderungen des Lipidstoffwechsels im Ausmaß eher als gering einzuschätzen sind und es sehr fraglich ist, ob sie bei Patienten mit normalen oder leicht erhöhten Ausgangswerten überhaupt Bedeutung haben. Die Framingham-Daten[39] und die POSCH-Studie[7] zeigten übereinstimmend, daß auch bei deutlicher Senkung des Cholesterins (im Fall der POSCH-Studie um 23 %) das koronare Risiko erst nach 5 – 8 Jahren gesenkt wird. Das bedeutet aber, daß diese Veränderung auf den Lipidstoffwechsel keinesfalls die Erklärung für das „koronare Paradoxon" sein können, weil sich innerhalb der Studiendauer, meist 4 – 5 Jahren, dieser noch dazu sehr geringe Effekt auf den Cholesterinspiegel gar nicht ausgewirkt haben kann. In drei großen Studien wurden Beta-Rezeptoren-Blocker als Antihypertensiva eingesetzt. In der MRC-Studie[57] wurden die Patienten entweder einer Beta-Rezeptoren-Blockade mit Propranolol (nicht selektiver Beta-Rezeptoren-Blocker), einer Thiazid-Behandlung und einer Placebo-Gabe zugeordnet. Insgesamt ergab sich kein signifikanter Unterschied in den 3 Gruppen bezüglich des Auftretens von tödlichen und nicht tödlichen koronaren Ereignissen. Allerdings zeigte sich bei männlichen Nichtrauchern die unter Propranolol-Behandlung standen eine signifikant niedrige Rate an koronaren Ereignissen verglichen mit Diuretika und Placebo. Ähnliche Ergebnisse zeigten sich in der IPPPSH-Studie[72] (randomisierte Gabe von Oxprenolol oder Placebo) wobei 80 % der Placebo-Gruppe Diuretika erhielten. Auch hier ließen sich bei männlichen Nichtrauchern unter Oxprenolol weniger koronare Ereignisse im Vergleich zu Placebo nachweisen. In der HAPPHY-Studie[79] wurden die Patienten entweder mit einem Beta-Rezeptoren-Blocker (Atenolol oder Metoprolol; beide β_1-selektiv) oder Thiaziden behandelt. Auch hier fand sich bezüglich des Auftretens von koronaren Ereignissen kein Unterschied zwischen Diuretika oder Beta-Rezeptoren-Blockade. In der als Sub-Studie weitergeführten MAPHY-Studie[80] ließ sich allerdings sowohl bei Rauchern als auch bei Nichtrauchern eine geringere kardiale Mortalität unter Metoprolol im Vergleich zu Thiaziden zeigen.

Insgesamt scheinen somit die möglicherweise unter Diuretika und Beta-Rezeptoren-Blockade auftretenden Veränderungen nicht in der Lage zu sein, die Diskrepanz zwischen erzielter und zu erwartender Reduktion an koronaren Ereignissen ausreichend zu erklären.

Die Ergebnisse der TOMHS-Studie[61] verdeutlichen, daß die Diskussion über mögliche negative Effekte von Beta-Rezeptoren-Blocker und Diuretika immer dann überflüssig sind, wenn es gelingt die Patienten zu einer notwendigen Lebensstiländerung zu bewegen. Ist dies möglich, dann kommt es „trotz" Gabe von Beta-Rezeptoren-Blocker und Diuretika, Alpha-Blockern, Calciumantagonisten oder ACE-Hemmer in allen Gruppen zu einem Abfall des Gesamtcholesterins, des LDL-Cholesterins sowie der Triglyceride und zu einem Anstieg des HDL-Cholesterins. Dies war direkte Folge der Gewichtsabnahme und der Ernährungsumstellung. Ähnliche Ergebnisse, wenn auch in Kurzzeittherapie konnten wir[22] zeigen. Die positiven Effekte einer erfolgreichen Durchführung von Allgemeinmaßnahmen auf den Lipidstoffwechsel konnten in den 2 Vergleichsgruppen mit Bisoprolol oder Atenolol und der Placebo-Gruppe in entsprechender Weise erreicht werden (Tab. **8.9**).

Tab. **8.9**

Die Beeinflussung des kardiovaskulären Risikos Hochdruckkranker durch Allgemeinmaßnahmen (Gewichtsabnahme, fettarme Diät, Ausdauertraining) bei 60 zuvor unbehandelten übergewichtigen Hypertonikern mit Hypercholesterinämie

	Gesamt-Cholesterin	*LDL-Cholesterin*	*HDL-Cholesterin*	*Triglyceride*	*Ruhe-RR*	*Gewicht*
Gruppe 1 (nur Allgemeinmaßnahmen)						
vor nach n = 20	265 ± 52 197 ± 31 xxx	186 ± 40 134 ± 32 xxx	48,5 ± 14 42,3 ± 10 x	157 ± 65 106 ± 38 x	157 ± 13/102 ± 8 133 ±19/ 86 ± 8 xxx	85,4 ± 13 79,9 ± 12 xxx
Gruppe 2 (Allgemeinmaßnahmen und 100 mg Atenolol)						
vor nach n = 20	270 ± 49 199 ± 33 xxx	196 ± 59 134 ± 30 xxx	46,6 ± 13 42,5 ± 11 x	240 ± 195 124 ± 37 xx	171 ± 14/109 ± 8 146 ± 23/ 95 ± 9 xxx	85,6 ± 13,7 80,6 ± 9 xxx
Gruppe 3 (Allgemeinmaßnahmen und 10 mg Bisoprolol)						
vor nach n = 20	273 ± 49 204 ± 46 xxx	191 ± 46 140 ± 39 xxx	48,7 ± 12 39,7 ± 7 xx	247 ± 180 151 ± 91 xx	172 ± 13/110 ± 7 134 ± 17/ 88 ± 8 xxx	83 ± 9 79,2 ± 8 xxx
x: p< 0,05 xx: p< 0,01 xxx: p< 0,001						

Eine kritische Würdigung von Beta-Rezeptoren-Blockern und Diuretika auf den Kohlenhydratstoffwechsel und die Inuslinresistenz wird an anderer Stelle dieses Buches vorgenommen.

3.6 Häufiger Wechsel beziehungsweise Absetzen der randomisierten Studienmedikation

Wie bereits angeführt wurde in den Interventionsstudien bei einer nicht geringen Anzahl von Patienten die Studienmedikation unterbrochen und Patienten in der Placebo- beziehungsweise Kontroll-Gruppe antihypertensiv behandelt. Da der Nachweis der Wirksamkeit einer antihypertensiven Therapie auf das kardiovaskuläre Risiko durch den Vergleich der Ereignisse in der Behandlungs- und Kontroll-Gruppe (Intention-to-treat-Analyse) erfolgte ist es demnach sehr wahrscheinlich, das der Erfolg der antihypertensiven Behandlung unterschätzt wurde.

3.7 Fehlende Berücksichtigung weiterer kardiovaskulärer Risikofaktoren

<u>These 1:</u> Die Hypertonie ist nur einer (wahrscheinlich nicht einmal der wesentlichste) von mehreren etablierten Risikofaktoren und es ist deshalb nicht zu erwarten, daß die alleinige Beeinflussung dieses Riskofaktors eine optimale Reduktion der koronaren Morbidität und Mortalität bewirkt[23] (Abb. **8.7**). Darüber hinaus wird das Risiko an einer koronaren Herzerkrankung zu versterben wesentlich mitbestimmt durch pathophysiologische Veränderungen des Herzens (Ischämie, LVH, LV-Dysfunktion[20]), die durch den Blutdruck verursacht oder aber auch unabhängig hiervon auftreten können.

3.7.1 Fehlende Berücksichtigung des Fettstoffwechsels

Die Tabelle **8.10** verdeutlichte anhand der GRIPS-Studie[68], daß die Myokardinfarkt-Inzidenz zum einen ganz wesentlich bestimmt wird von der Höhe des LDL-Cholesterins. Zum anderen wird erkennbar, daß auch die verstärkende Wirkung von zusätzlichen Risikofaktoren (also auch Hypertonie) hauptsächlich vom Ausgangs-LDL-Cholesterin abhängt. Entsprechende Daten zeigten sich auch in der Münsteraner PROCAM-Studie[5].

Die Framingham-Studie[39] hat prospektiv nun schon seit über 30 Jahren für Männer den Zusammenhang zwischen Cholesterin-Erhöhung

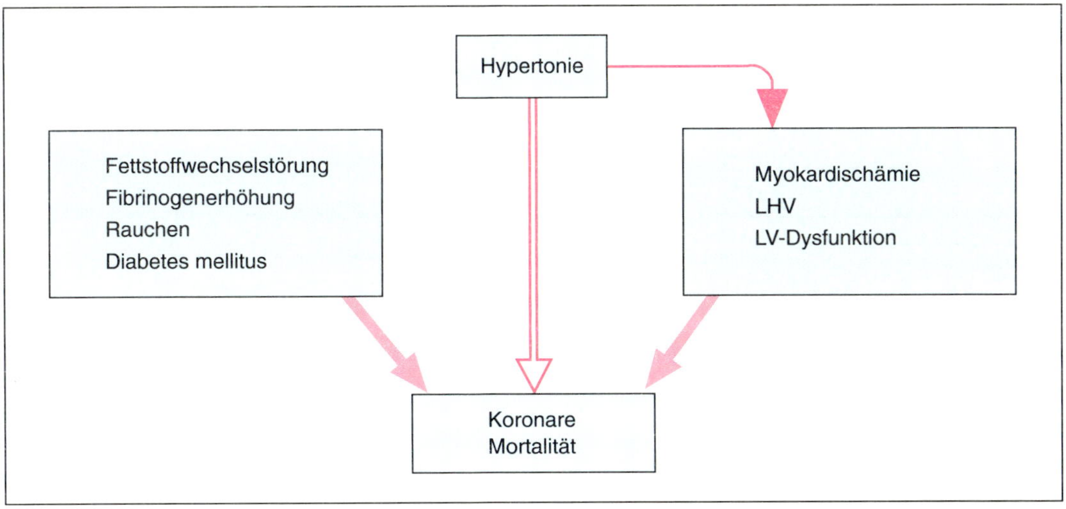

Abb. **8.7**: Zu Bedeutung der Hypertonie aber auch anderer kardiovaskulärer Risikofaktoren und kardialer Veränderungen auf die koronare Mortalität.

Tab. **8.10**

Myokardinfarkt-Inzidenz (Fälle pro 1000 Untersuchte in 5 Jahren) in Teilgruppen stratifiziert nach LDL-Cholesterin in Abhängigkeit von der Anzahl der zusätzlichen koronaren Risikofaktoren. Als koronare Risikofaktoren galten in diesem Zusammenhang: Eindeutige Hypertonie (nach WHO-Kriterien), fam. Myokardinfarkt-Disposition (mind. 1 Blutsverwandter 1. Grades mit Myokardinfarkt vor dem 60. Lebensjahr), Zigarettenrauchen, Hyperglykämie (Plasmaglucose ≥ 120 mg/dl), HDL-Cholesterin- Verminderung (< 35 mg/dl), Hypertriglyceridämie (≥ 200 mg/dl)

	LDL-Cholesterin (mg/dl)							
Anzahl zusätzlicher Risikofaktoren	*< 150*		*150-189*		*≥190*		*alle*	
	Inz.	*(n)*[1]	*Inz.*	*(n)*[1]	*Inz.*	*(n)*[1]	*Inz.*	*(n)*[1]
0	2,7*	(1121)	8,6*	(465)	21,7	(93)	5,4[1]	(1678)
1	3,2[1]	(1243)	22,6	(663)	64,7*	(170)	14,4	(2076)
2	15,3	(521)	29,4	(374)	102,2*	(137)	31,9	(1032)
≥3	18,2	(220)	85,9*	(163)	246,4*	(69)	77,4[1]	(452)
gesamt	6,1	(3105)	26,4	(1665)	93,8[1]	(469)	20,4	(5239)

[1] Alle Angaben als Inz (n) (Inzidenz/1000 Personen in 5 Jahren (Stichprobenzahl); * vom Durchschnittsrisiko (20,4 Inzidenzfälle/1000 Personen in 5 Jahren) signifikant verschieden (p < 0,05) (Nach Cremer)

und koronarer Herzerkrankung unter Berücksichtigung anderer Risikofaktoren dargestellt.

Bei den 360.000 untersuchten Männern der MRFIT-Studie[73] stieg das Risiko einer koronaren Herzerkrankung mit steigendem Cholesterin gleichförmig an, besonders wenn die Werte über 200 mg/dl lagen. Bei Werten über 240 mg/dl war das Risiko im Vergleich zu niedrigeren Cholesterinkonzentration ungefähr doppelt so hoch, bei Werten über 300 mg/dl viermal so hoch.

Besonders überzeugend ist die 1993 publizierte Studie von Klag et al[45], die prospektiv den Verlauf bei 1017 jungen Männern (bei Einschluß mittleres Alter 22 Jahre) mit einem Follow-up von 27 – 42 Jahren bezüglich Gesamtmortalität, kardiovaskulären Ereignissen und Cholesterin beschrieben. Nach im Mittel 30,5 Jahren kam es zu 125 kardiovaskulären Ereignissen. Dabei war das zu Beginn gemessene Serumcholesterin signifikant assoziiert mit der Häufigkeit kardiovaskulärer Ereignisse aber auch mit der Gesamtmortalität und der kardiovaskulären Mortalität. Bezüglich der KHK-Inzidenz aber auch der Gesamtmortalität, zeigte sich bezogen auf den Ausgangscholesterinwert mit zunehmenden Werten (auch noch im Normalbereich von 118 – 172, von 173 – 189, von 190 – 208 und 209 – 315 mg/dl) eine stete Zunahme. Diese Dissoziation der Untergruppen begann jedoch erst nach 20 Jahren, um dann steil zuzunehmen, was auf den schon diskutierten langen Verlauf der Arteriosklerose hinweist.

Der Zusammenhang zwischen Fettstoffwechselstörung und koronaren Ereignissen wurde aber in den meisten Interventionsstudien entweder nicht oder nicht ausreichend berücksichtigt. In der britischen MRC-Studie[57], in der sich kein KHK verhütender Effekt durch die Behandlung der milden Hypertonie ergab, waren die Ausgangscholesterinwerte sehr hoch und wurden während des weiteren Verlaufs nicht berücksichtigt. In der IPPPSH-Studie[72] zeigte sich, daß bei Hypertonikern ein Cholesterinanstieg um 40 mg/dl das Myokardinfarkt-Risiko um 20 % erhöhte. Die Interventionsstudie der europäischen Arbeitsgruppe[2] erzielte hingegen bei älteren Hypertonikern einen signifikanten Rückgang der kardiovaskulären Mortalität, wobei die Blutdrucksenkung mit einem Abfall des Cholesterins korreliert war.

In der HDFP-Studie bewirkte die Blutdruckkontrolle zwar eine Verringerung der tödlichen Herzinfarkte, war aber in ihrem Einfluß deutlich abhängig vom Cholesterinspiegel. Auch in der MRFIT-Studie[73] zeigte sich, daß optimal niedrige Todesraten nur durch gleichzeitig gute Blutdruckkontrolle, Nichtrauchen und Serumchlolesterinwerten unter 250 mg/dl zu erreichen waren. Lagen die Cholesterinwerte höher, so stieg die koronare Mortalitätsrate um das sechsfache an.

3.7.2 Fehlende Berücksichtigung des erhöhten Plasmafibrinogens

In mehreren epidemiologischen Studien[41, 42, 54, 82] konnte der Zusammenhang zwischen erhöhten Fibrinogenwerten und KHK gesichert werden. In der Framingham-Studie[41, 42] zeigte sich eine weitgehend lineare Beziehung und im Beobachtungszeitraum (bis zu 18 Jahren) kam es bei 61 % jener Männer zu einer kardiovaskulären Erkrankung, deren Fibrinogenspiegel zwischen 312 und 396 mg/dl (oberes Drittel) lag, aber nur in 41 % bei Fibrinogenwerten zwischen 125 und 146 mg/dl (unteres Drittel). Ähnliche Beziehungen galten auch für die Frauen, allerdings war hier das absolute Risiko bei hohen Fibrinogenspiegeln um 30 % geringer ausgeprägt. In der Northwick-Park-Heart-Study[54] war die Beziehung zur KHK enger als die des Cholesterins und auch in der GRIPS- und PROCAM-Studie[5, 68] ließ sich der Zusammenhang zwischen der Fibrinogen-Erhöhung und KHK sichern, und zwar mit ähnlichem prädektivem Wert wie das HDL-Cholesterin.

3.7.3 Fehlende Berücksichtigung des Rauchens

Auch die Rauchgewohnheiten wurden in den großen Studien nicht als primäres Ziel mituntersucht beziehungsweise das Rauchverhalten positiv beeinflusst, obwohl in einer Vielzahl epidemiologischen Studien[14, 40] das Rauchen als wesentlicher Risikofaktor für die KHK nachgewiesen wurde. In der Framingham-Studie hatten Zigarettenraucher bei einem Konsum von einer Schachtel täglich ein doppelt so hohes Risiko. In einer schwedischen Untersuchung[67] über 11,8 Jahre an 6879 Männern kam es schon bei nur 1 – 4 Zigaretten pro Tag bei 11 % zu einem koronaren Ereignis im Vergleich zu 3,7 % der Nichtraucher. In der Copenhagen-City-Heart-Study[62] an 20.000 Männern und Frauen erhöhte sich das Risiko eines Myokardinfarktes um 2 – 3 % pro Gramm Tabak täglich. Dabei war das relative Risiko bei den Frauen deutlich höher. Es wirkt synergistisch mit anderen koronaren Risikofaktoren, auch mit oralen Kontrazeptiva, in dem bei stark rauchenden Frauen das Risiko um 39 Mal erhöht ist[31, 62]. Nach Köhler et al[48] verlagert das Rauchen von 40 Zigaretten pro Tag den Manifestationszeitpunkt einer koronaren Herzerkrankung um im Mittel 9,2 Jahre nach vorn.

Die Bedeutung des Rauchverhaltens bei Hypertonikern wird auch anhand der MRC-Studie[57] (Tab. **8.11**) deutlich. So kam es bei den Nichtrauchern unter Placebo im Vergleich zu Rauchern zu im Mittel 39,5 % weniger koronaren Ereignissen. Auch in der MRC-Studie bei den älteren Patienten[58] betrug die Inzidenz-

Tab. **8.11**

Inzidenz von Schlaganfall und Koronarereignissen (CE) pro 1.000 Patientenjahren bei männlichen Rauchern und Nichtrauchern (MRC-Trial)

Behandlungsgruppe	*Raucher*		*Nichtraucher*	
	Schlaganfall	*CE*	*Schlaganfall*	*CE*
Placebo	4,3	12,6	2,4	7,5
Propranolol	5,2	13,8	1,1	5,0
Bendrofluazid	0,9	12,7	1,1	7,4

rate pro 1.000 Patientenjahre unter Placebo bezüglich koronarer Ereignisse bei den Rauchern 17,4 und den Nichtrauchern 11,4 % (- 36,5 %).

3.7.4 Fehlende Berücksichtigung einer linksventrikulären Hypertrophie

Im Vergleich zum durchschnittlichen Risiko ist beim Vorliegen einer linksventrikulären Hypertrophie die kardiovaskuläre Mortalität um das acht- bis zehnfache erhöht, nicht nur die für Herzinsuffizienz und den Schlaganfall, sondern auch für die KHK-Mortalität und den plötzlichen Herztod[20, 21].

Die Fünf-Jahres-Rate für das Auftreten einer KHK bei Personen mit LVH ist annähernd 30 %, und bei Patienten mit KHK erhöht der Nachweis einer LVH das Risiko für einen Koronartod auf das dreifache, mit Zustand nach Myokardinfarkt auf das vierfache. Daß das Vorliegen einer LVH bei gleichzeitiger KHK beziehungsweise Zustand nach Myokardinfarkt die Prognose bestimmt, belegen auch neue Studien[49, 71]. Auch wird die Mortalitäts- und Reinfarkt-Rate bei Patienten nach Non-Q-Infarkt vom Vorliegen einer LVH signifikant beeinflußt[20].

Von den echokardiographisch untersuchten Patienten wiesen 16 % der Männer und 21 % der Frauen eine LVH auf (Framingham-Herz-Studie,[49]). Die für 4 Jahre ermittelte Rate an kardiovaskulären Ereignissen zeigte einen Anstieg von 4,7 % bei denen mit einem LVMI von < 90 g/m^2 auf 12,2 % bei solchen mit einem linksventrikulären Muskelmassen-Index > 140 g/m^2 für Männer. Die entsprechenden Werte für Frauen waren 4,1 beziehungsweise 16,1 %.

Bei Hochdruckkranken die eine LVH aufweisen, kommt es zu einem vermehrten Auftreten von Herzrhythmusstörungen. Das Ausmaß der linksventrikulären Muskelmasse korreliert gut mit dem Anstieg des systolischen Blutdruckes während der Ergometrie, was auch für das Blutdruck-Tagesprofil gilt[20].

Es ist sehr wahrscheinlich, daß die Senkung des koronaren Risikos gerade in jener Hochrisikogruppe mit LVH besonders stark gesenkt werden kann, wenn es unter der Therapie zu einer Regression kommt (Abb. **8.8**). Daß dieses in einem hohen Prozentsatz in einer Langzeit-Therapie über 5 Jahre erreicht werden kann, haben wir durch eine eigene Untersuchung an zuvor unbehandelten Hypertonikern mit LVH zeigen können[18, 20].

3.7.5 Fehlende Berücksichtigung des Belastungsblutdruckes

Überhöhte systolische Belastungsblutdrucke bedeuten einen erheblich gesteigerten myokardialen O_2-Verbrauch, der bei reduzierte O_2-Angebot (Mikroangiopathie, koronare Herzerkrankung) die Gefahr einer myokardialen Ischämie-Reaktion in sich birgt[20, 21]. So traten bei normotensiven Myokardinfarkt-Patienten mit überhöhten systolischen Belastungsdrucken während Ergometrie innerhalb von 6 Jahren nach Myokardinfarkt eine etwa viermal höhere kardiale Komplikationsrate (kardialer Tod, Reinfarkt) auf[64]. Darüber hinaus konnte in einer Verlaufsuntersuchung über 9,5 Jahre[26] gezeigt werden, daß die Höhe des systolischen Blutdruckes während Ergometrie den signifikant höchsten prädikativen Wert für das Auftreten kardiovaskulärer Erkrankungen aufwies. Kjeldsen et al.[44] konnte in einer Nachfolgeuntersuchung über 16 Jahre an 1999 bei Einschluß gesunden Männern (40 – 59 Jahre) zeigen, daß der systolische Belastungsblutdruck von prognostischer Bedeutung für die kardiovaskuläre Mortalität war (Tab. **8.12**). So hatten jene Patienten, die beim Einschluß einen normalen Ruheblutdruck (< 140 mmHg) und einen normalen Belastungsblutdruck bei 100 Watt (< 200 mmHg) aufwiesen nach 16 Jahren eine kardiovaskuläre Todesrate Jahren von 5,6 %. War bei Einschluß der Ruheblutdruck über 140 mmHg jedoch der Belastungsblutdruck normal ausge-

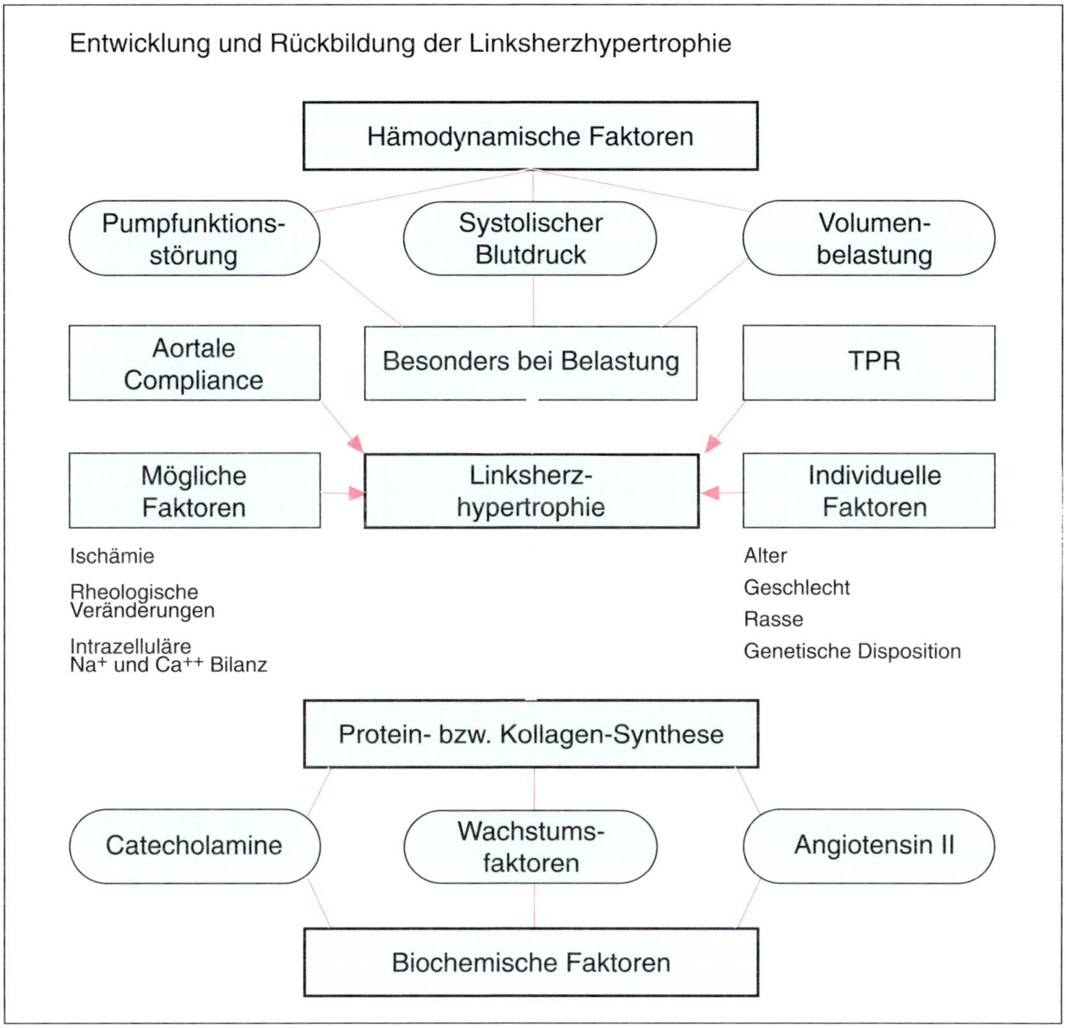

Abb. **8.8**: Faktoren, die die Entwicklung und Rückbildung der Linksherzhypertrophie beeinflussen. Dabei sind vor allen Dingen die hämodynamischen und biochemischen Faktoren von besonderer Bedeutung.

Tab. **8.12**

Nachfolgeuntersuchung an 1993 bei Einschluß gesunden Männern im Alter von 40 bis 59 Jahren über 16 Jahre				
	G.B.D. <140 Ex.B.D. < 200	*G.B.D. >140 Ex.B.D. < 200*	*G.B.D. <140 Ex.B.D. >200*	*G.B.D. >140 Ex.B.D. > 200*
Kardiovaskuläre Todesrate	5,6% n = 1294	6% n = 212	8,1% n = 189	16,1% n = 304
Nicht kardio-vaskuläre Todesrate	5,5%	8,3%	8,1%	7,9%

G.B.D. = Gelegenheitsblutdruck (in mmHg); Ex.B.D. = Belastungsblutdruck bei 100 Watt (in mmHg).
KJELDSEN et al., J. Hypertens 12 (Suppl. 3) p 77 (1994)

fallen, so war die kardiovaskuläre Todesrate 6 % und somit nicht angehoben. Zeigte sich allerdings bei normalem Ruheblutdruck der Belastungsblutdruck erhöht, so war schon ein signifikanter Anstieg der Mortalitätsrate auf 8,1 % nachweisbar. Als wesentlichster Befund ergab sich jedoch, daß bei gleichzeitig angehobenen Ruhe- und Belastungsblutdrucken ein ausgeprägter und hoch signifikanter Anstieg der kardiovaskulären Todesrate auf 16,1 % nachweisbar war. Eine Analyse bezüglich des Myokardinfarktrisikos verdeutlichte, daß jene Personen mit einem erhöhten Ruhe- als auch Belastungs-Blutdruck ein zweifach erhöhtes Risiko für einen Myokardinfarkt (18,8 %) aufwiesen im Vergleich zu jenen mit normalem Belastungsblutdruck (9,5 %). Patienten, die aus der Gruppe mit erhöhtem Belastungsblutdruck

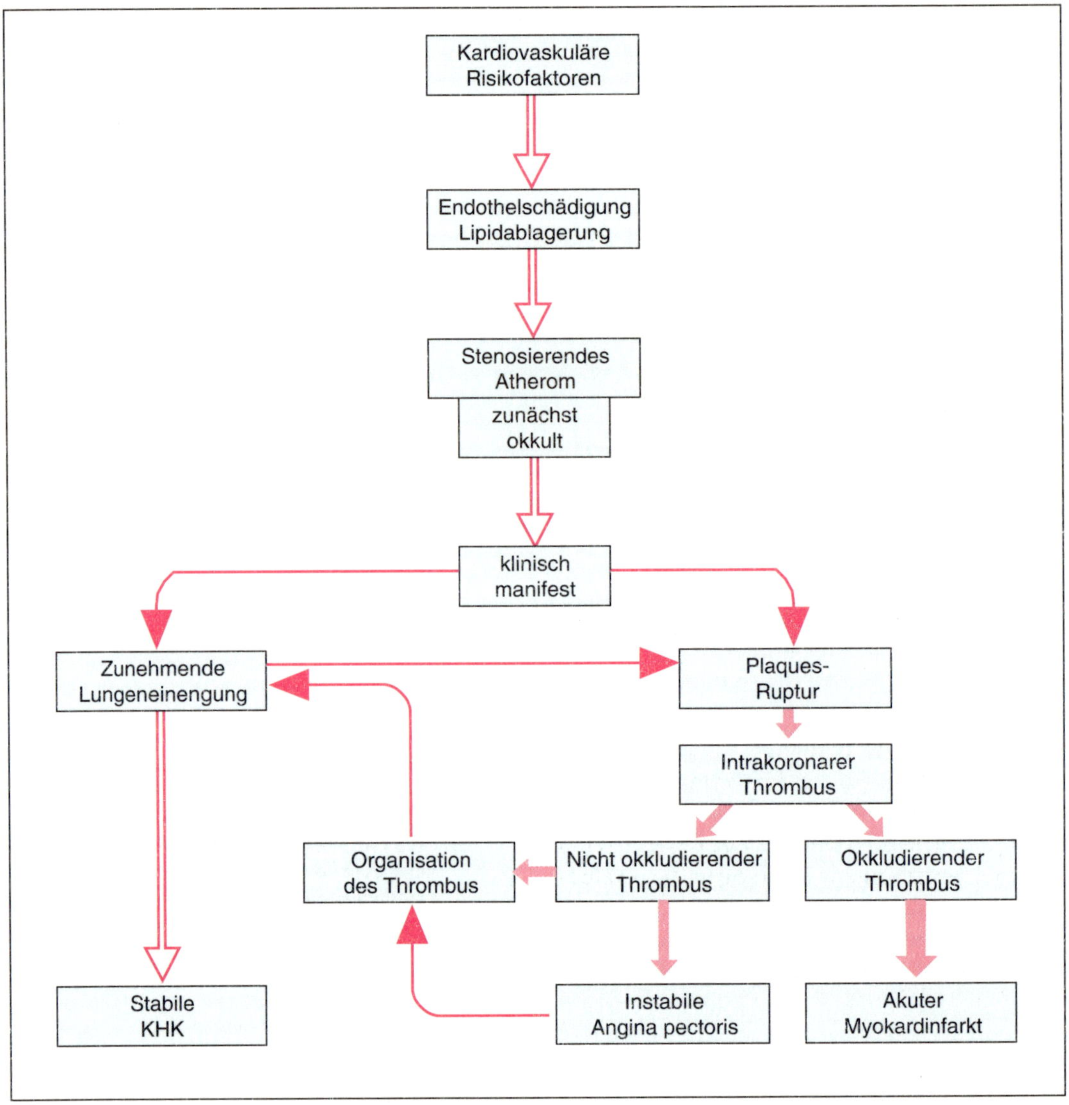

Abb. **8.9**: Risikofaktoren, Atherosklerose und akuter Myokardinfarkt.

einen Myokardinfarkt entwickelten, starben zu 58 % an diesem Ereignis verglichen mit 33 % in der Vergleichs-Gruppe.

3.8 Myokardinfarkt: Ein komplexes thrombotisches Ereignis

These 2: Die Hypertonie wirkt chronisch als Wegbereiter der Arteriosklerose und der Koronargefäße, hat aber direkt wenig oder keinen Einfluß auf das Auftreten eines Myokardinfarktes, welcher ein thrombotisches Ereignis darstellt[23] (Abb. **8.9**).

Bei der Diskussion über den Effekt einer antihypertensiven Therapie auf die koronare Morbilität und Mortalität muß berücksichtigt werden, daß die diesbezüglichen Studien nicht den Verlauf der Erkrankung (Arteriosklerose) untersucht haben, sondern die klinischen tödlichen und nicht tödlichen Ereignisse (Myokardinfarkte). Nun ist es aber so, daß die Hypertonie zwar die Entstehung eines Myokardinfarktes durch Ausbildung von Koronarstenosen begünstigen kann, aber das eigentliche Ereignis nämlich die Koronarstenosen nicht oder nur unwesentlich beeinflußt. Ob sich zum Beispiel im Verlauf einer antihypertensiven Interventionsstudie (trotz guter Blutdrucksenkung und somit positivem Effekt auf die Entwicklung der Arteriosklerose) ein Myokardinfarkt entwickelt ist unabhängig von der Höhe des jeweiligen Blutdruckes und nur abhängig von Faktoren, welche die Thrombogenese begünstigen oder aber der Thromboseneigung entgegenwirken. So wird es immer dann zu einem Myokardinfarkt kommen, wenn eine erhöhte Gerinnungsbereitschaft besteht (zum Beispiel bei erhöhtem Fibrinogen, bei erniedrigter Fibrinolyse, bei erhöhter Thrombozyten-Aggregation) oder wenn bei „ausgeglichenem Gerinnungsstatus" die Thrombogenese begünstigt wird durch eine Plaque-Ruptur (Bildung einer „rauhen Oberfläche") beziehungsweise einer durch einen niedrigen myokardialen Blutfluß im Bereich einer Stenose. Auf all diese Faktoren hat die antihypertensive Behandlung wenig oder keinen Einfluß. Unter diesem Aspekt sind wesentlich bessere Kenntnisse über den Zusammenhang zwischen Hypertonie und Gerinnung beziehungsweise Fibrinolyse bezüglich des koronaren Risikos von besonderer Bedeutung, aber auch deren mögliche Beeinflussung durch Antihypertensiva.

4. Praktische Konsequenzen und Ausblick

Will man in der täglichen Praxis oder gesichert innerhalb von Interventionsstudien eine optimale Senkung der koronaren Morbidität und Mortalität Hochdruckkranker in der Zukunft sichern, so sind verschiedene Maßnahmen zu berücksichtigen, die alle insgesamt von wesentlicher Bedeutung sind und für das jeweilige Individuum individuell gewertet werden müssen (Tab. **8.13**). Von ganz besonderer Bedeutung wäre sicher die Prävention der Hypertonie durch Allgemeinmaßnahmen (siehe Übersicht[22]).

Ganz wichtig scheint aber auch ein verbessertes Hochdruck-Management zu sein. Dieses muß sich erstrecken auf ein frühzeitiges

Tab. **8.13**

Strategie zur Senkung der koronaren Morbidität und Mortalität Hochdruckkranker in der Zukunft
1. Prävention der Hypertonie durch Allgemeinmaßnahmen. 2. Verbessertes Hochdruck-Management a) Frühzeitiges Aufdecken und richtiges Einschätzen (z.B. ABDM und Ergometrie). b) Erzielen einer optimalen Blutdrucksenkung unter vorrangigem Einsatz von Allgemeinmaßnahmen. 3. Einsatz geeigneter Antihypertensiva mit zusätzlichen Wirkungen: – myokardial: LHV↓, Pumpfunktion ↑ – koronar: Koronarreserve ↑, Endothelfunktion ↑, Thromboserisiko ↓ 4. Gleichzeitiges und konsequentes Angehen anderer koronarer Risikofaktoren, vor allem durch Lebensstiländerung.

Aufdecken und ein richtiges Einschätzen der Hochdruckerkrankung, was aufgrund der alleinigen Gelegenheitsblutdruckmessung bekanntlich schwierig sein kann. Hier sollte in der Zukunft vermehrt die 24-h-Blutdruckmessung und die Blutdruckmessung während und nach standardisierter Ergometrie eingesetzt werden.

Das verbesserte Management müßte sich allerdings auch auf die Therapie erstrecken, in dem man für den jeweiligen Patienten die optimale Blutdrucksenkung zu erzielen versucht, die für ihn unter den Aspekten der Lebensqualität aber auch der jeweiligen Begleiterkrankungen erzielbar ist. Dabei sollten Allgemeinmaßnahmen im Vordergrund stehen.

Beim Einsatz von Antihypertensiva sollte vorrangig besonderen Wert auf die jeweiligen schon vorhandenen Begleiterkrankungen gelegt werden. So sollte bezüglich des kardiovaskulären Risikos Hochdruckkranker eine antihypertensive Therapie vor allen Dingen positive Effekte am Herzen bewirken. So ist zum einen zu fordern, daß eine vorhandene linksventrikuläre Hypertrophie zurückgeführt und eine Pumpfunktionsstörung gebessert wird. Wesentlich für die Zukunft wäre, solche Antihypertensiva zu entwickeln, die bei Koronarkranken die eingeschränkte Koronarreserve (zum Beispiel auch eine Verbesserung der Endothelfunktion) günstig beeinflussen, und welche über die verschiedenen Eingriffsmöglichkeiten das koronare Thromboserisiko senken.

Von wichtigster Bedeutung ist allerdings den Patienten nicht isoliert als Hochdruckkranker zu betrachten, sondern immer sein gesamtes Risikoprofil vor Augen zu haben und ein komplexes Angehen aller koronarer Risikofaktoren anzustreben. Nur wenn es gelingt gleichwertig alle Risikofaktoren wie Hypertonie, Fettstoffwechselstörung, Hyperfibrinogenämie, Diabetes mellitus und Nikotin-Abusus gleichwertig positiv zu beeinflussen wird ein optimales Resultat bezüglich der koronaren Ereignisse für den Patienten zu erzielen sein. In diesem Zusammenhang werden nach wie vor dem Patienten zu selten Lebensstiländerungen als vorrangiges Ziel angeraten.

Literaturverzeichnis

1) Aldermann MH: Evaluation of the efficacy of prazosin versus propranolol as initial antihypertensive therapy. J Med 89 (Suppl. 1B):45 (1989)

2) Amery A, Birkenhäger W, Brixko P, Bulpitt C, Clement D, Deruyttere M, De Schaepdryver A, Dollery C, Pagard R, Forette F, Forte J, Hamdy R, Henry JP, Joossen JV, Leonetti G, Lund-Johansen P, O'Malley K, Petrie J, Strasser T, Tuomilehto J, Williams B: Mortality and morbidity results from the European Working Party on High Blood Pressure in the Elderly trial. Lancet 1:1349 (1985)

3) Ammes RP: The influence of non-beta-blocking drugs on the lipid profile: are diuretics outclassed as initial therapy for hypertension? Am Heart J 114:998 (1987)

4) Anderson KM, Castelli WP, Levy D: Cholesterol and mortality. JAMA 257:2176 (1987)

5) Assmann G, Schulte H: Ergebnisse der prospektiven kardiovaskulären Münster (PROCAM) Studie. Dtsch Ärzteblatt 90:2057 (1993)

6) Berglund G, Andersson O: Beta-blockers or diuretics in hypertension? A six year follow-up of blood pressure and metabolic side effects. Lancet I:744 (1981)

7) Buchwald H, Varco RL, Matis JP, Long JM, Fitch LL, Campbell GS, Pearce MB, Yellin AE, Edmiston WA, Smink RD and the POSCH Group: Effect of partial ileal bypass surgery on mortality and morbidity from coronary heart discease in patients with hypercholesterolemia: report of the Program on the Surgical Control of the Hyperlipidemias (POSCH). N Engl J Med 323:946 (1990)

8) Collins R, Peto R, Mac Mahon: Blood pressure, stroke, and coronary heart disease: part 2, shortterm reductions in blood pressure: overview of randomized drug trials in their epidemiologic context. Lancet 335:827 (1990)

9) Cremer P, Nagel D, Muche R, Seidel D: GRIPS-Studie. Aktuelle Ernährungsmedizin 16 (1991)

10) CRUICKSHANK JM, THROP JM, ZACHARIAS FJ: Benefits and potential harm of lowering blood pressure. Lancet 1:581 (1987)

11) CRUICKSHANK JM: Coronary flow reserve and the J-curve relation between diastolic blood pressure and myocardial infarction. Br Med J 297:1227 (1988)

12) D'AGOSTINO RD, BELANGER A, KANNEL W, CRUICKSHANK J: Relation of low diastolic blood pressure to coronary heart disease death in presence of myocardial infarction: The Framingham Study. Br Med J 985 (1991)

13) DAHLÖF B, LINDHOLM LH, HANSSON L: Morbidity and mortality in the Swedisch trial in old Patients with hypertension (STOP-Hypertension). Lancet 338:1281 (1991)

14) DOLL R, PETO R: Mortality in relation to smoking: 20 years observation on male British doctors. Br Med J 2:1525 (1976)

15) FAGERBERG, BERGLUND A, HOLME E, WILHELMSEN L, ELMFELDT D: Metabolic effects of controlled-release metoprolol in hypertensive men with impaired or diabetic glucose tolerance: a comparison with atenolol. J Iintern Med 227:37 (1990)

16) FLORAS JS: Antihypertensive treatment, myocardial infarction and nocturnal myocardial ischaemia. Lancet I:994 (1988)

17) FRANZ IW: Ergometrie bei Hochdruckkranken. Springer Verlag, Heidelberg (1982)

18) FRANZ IW, KETELHUT R, BEHR U, TÖNNESMANN U: Long-term studies on regression of left ventricular hypertrophy. J Cardiovasc Pharmacol 17 (Suppl.2.):87 (1991)

19) FRANZ IW, TÖNNESMANN U, ERB D, KETELHUT R: Impaired left ventricular function during exercise in hypertensives with normal coronary arteriograms. J Cardiovas Pharmacol 17 (Suppl. 12):133 (1991)

20) FRANZ IW: Hypertonie und Herz. Springer Verlag, Heidelberg (1993)

21) FRANZ IW: Belastungsblutdruck bei Hochdruckkranken. Diagnostische, prognostische und therapeutische Aspekte. Springer Verlag, Heidelberg (1993)

22) FRANZ IW: Alternativen zur medikamentösen Hypertonietherapie. Der Bayrische Internist 14:32 (1994)

23) FRANZ IW: Herzkreislauferkrankungen In: Delbrück H, Haupt E (Hrsg): Rehabilitationsmedizin. Urban & Schwarzenberg, München (1995)

24) GORLIN R: Hypertension and ischemic heart disease. The challenge of the 1990s. Am Heart J 121:658 (1991)

25) GOSSE P, ROUDANT R, MERRERO G, DALLOCCHIO M: Left ventricular mass and function and ambulatory blood pressure in essential hypertension. Effects of bisoprolol versus enalapril. Fourth European Meeting on Hypertension, Milan, Abstract 306 (1989)

26) GOSSE P, DURANDET P, ROUDANT R, BROUSTET JP, DALLOCCHIO M: Prognostic value of blood pressure response during exercise in hypertensive patients. Fourth European Meeting on Hypertension, Milan, Abstract 307 (1989)

27) GRIMM RH Jr, LEON AS, HUNNINGHAKE DB, LENZ K, HANNAN P, BLACKBURN H: Effects of thiazide diuretics on plasma lipids and lipoproteins in mildly hypertensive patients: a double-blind controlled trial. Ann Intern Med 94:7 (1981)

28) HANSSON L: Cardiovascular risk factors and antihypertensive treatment. Europ Heart J 13 (Suppl. A):49 (1992)

29) HARRISON DG, FLORETINE MS, BROOKS LA, COOPER SM, MARCUS ML: The effect of hypertension and left ventricular hypertrophy on the lower range of coronary autoregulation. Circulation 77:1108 (1988)

30) HELGELAND A: Treatment of mild hypertension: a five year controlled drug trial. The Oslo study. Am J Med 69:725 (1980)

31) HENNEKENS CH, EVANS D, PETO R: Oral contraceptive use, cigarette smoking and myocardial infarction. Br J Fam Plann 5:66 (1979)

32) HOLLAND OB, NIXON JV, KUHERT L: Diuretic-induced ventricular ectopic activity. Am J Med 70:762 (1981)

33) Hypertension Detection and Follow-up Program Cooperative Group: Five-year findings of the hypertension detection and follow-up program. I. Reduction in mortality of persons with high blood pressure, including mild hypertension. JAMA 242:2562 (1979)

34) ISLES CG, WALKER LM, BEEVERS DG: Mortality in patients of the Glasgow blood pressure clinic. J Hypertension 4:141 (1986)

35) JOHNSON BF: The emerging problem of plasma lipid changes during antihypertensive therapy. J Cardiovasc Pharm 4 (Suppl. 2):213 (1982)

36) KANNEL WB, SCHWARTZ JM, MCNAMARA PM: Blood pressure and the risk of coronary heart disease: The Framingham Study. Dis Chest 65:43 (1969)

37) KANNEL WB, GORDON T, SCHWARTZ MJ: Systolic versus diastolic blood pressure and the risk of coronary heart disease: The Framingham Study. Am J Cardiol 27:335 (1971)

38) KANNEL WB, DOYLE JT, MCNAMARA PM, QUINKENTON P, GORDOON T: Precursor of sudden coronary death: factors related to the incidence of sudden death. Circulation 51:606 (1975)

39) KANNEL WB, GORDON T, CASTELLI WP: Role of lipids and lipoprotein fractions in atherogenesis: The Framingham Study. Progr Lipid Res 20:339 (1981)

40) KANNEL WB, MCGEE DL, CASTELLI WP: Latest perspective on cigarette smoking and cardiovascular disease. The Framingham Study. J Cardiac Rehabilitation 4:267 (1984)

41) Kannel WB, Wolf PA, Castelli WP, D'Agostino RB: Fibrinogen and risk of cardiovascular disease. The Framingham Study. JAMA 258:1183 (1987)

42) Kannel WB, D'Agostino RB: Update on fibrinogen as major cardiovascular risk factor. The Framingham Study. J Am Coll Cardiol 15:156 A (Abstract) (1990)

43) Keys A, ed: Coronary heart disease in seven countries. Circulation 41 (Suppl. 1):11 (1970)

44) Kjeldsen S, Mundal R, Sandvik L, Erikssen G, Thanlow E, Erikssen J: Exercise blood pressure as a predictor of cardiovascular mortality. Sixth European Meeting on Hypertension. Milan Universita degli Studi di Milano (Suppl. 95):355 (1993)

45) Klag M, Ford D, Mead L, He J, Wekelton P, Kiang KY, Levine P: Serum cholesterol in young men and subsequent cardiovascular disease. N Engl J Med 328:313 (1993)

46) Klein W: Antihypertensive Therapie und Beeinflussung metabolischer Risikofaktoren. Z Kardiol 81:295 (1992)

47) Klocke FJ: Measurements of coronary flow reserve: defining pathophysiology versus making decisions about patients care. Circulation 76:1183 (1987)

48) Köhler E, Fenzl R, Schönfeld R, Tataru M: Untersuchung über den Zusammenhang zwischen Risikoprofil und dem Schweregrad bzw. dem Manifestationsalter der koronaren Herzkrankheit. Z Kardiol 81 (1992)

49) Levy D, Anderson KM, Savage DD, Kannel WB, Christiansen JC, Castelli WP: Echocardiographically detected left ventricular hypertrophy: prevalence and risk factor. Ann Intern Med 1089:7 (1988)

50) Lindblad U, Rästram L, Ryden L, Ranstam J, Jsacsson SO, Berglund G: Control of blood pressure and risk of first acute myocardial infarction: Skaraborg hypertension project. Br Med J 308:681 (1994)

51) MacMahon SW, MacDonald GJ, Bernstein U, Andrews G, Blacket RB: Comparison of weight reduction with metoprolol in treatment of hypertension in young overweight patients. Lancet I:1233 (1985)

52) MacMahon S, Peto R, Cutler J, Collins R, Sorlie P, Neaton J, Abbott R, Godwin J, Dyer A, Stammler J: Blood pressure, stroke, and coronary heart disease. Part 1: Prolonged differences in blood pressure. Prospective observational studies corrected for the regression dilution bias. Lancet 335:765 (1990)

53) Management Committee Report: The Australian therapeutic trial in mild hypertension. Lancet 1:1261 (1980)

54) Meade IW, Mellows S, Brozovic M: Haemostatic function and ischemic heart disease: principal results of the Northwick Park Heart Study. Lancet 11:533 (1986)

55) Middeke M, Weisweiler P, Schwandt P, Holzgreve H: Serumlipoproteins during antihypertensive therapy with beta blockers and diuretics. A controlled longterm comparative trial. Clin Cardiol 10:94 (1987)

56) Medical Research Council Working Party on mild to moderate hypertension trial: Ventricular extrasystoles during thiyzide therapy: substudy of MRC mild to moderate hypertension. Br Med J Clin Res 287:1249 (1983)

57) Medical Research Council Working Party. MRC trial of treatment of mild hypertension: principal results. Br Med J 291:97 (1985)

58) MRC Working Party: Medical research council trial of treatment of hypertension in older adults: principal results. Br Med J 304:405 (1992)

59) Müller J, Tönnesmann U, Schaupp S, Franz IW: Noctural blood pressure and myocardial ischemia in patients with CAD. J Am Coll Cardiol (Suppl):89 A (1995)

60) Murphy MB, Lewis PJ, Kohner E, Schumer B, Dollery CT: Glucose intolerance in hypertensive patients treated with diuretics: a fourteen-year follow up. Lancet 2:1293 (1982)

61) Neaton JD, Grimm RH Jr, Prineas RJ: Treatment of Mild Hypertension Study (TOMHS): Final results. JAMA 270:713 (1993)

62) Nyboe J, Jensen G, Appleyard M, Schnohr P: Smoking and the risk of first acute myocardial infarction. Am Heart J 122:438 (1991)

63) Papademetriou V, Burris JT, Notargiacomo A, Fletcher RD, Freis ED: Thiazide therapy is not a cause of arrhythmia in patients with systemic hypertension. Arch Intern Med 148:1272 (1988)

64) Patyna WD: Belastungsblutdruck und Prognose nach Myokardinfarkt. In: Franz IW (Hrsg) Belastungsblutdruck bei Hochdruckkranken. Diagnostische, prognostische und therapeutische Aspekte. Springer Verlag, Heidelberg 171 (1993)

65) Pollare T, Lithell H, Selinus I, Berne C: Sensitivity to insulin during treatment with atenolol and metoprolol. A randomised, double blind study of effects on carbohydrate and lipoprotein metabolism in hypertensive patients. Br Med J 298:1152 (1989)

66) Rohlfing JJ, Brunzell JD: The effects of diuretics and adrenergic blocking agents on plasma lipids. West J Med 145:210 (1986)

67) Rosenberg L, Kaufmann DW, Helmrich SP, Shapiro S: The risk of myocardial infarction after quitting smoking in men under 53 years of age. N Engl J Med 313:1511 (1985)

68) Seidel D: Risikofaktoren der Atherogenese. Mechanismen, ihre Wirkung und klinische Bewertung. Dtsch Ärztebl 90:1714 (1993)

69) SHEP Cooperative Research Group: Prevention of stroke by antihypertensive drug treatment in older persons with isolated systolic hypertension. Final results of the Systolic Hypertension in the Elderly Program (SHEP). JAMA 265:3255 (1991)

70) Strasser J: Inferences from drug trials: risks, probabilities, ethics, an decision taking. In: Strasser J, Ganten D (eds) Mild hypertension: from drug trials to practice. Raven Press, New York 77 (1987)

71) Sullivan J, Zwaag JR, El-Zeky F, Ramanathan K, Mirvis D: Left ventricular hypertrophy: Effect on survial. J Am Coll Cardiol 22:508 (1993)

72) IPPPSH Collaborative Group: Cardiovascular risk and risk factors in a randomized trial of treatment based on the beta-blocker oxprenolol: the International Prospective Primary Prevention Study in Hypertension (IPPPSH). J Hypertens 3:379 (1985)

73) The Multiple Risk Factor Intervention Trial Research Group: Mortality rates after 10,5 years for participants in the MRFIT Trial. JAMA 263:1795 (1990)

74) The Treatment of Mild Hypertension Research Group: The Treatment of Mild Hypertension Study. A randomised, placebo-controlled trial of a nutritional-hygienic regimen along with various drug monotherapies. Arch Intern Med 151:1413 (1991)

75) Veterans Administration Cooperative Study Group on Antihypertensive Agents: Effects of treatment on morbidity in hypertension. Results in patients with diastolic blood pressure averaging 115 through 129 mmHg. JAMA 202:1028 (1967)

76) Veterans Administration Cooperative Study Group on Hypertension: Effects of treatment on morbidity in hypertension. II. Results in patients with diastolic blood pressure averaging 90 through 114 mmHg. JAMA 213:1143 (1970)

77) Weidmann P, Gerber A, Mordasini R: Effects of antihypertensive therapy on serum lipoproteins. Hypertension 5:111 (1983)

78) Willett WC, Green A, Strampfer MJ: Relative and absolute excess risks of coronary heart disease among women who smoke cigarettes. N Engl J Med 317:1303 (1987)

79) Wilhelmsen L, Berglund G, Elmfeld D: Beta-Blokkers versus diuretics in hypertensive men. Main results from the HAPPHY trial. J Hypertens 5:561 (1987)

80) Wilkstrand J, Warnold I, Olsson G, Tuomilehto J, Elmfeldt D, Berglund G: Primary prevention with metoprolol in patients with hypertension. Mortality results from the MAPHY Study. JAMA 259:1976 (1988)

81) Wolf PA, Kannel WB, Verter J: Current status of risk factors for stroke. Neurol Clin J 317 (1983)

82) Yannel JWG; Baker IA, Sweetnam PM: Fibrinogen viscosity and white blood cell count are major risk factors for ischemic heart disease. The Caerphilly and Speedwell Collaborative Heart Disease Studies. Circulation 83:836 (1991)

Antihypertensiva und Glucose-Toleranz

Matthias Wicklmayr, Kristian Rett, Eberhard Standl, Hellmut Mehnert,
III. Medizinische Abteilung des Städtischen Krankenhauses München-Schwabing und Forschergruppe Diabetes, München

Unter dem Begriff Glucose-Toleranz, synonym Insulin-Sensitivität, wird die Kapazität des Organismus verstanden, Glucose aus dem Blut in die einzelnen Organe aufzunehmen und zu verwerten. Dabei wird zunächst nicht differenziert, ob die Glucose gespeichert, in andere Verbindungen übergeführt oder oxidiert wird.

Zur Messung der Glucose-Toleranz am Menschen stehen verschiedene Methoden zur Verfügung: Bei zu erwartenden gröberen Veränderungen können selbstverständlich schon der Nüchternblutzucker oder unter vergleichbaren Bedingungen gewonnene postprandiale Werte als Parameter verwendet werde, vor allem im intraindividuellen Paarvergleich. Aussagekräftiger sind der orale (oGTT) oder intravenöse (ivGTT) Glucose-Belastungstest mit Messung der resultierenden Blutzuckerkinetiken nach entsprechender Applikation des Zuckers. Der Insulin-Sensitivitätstest, der die Abfallgeschwindigkeit der Blutglucose auf intravenös gespritztes Insulin als Parameter für die Beurteilung der Glucose-Toleranz benutzt, wird seltener verwendet. Am verläßlichsten, jedoch für die klinische Routine zu aufwendig, ist die sogenannte Glucose-Clamp-Technik, bei der unter konstanter intravenöser Insulin-Zufuhr unter definiert erhöhten Insulin-Spiegeln durch entsprechend gesteuerte Glucose-Substitution der Blutzucker innerhalb eines engen Bereichs konstant gehalten wird. Nach Erreichen eines steady-state entspricht dann die Menge an zugeführter Glucose der vom Organismus verwerteten Menge. Diese „Glucose-Verschwinderate“ ist ein direktes Maß der Insulin-Sensitivität des Körpers, wobei damit im wesentlichen die Insulin-Sensitivität der Muskulatur erfaßt wird.

Die Insulin-Empfindlichkeit des Organismus ist genetisch determiniert; sie schwankt physiologischerweise in Abhängigkeit von der Muskelaktivität, der Tageszeit mit pessimum am Morgen („*Dawn*-Phänomen“) und von der Menge und Verteilung des Fettgewebes. Beeinflußt wird sie auch durch zahlreiche andere Faktoren: Blutspiegel der freien Fettsäuren, der Ketonkörper („Randle-Mechanismus“), verschiedene Hormone (Wachstumshormon, Catecholamine, Glucagon, Cortisol, Schwangerschaftshormone), Infektionen sowie auch einige Medikamente.

Thema dieses Artikels ist es, den Einfluß der gängigen Antihypertensiva der ersten Wahl auf die Glucose-Toleranz zu diskutieren. Daß hier Wechselbeziehungen bestehen, ist schon lange bekannt. Diese Erkenntnis hat aber erst in letzter Zeit im Rahmen der wachsenden Einsicht in das sog. „metabolische Syndrom“ erheblich an Aktualität gewonnen.

Früher wurden die metabolischen Nebenwirkungen, die sich übrigens nicht nur auf den Kohlenhydrat-, sondern mehr noch auf den Lipidstoffwechsel auswirken, in Anbetracht der Präferenz der Blutdrucksenkung weitgehend vernachlässigt. Diese Betrachtungsweise hat sich nun verändert, da zum einen eine antihypertensive Medikation heute wesentlich eher eingeleitet wird, z.B. der Grenzwert-Hypertonie bei Diabetikern, womit wegen der längeren Therapiedauer eine weitgehende Stoffwechselneutralität der verwendeten Pharmaka erforderlicher wird. Zum anderen ist bekannt, daß essentielle Hypertoniker häufig eine reduzierte Insulin-Sensitivität[1], deshalb einen reaktiven Hyperinsulinismus[2] oft eine gestörte Glucose-Toleranz[3] sowie eine erhöhte Inzidenz an späterem Diabetes Typ II[4] aufweisen. Somit wäre denkbar, daß eine antihypertensive Dauertherapie mit – wenn auch nur geringer – Verschlechterung der Glucose-Toleranz bei „noch stoffwechselgesunden" Hypertonikern die Manifestation des genetisch determinierten Diabetes vorverlegt. Inzwischen liegen auch mehrere Studien vor, die für Beta-Blokker und Diuretika in diese Richtung weisen[5-7]. Bei der Therapie von Typ II-Diabetikern mit diesen Pharmaka würde dies im Analogieschluß eine raschere Progredienz des Diabetes und somit seiner späteren sekundären Insulin-Pflichtigkeit bedeuten. Nicht nur diese mögliche Vorverlagerung der Manifestation eines Diabetes oder die Beschleunigung dessen Progredienz sind von klinisch-praktischer Bedeutung, auch die Induktion oder die Verschlechterung einer bereits bestehenden Glucose-Intoleranz sind relevant, da dies bereits ein erhöhtes kardiovaskuläres Risiko mit sich bringt[8]. Es wird somit der Vorteil der Blutdrucksenkung durch das Medikament in der Bilanz wieder reduziert, in Verbindung mit einer zusätzlichen Verschlechterung des Lipidstoffwechsels möglicherweise sogar aufgehoben. Somit sind die lange bekannten metabolischen Nebenwirkungen der gängigen Antihypertensiva zumindest in der Langzeittherapie von größerer klinisch-prospektiver Relevanz als bisher angenommen. Im folgenden sollen diese nun unter dem Gesichtswinkel der Beeinflussung der Kohlenhydratstoffwechsellage besprochen werden. Dieser Einfluß ist prinzipiell über 3 Mechanismen möglich: Veränderungen der pankreatischen Insulin-Sekretion, der hepatischen Glucose-Produktion und der peripheren Glucose-Aufnahme.

I. Beta-Blocker

Ein marginaler negativer Einfluß der Beta-Blocker auf den Kohlenhydratstoffwechsel mit Anstieg des Nüchternblutzuckers um etwa 10 bis 30 mg/dl ist bewiesen[9-11]. Selbstverständlich ist er für nicht-selektive Beta-Blocker (Tab. **9.1**)[12,13] ausgeprägter und reproduzierbarer als für selektive (Tab. **9.2**)[14,15]. Dazu muß allerdings angemerkt werden, daß es sich hierbei um einen Effekt handelt, der bei höherer Dosierung der selektiven Beta-Blocker, z.B. 200 mg Metoprolol/d, sich wohl wieder egalisieren würde. Die Tatsache, daß mehrere Studien keinen Effekt auf die Glucose-Toleranz aufzeigen konnten[16-20], ist mit dem geringen Ausmaß der Veränderungen erklärbar. Nur entsprechend hohe Fallzahlen oder ein spezifisch stoffwechselorientiertes Studiendesign würden zu eindeutigen statistischen Aussagen führen.

Im einzelnen ist über die mögliche Beeinflussung des Kohlenhydratstoffwechsels unter Beta-Blockade folgendes bekannt:

1. Insulin-Sekretion

Die pankreatische Insulin-Sekretion wird durch α-Stimulation gehemmt. Dieser Mechanismus ist unter längerer und schwererer Muskelarbeit relevant. β_2-Stimulation dagegen führt zu einer gesteigerten Insulin-Abgabe durch das Pankreas. Dies kann beim Menschen im Akut-Experiment gezeigt werden (Abb. **9.1**): eine intravenöse Infusion von Adrenalin führt bei konstantem Blutzucker unter gleichzeitiger α-Blockade mit Phentolamin zu einem Anstieg der peripheren Insulin-Spiegel, bei Beta-Blokkade mit Propranolol zu einem Abfall. Erfolgt die Beta-Blockierung β_1-selektiv mit Metoprolol, wird die Adrenalin-Stimulation nur zu 50 % gehemmt[21]. Damit ist eindrucksvoll gezeigt, daß der Ausdruck „β-selektive Blockie-

Tab. **9.1**

Veränderungen des Kohlenhydratstoffwechsels unter Behandlung mit Propranolol (160 mg/d) nach unausgewählten Publikationen der letzten 10 Jahre

Autor		*Patient* gesund (G) Diabetiker (D) Fallzahl	*Blutzucker (mM/l)* (nüchtern, oGTT)	*Seruminsulin (µE/ml)* (nüchtern/ stimuliert)
Mohler et al.[7]	1979	G/40	nü ↑*/oGTT* verschl.	s 209-128*
Wright et al.[18]	1979	D/23	nü 8,9-10,7 *	nü ± /S. 264-188*
Woods et al.[17]	1980	D/6	nü ±/OGGT ±	nü ±/s ±
Groop et al.[14]	1982	D/10	nü 7,4-8,6*	nü 19,1-27,2
Flamenbaum et al.[9]	1983	G/220	nü 5,6-5,9*/ nü pp. 6,6-8,2	
Micossi et al.[12]	1984	D/8	nü 8,6-10,2/ oGGT+ verschl.	
		D/6	nü 11,6-12,2/ oGGT* verschl.	
		D/8	nü 6,2-6,9 oGGT* verschl.	
Dornhorst et al.[10]	1985	D/14	nü 10,1-11,5*	s ±
Cressmann et al.[11]	1985	G/18	nü 4,7±5,9/ oGGT 5,4±7,6	nü ±/s ±

* signifikanter Unterschied; ± keine Veränderung; nü Nüchternblutzucker; pp postprandial; s stimuliert

rung“ nur teilweise zutrifft: diese Pharmaka sind nämlich nur selektiver als nicht-selektive; sie sind aber trotzdem partiell und vor allem dosisabhängig β_2-blockierend. Dies gilt selbstverständlich nicht nur für den Stoffwechsel, wie die klinische Erfahrung bei Patienten mit Asthma bronchiale unter β_1-selektiver Blockade zeigt.

Im Gegensatz zu diesen klar demonstrierbaren Akuteffekten der sympathischen Blockierung sind unter Langzeitbehandlung keine derartigen Effekte nachweisbar (Tab. **9.1, 9.2**): sowohl basale als auch stimulierte Insulin-Spiegel bleiben praktisch in allen Studien unverändert.

Somit ist die Beeinflussung der pankreatischen Insulin-Sekretion als Ursache der verschlechterten Glucose-Toleranz unter Beta-Blockade unwahrscheinlich. Ganz auszuschließen ist ein Effekt trotzdem nicht, da der Leberstoffwechsel, vor allem die Glykogenolyse, schon auf geringste Änderungen der Insulin-Spiegel extrem sensitiv reagiert[22]. Somit könnte eine durch die Beta-Blockade gesenkte Insulin-Konzentration nur in der Pfortader die hepatische Glykogenolyse sehr wohl beeinflussen, obwohl peripher keine Veränderungen der Insulin-Spiegel nachweisbar sind. Gegen diese Spekulation sprechen jedoch zwei Studien, die unter Beta-Blockade keine Beeinflussung der hepatischen Glucose-Produktion fanden[23,24].

2. Hepatische Glucose-Produktion

Die von der Leber abgegebene Glucose stammt nach einem Übernachtfasten etwa zu zwei Dritteln aus Glykogen und zu einem Drittel aus

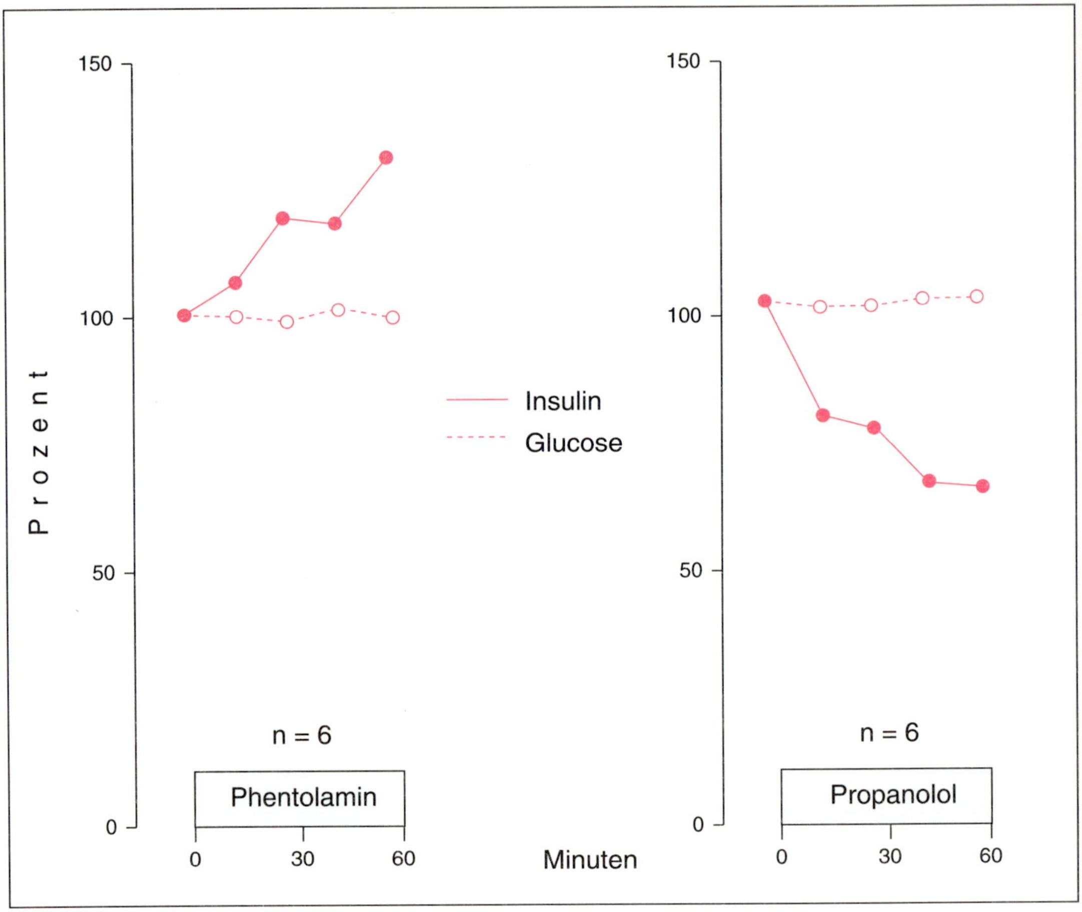

Abb. **9.1**: Auswirkungen einer α- und β-adrenergenen Blockierung (Phentolamin, 0.5 mg/min; Propranolol, 0.08 mg/min) auf Blutzucker- und Insulinspiegel unter Adrenalininfusion bei gesunden Probanden[21].

neugebildeter Glucose[25], nach längerem Hungern praktisch ausschließlich aus der Gluconeogenese[26]. Da die Synthese der Schlüsselenzyme der hepatischen Gluconeogenese durch Catecholamine induziert wird, könnte eine Beta-Blockade die Zuckerabgabe der Leber beeinflussen. Dadurch würde diese jedoch reduziert, was nicht zu einer Verschlechterung, sondern eher zu einer Verbesserung der Glucose-Toleranz führen würde. Damit kommt dieser Mechanismus als Erklärung für den Effekt der Beta-Blockade auf den Kohlenhydratstoffwechsel ebenfalls nicht in Frage.

Die hepatische Glykogenolyse dagegen könnte eher durch Beta-Blockade beeinflußt werden, da diese sowohl über α- als auch über β-Rezeptoren reguliert wird. Somit könnte theoretisch eine Beta-Blockade zu einer Steigerung des Glykogen-Abbaus über ein Überwiegen der α-Rezeptoren führen, obwohl in der Bilanz das Fehlen der β-Stimulation quantitativ überwiegen müßte. In vivo kommt dieser Mechanismus jedenfalls nicht zum Tragen, da weder in Clamp- noch in Isotopenverdünnungs-Studien am Menschen eine Steigerung der hepatischen Glucose-Abgabe unter Beta-Blockade gesehen wurde[23,24].

Tab. **9.2**

Veränderungen des Kohlenhydratstoffwechsels unter Behandlung mit Metoprolol (100 mg/d), Pindolol° oder Labetolol* nach unausgewählten Publikationen der letzten 15 Jahre

Autor		*Patient* gesund (G) Diabetiker (D) Fallzahl	*Blutzucker (mM/l)* (nüchtern, oGTT)	*Seruminsulin (μE/ml)* (nüchtern/ stimuliert)
Persson et al.°[13]	1973	G/24	nü ± oGTT ±	nü ±/ s±
Anderson* et al.[10]	1976	G/17	nü 5,3-5,9*, oGGT ±	nü ±
Wright et al.[18]	1979	D/23	nü 8,9-10,1*	nü ±/ s ±
Woods et al.[17]	1980	D/6	nü ± oGGT ±	nü ±/ s ±
Groop et al.[14]	1982	D/10	nü 7,4-7,9	nü ±
Lehtonen et al.[15]	1984	G/20	nü ±, oGGT verschl. *	nü ±/ s ±
Micossi et al.[12]	1984	D/8	nü ±, oGGT ±	s ±
		D/6	nü ±, oGGT ±	s ±
		D/8	nü ±, oGGT ±	s ±

3. Periphere Glucose-Aufnahme

Im wesentlichen kann die periphere Glucose-Aufnahme mit dem Glucose-Verbrauch durch die Skelettmuskulatur gleichgesetzt werden. Dieser wird durch eine Verbesserung der Insulin-Wirksamkeit am Muskel durch Muskelarbeit gesteigert, über erhöhte Insulin-Spiegel sowie in geringerem Ausmaß durch einen Anstieg des Blutzuckerspiegels. Gehemmt wird die muskuläre Glucose-Aufnahme durch erhöhte Ketonkörper und Fettsäuren im Sinne des *Randle*-Mechanismus[27]. Beta-Blockade führt nun allerdings eher zu niedrigeren Konzentrationen der Fettsäuren und Ketone[28], womit ein Substrat-mediierter Effekt der Beta-Blocker auf die Glucose-Homöostase sicher ausscheidet.

Nicht so klar ist dies für das Wachstumshormon zu beantworten, welches die muskuläre Insulin-Sensitivität bekanntlich verringert. Unter Beta-Blockade konnte in einer Studie eine gesteigerte Wachstumshormon-Sekretion während Arbeit gezeigt werden[29], die quantitativ ausreichen würde, um den muskulären Glucose-Stoffwechsel zu beeinflussen. Zwei andere Untersucher konnten diesen Effekt allerdings nicht bestätigen[24, 30], womit eine Aussage über eine mögliche Beteiligung des Wachstumshormons an der verschlechterten Glucose-Toleranz unter Beta-Blockern nicht möglich ist.

Auch direkte Veränderungen des Glucose-Transports über die Muskelzellmembran sind wenig wahrscheinlich, da nur unter Pindolol in vitro, jedoch nicht unter Propranolol eine Hemmung nachweisbar war[31]. Dieser Effekt ist somit eher der spezifisch intrinsischen Aktivität des Pindolols zuzuschreiben und weniger der Alpha-Blockade selbst.

Über Veränderungen des Glucose-Transports auf Rezeptorebene sind ebenfalls kaum Aussagen möglich: die einzige vorliegende Studie zeigte keine Veränderungen des Bindungsverhaltens der Insulin-Rezeptoren der Erythrozyten unter Beta-Blockade[32].

Auch Glucose-Clamp-Studien, die am ehesten Aussagen über Veränderungen der Insulin-Sensitivität des Organismus ermöglichen, bringen keine Klarheit: Unter Propranolol fanden zwei Autoren bei Insulin-Spiegeln von 300 und 130 mE/ml keine Veränderungen[33]. Andere Studien dagegen zeigten bei essentiellen Hypertonikern unter Propranolol, Acebutolol und Atenolol eine Verringerung der Glucose-Verschwinderate um 15 bis 20 %[34]. Dazu paßt eine weitere Untersuchung, die mit Hilfe des Insulin-Sensitivitätstests unter Propranolol und Atenolol eine deutliche Verschlechterung des Glucose-Assimilationskoeffizienten nachwies[32].

Abschließend kann zusammengefaßt werden, daß einerseits zwar eine geringgradig negative Beeinflussung der Kohlenhydratstoffwechsellage unter Beta-Blockade vorliegt. Über den Mechanismus dieses Effekts kann andererseits jedoch trotz 15-jähriger Forschung keine klare Aussage gemacht werden. Eine Beeinflussung der Insulin-Sekretion oder des Leberstoffwechsels sind sicher auszuschließen. Am ehesten wäre noch eine Reduktion der peripheren, also hauptsächlich der muskulären Insulin-Sensitivität zu diskutieren.

II. Diuretika

In Tabelle **9.3** sind die Effekte der gebräuchlichsten Diuretika auf die Glucose-Toleranz beim Menschen schematisch aufgelistet: Thiazide verschlechtern sie etwa im gleichen Ausmaß wie die Beta-Blocker, während Schleifen-Diuretika, Chlorthalidon und Indapamid nur geringe, bzw. dosisabhängige Nebeneffekte auf den Kohlenhydratstoffwechsel aufweisen und die Kalium-sparenden Diuretika blutzuckerneutral sind[35].

Tab. **9.3**

Effekte der Diuretika auf die Glucose-Toleranz beim Menschen[35]

Diuretikatyp	*Glucose-Toleranz*
Thiazide	↓
Chlorthalidon	(↓)
Schleifendiuretika	(↓)
Indapamid	(↓)
Kalium-sparende Diuretika	±

Über die Pathomechanismen der Diuretika-induzierten Verschlechterung der Glucose-Toleranz liegen nur wenige, meist divergente Befunde vor.

1. Insulin-Sekretion

In vitro Untersuchungen zur Beeinflussung der pankreatischen Insulin-Sekretion durch einzelne Diuretika erbrachten widersprüchliche Resultate sowohl einer Hemmung als auch einer Stimulation[35-40]. Auch Akutexperimente mit Schleifen-Diuretika (Furosemid, Piretamid) beim Menschen erbrachten als Ergebnis sowohl eine Suppression[41] als auch eine Steigerung[42] der Insulin-Freisetzung. Abschließend läßt sich hier also keine definitive Antwort finden.

Von klinischer Bedeutung sind jedoch Hinweise, wonach die Verschlechterung des Glucose-Stoffwechsels auf die Diuretika-induzierte Hypokaliämie zurückgeht und durch Kaliumsubstitution reversibel ist[43]. Glucose-Clamp-Studien zeigten ebenfalls eindeutig, daß die pankreatische Insulin-Sekretion direkt und reversibel durch eine Hypokaliämie gehemmt werden kann und dies somit wohl eine wesentliche Ursache der Diuretika-induzierten Verschlechterung der Glucose-Toleranz in vivo ist[43].

2. Hepatische Glucose-Produktion

Diuretika vom Thiazid-Typ, nicht jedoch die Schleifen-Diuretika, hemmen die hepatische Phosphodiesterase, womit über eine Akkumulation von cAMP die Glykogenolyse, und damit die Glucose-Abgabe durch die Leber, gesteigert wird[44]. Dies könnte neben der allgemeinen Verschlechterung der Kohlenhydratstoffwechsellage vor allem den Anstieg der Nüchternblutzucker unter Diuretika erklären.

3. Periphere Glucose-Aufnahme

Bezüglich einer Beeinflussung der peripheren Glucose-Aufnahme auf Rezeptorebene finden sich wiederum widersprüchliche Daten: Unter Piretamid, einem Schleifen-Diuretikum, blieb die Insulin-Rezeptorbindung am Erythrozyten unverändert[42], während eine andere Studie eine Steigerung nachwies[45].

Bei Patienten mit essentieller Hypertonie konnte mit Hilfe der Glucose-Clamp-Technik eine Reduktion der Glucose-Verschwinderate unter Hydrochlorthiazid um 11 % gezeigt werden[46], andere Untersuchungen mit dieser Fragestellung liegen nicht vor.

4. Klinische Befunde

a) Thiazide

Seit über 30 Jahren ist bereits bekannt, daß Thiazide den Kohlenhydratstoffwechsel negativ beeinflussen[47]. Dabei fanden sich in mehreren Untersuchungen ein Anstieg sowohl des Nüchternblutzuckers um etwa 20 mg/dl sowie des 2 Stunden-Werts im Rahmen der oralen Glucose-Belastung von 30 mg/dl[48, 49]. Eine placebokontrollierte große Studie erbrachte ebenfalls signifikante, aber deutlich geringere Veränderungen[50].

Klinisch relevant ist die Tatsache, daß diese Nebenwirkungen der Thiazide streng dosisabhängig sind und bei Dosierungen, wie sie in der antihypertensiven Therapie verwendet werden, bereits zum Tragen kommen[48, 49].

Nach Absetzen der Therapie waren die negativen Veränderungen des Kohlenhydratstoffwechsel reversibel[51, 52]. Dies relativiert die klinische Relevanz der Verschlechterung der Glucose-Toleranz unter Diuretika. Es finden sich aber auch Studien, die über eine erhöhte Inzidenz sowie Persistenz eines Diabetes Typ II unter Thiazid-Therapie berichten[5, 53]. Andererseits liegen aber auch Untersuchungen vor, die keine oder trotz Fortsetzung der Therapie spontan reversible Negativeffekte von Thiaziden auf den Kohlenhydratstoffwechsel zeigen konnten[54, 55].

Sehr wichtig sind Befunde, wonach der negative Einfluß auf die Glucose-Toleranz bei Patienten mit vorbestehender gestörter Glucose-Verwertung und bei manifesten Diabetikern quantitativ ausgeprägter ist als bei Stoffwechselgesunden[56-60]. Daraus ist als klinische Konsequenz abzuleiten, daß eine Thiazid-Therapie bei Diabetikern wesentlich restriktiver handzuhaben und vor allem bezüglich der Nebenwirkungen intensiver zu überwachen ist als bei stoffwechselgesunden Hypertonikern. Dies gilt natürlich auch für den Lipid-Stoffwechsel.

b) andere Diuretika

Chlortalidon sowie Schleifen-Diuretika haben einen wesentlich geringeren, aber auch dosisabhängigen Effekt auf die Kohlenhydratstoffwechsellage als Thiazide[61]. Die sog. Kalium-sparenden Diuretika haben nach übereinstimmenden Befunden keine Auswirkungen auf die Glucose-Toleranz[62].

Abschließend kann festgestellt werden, daß Thiazide schon in klinisch üblicher Dosierung die Glucose-Toleranz des Organismus herabsetzen, was bei vorbestehender Glucose-Toleranz-Störung oder bei manifestem Diabetes ausgeprägter ist als bei Stoffwechselgesunden. Die Mechanismen dieser Verschlechterung der Glucose-Toleranz sind sowohl in einer Hypokaliämie-induzierten Hemmung der Insulin-Sekretion, einer stimulierten hepatischen Glykogenolyse und möglicherweise auch in einer reduzierten peripheren Insulin-Sensitivität zu sehen. Andere Diuretika haben weniger (Chlorthalidon, Schleifen-Diuretika, Indapamid) oder keine (Kalium-sparende Diuretika) Auswirkungen auf die Kohlenhydratstoffwechsellage.

III. Calciumantagonisten

Entsprechend einer großen Zahl von Untersuchungen kann definitiv konstatiert werden, daß Calciumantagonisten innerhalb einer weiten Dosierungsbreite weder bei Gesunden, noch bei Patienten mit gestörter Glucose-Toleranz, noch bei manifesten Diabetikern eine klinisch faßbare Beeinflussung der Kohlenhydratstoffwechsellage induzieren.

Im einzelnen ist über mögliche Beeinflussungen der Faktoren, die die Glucose-Homöostase regulieren, unter Calciumantagonisten folgendes bekannt:

1. Insulin-Sekretion

Am isoliert perfundierten Rattenpankreas wurde 1966 erstmalig gezeigt, daß die Anwesenheit von Calcium im Perfusat für die Sekretion von Insulin erforderlich ist[63, 64, 65]; weitere Studien haben dieses Ergebnis für andere Tierspezies in vitro bestätigt[64, 65]. Im Analogieschluß vorgenommene Untersuchungen mit Calciumantagonisten erbrachten eine dosisabhängige Hemmung der Insulin-Freisetzung[66-68].

Unter in vivo Bedingungen am Gesamtorganismus sind diese Resultate überraschenderweise nur bei speziellen, klinisch irrelevanten Versuchsbedingungen gegeben: nur in Akutversuchen kam es bei Ratten zu einem Blutzuckeranstieg sowie zum Abfall der Insulin-Spiegel unter Nifedipin[59], jedoch nicht bei Hunden und stoffwechselgesunden Menschen[70]. Auch eine sechsmonatige Behandlung mit Diltiazem erbrachte keinerlei Veränderungen der Glucose-Homöostase bei Ratten und Hunden[71]. Akut- und Kurzzeitversuche bei Kaninchen mit Verapamil und Nifedipin ließen ebenfalls Blutzucker- und Insulin-Spiegel unbeeinflußt[72]. Lediglich Verapamil erbrachte in sehr hoher Dosierung bei Hunden eine Reduktion des Insulin/Glucose-Quotienten, jedoch nicht bei niedriger oder mittlerer Applikationsmenge[73].

2. Hepatische Glucose-Produktion

Aus Untersuchungen an Ratten wurde auf eine Stimulation der hepatischen Glykogenolyse durch Nifedipin geschlossen[74]. In ähnliche Richtung gehen Studien am Menschen, wobei unter Nifedipin eine Steigerung der Glucagon-stimulierten Glucose-Produktion der Leber trotz unbeeinflusster Insulin-Sekretion nachgewiesen wurde[75].

3. Periphere Glucose-Aufnahme

Glucose-Clamp-Studien bei stoffwechselgesunden Hypertonikern zeigten unter Diltiazem-Behandlung keine Veränderungen der Glucose-Verschwinderate, womit eine im wesentlichen unbeeinflusste periphere Glucose-Verwertung angenommen werden kann[34]. Allerdings wird dies neuerdings für Nifedipin bestritten[76].

4. Klinische Untersuchungen (s. Review[76, 77])

a) Stoffwechselgesunde

Weder Bolusinjektion, noch kontinuierliche i.v.-Infusion, noch akute orale Gabe von Calciumantagonisten beeinflussten bei Stoffwechselgesunden die Glucose-Homöostase[77, 78]. Lediglich eine Studie, die aber unter dem Streß einer Herzkatheteruntersuchung vorgenommen wurde, zeigte einen Blutzuckeranstieg nach perlingualer Gabe von Nifedipin[79]. Auch unter den Bedingungen einer zusätzlichen Glucose-Belastung fand sich keine Veränderung der Verlaufskurven von Blutglucose und Insulin; lediglich bei submaximaler Dosierung der Calciumantagonisten kam es zu etwas höheren Blutzuckerkinetiken[80, 81]. Tests mit Glucagon, Glibenclamid und Insulin zeigten meist ebenfalls keine Veränderungen[77], lediglich vereinzelt waren leicht erhöhte Blutzucker oder verminderte Insulin-Spiegel zu verzeichnen[82-84].

Entsprechend dieser Akutexperimente verliefen auch Kurzzeitversuche: von 46 Studien erbrachten 41 keinerlei Beeinflussung des Glucose-Stoffwechsels[77, 85]. Nur wenige Untersucher fanden geringfügige Anstiege der Blutzucker-, bzw. einen Abfall der Insulin-Spiegel[86-90]. Auch Belastungen mit Glucose oder körperlicher Arbeit zeigten unter Calciumantagonisten keine Beeinflussungen des Verlaufs von Glucose und Insulin; es finden sich nur einige wenige Arbeiten mit leichten, aber divergenten Veränderungen dieser Parameter[77].

Langzeitstudien erbrachten ebenfalls keine Veränderungen des Kohlenhydratstoffwechsels, vor allem des HbA_1[91, 92]; zwei Untersuchungen zeigten sowohl Anstieg als auch Abfall der Blutzuckerwerte unter Nifedipin[86, 95].

b) Diabetiker

Calciumantagonisten führten bei normo- und hypertensiven Diabetikern nicht zu reproduzierbaren Veränderungen der Blutzucker- und Insulin-Spiegel[77, 96]. Auch Belastungstests mit Glucose und Glucagon zeigten keine Unterschiede[77]. Lediglich 2 Studien erbrachten – allerdings divergierende – Veränderungen: Einmal eine Verschlechterung der Glucose-Toleranz, höhere Blutzucker bei niedrigeren Insulin-Spiegeln[97], zum anderen eine kleinere Fläche der Glucose-Kurve[98].

25 von 33 Verlaufsbeobachtungen von bis zu einem Monat Dauer unter Calciumantagonisten zeigten keine Veränderungen des Glucose-Stoffwechsels, wobei vor allem das HbA_1 gleich blieb[77]. Äußerst widersprüchliche Resultate erbrachten die Studien, die tatsächliche Unterschiede fanden: Anstieg des Blutzuckers bei Abfall des Insulin-Spiegels[99], höhere Glucose- und Insulin-Werte[100], Blutzuckersenkung bei unverändertem Insulin[101], erhöhter Fructosamin-Wert bei unbeeinflußter Glucose und gleichem HbA_1[102], Senkung sowohl von Blutzucker als auch HbA_1[103].

Glucose-Belastungstests unter Calciumantagonisten erbrachten ebenfalls keinerlei Unterschiede; die wenigen Studien, die Veränderungen zeigten, fanden sowohl eine Verbesserung als auch eine Verschlechterung der Kohlenhydratstoffwechsellage[77].

Klinisch relevantere Studien über längere Zeiträume zeigten übereinstimmend keinerlei Veränderungen der Glucose-Toleranz bei Diabetikern unter Calciumantagonisten: Blutzucker, Insulin-Spiegel sowie HbA_1-Werte blieben konstant[77].

Abschließend kann festgestellt werden, daß Calciumantagonisten in in-vitro Experimenten die Insulin-Sekretion eindeutig dosisabhängig hemmen. Dieser Effekt ist am Gesamtorganismus jedoch nur unter hoher Dosierung und inkonstant reproduzierbar. Unter klinisch relevanten Versuchsbedingungen bleiben nach einer überwältigenden Vielzahl von Studien sowohl bei Stoffwechselgesunden als auch bei Diabetikern die Parameter des Glucose-Stoffwechsels, auch bei Belastungstests, unbeeinflußt.

IV. Alpha-Blocker

Alpha-Blockade in antihypertensiver Dosierung führt nach bisher vorliegenden Untersuchungen nicht zu einer negativen Beeinflussung der Glucose-Toleranz; es könnte eher ein Trend zu einer Verbesserung vorliegen. Allerdings liegen zu dieser Frage nur wenige Kurzzeituntersuchungen an kleinen Patientengruppen vor, so daß die widersprüchlichen Ergebnisse noch keine abschließende Beurteilung zulassen. Experimentelle Daten zur Insulin-Sekretion und hepatischen Glucose-Produktion unter Alpha-Blockade liegen nicht vor.

1. Periphere Glucose-Aufnahme

Bei übergewichtigen Hypertonikern wurde mit der Glucose-Clamp-Technik unter Prazosin eine Steigerung der Glucose-Verschwinderate aufgezeigt[104]. Diese verbesserte Insulin-Wirksamkeit wäre pathophysiologisch insofern relevant, als mit diesem Medikament somit neben der antihypertensiven Wirkung gleichzeitig auch die bei Adipositas und Hypertonie vorhandene Insulin-Resistenz[1-3] positiv beeinflußt würde. Eine Steigerung der Glucose-Verschwinderate sowie eine Reduktion der Insulin-Sekretion im ivGTT wurden für Bunazosin retard nachgewiesen. Diese Befunde waren gegenüber Beta-Blockern signifikant. Möglicherweise kann damit neben der Blutdrucksenkung ein weiterer Weg zur Reduktion der Atherogenese und damit des kardiovaskulären Risikoprofils bei diesen Krankheitsbildern beschritten werden.

Über welchen Mechanismus die Alpha-Blockade zu einer Verbesserung der Insulin-Wirksamkeit führen kann, ist unklar: theoretisch denkbar wäre, daß über die periphere Vasodilatation – ähnlich wie bei Muskelarbeit – mehr Insulin-Rezeptoren für die Bindung an das zirkulierende Hormon zur Verfügung stehen würden.

2. Klinische Untersuchungen

Bei stoffwechselgesunden Hypertonikern wurden vor und nach einwöchiger α-Blockade während eines oralen Glucose-Toleranztests identische Insulin-Spiegel gemessen[105]. Bei sechs Hypertonikern mit manifestem Typ II-Diabetes fanden sich nach einer Woche im oralen Glucose-Toleranztest in der gleichen Publikation etwas höhere stimulierte Insulin-Spiegel. Während die Glucose-Toleranz bei den Hypertonikern unverändert blieb, besserte sie sich bei den Diabetikern[105].

Bei Typ II-Diabetikern mit milder Hypertonie fand sich nach dreimonatiger Therapie mit Prazosin jeweils ein tendenzieller Abfall des HbA_1 von 1 % sowie des postprandialen Blutzuckerwerts um 20 mg/dl, wobei diese Veränderungen allerdings statistisch nicht abzusichern waren[106, 107], Eine weitere Studie bei stoffwechselgesunden Hypertonikern erbrachte unter Alpha-Blockade bei unveränderten Blutzuckerwerten eine Senkung der zirkadianen Insulin-Spiegel[108]. In Verbindung mit einer positiven Beeinflussung des Lipidstoffwechsels, mit reduzierten Cholesterin- und Triglycerid-Spiegeln, wurde dies von den Autoren als Verbesserung der gestörten Insulin-Wirksamkeit interpretiert. Andererseits scheint dieser Befund reduzierter Insulin-Spiegel bei Alpha-Blockade überraschend, da unter dieser Medikation theoretisch eher eine Stimulation der Insulin-Sekretion zu erwarten wäre, zumindest bei körperlicher Belastung[21].

Abschließend kann festgestellt werden, daß Alpha-Blockade bei Stoffwechselgesunden und bei Diabetikern wohl zu einer geringgradigen Verbesserung der Glucose-Toleranz führt. Dieser Effekt, falls wirklich existent, könnte durch eine Verbesserung der peripheren Insulin-Wirksamkeit, deren Mechanismus unklar ist, zustande kommen.

V. ACE-Inhibitoren

Es darf inzwischen als gesichert angesehen werden, daß ACE-Hemmer sowohl bei Stoffwechselgesunden als auch bei diabetischen Hypertonikern zu einer geringgradigen Verbesserung der Glucose-Toleranz führen.

1. Insulin-Sekretion

Systematische Untersuchungen über den Effekt von ACE-Hemmern auf die pankreatische Insulin-Sekretion liegen bisher nicht vor; klinische Studien zeigen keine Veränderungen der peripheren Insulin-Spiegel[46, 109], die auch nach theoretischen Überlegungen nicht zu erwarten wären.

2. Hepatische Glucose-Produktion

Mit Hilfe stabiler Isotopen wurde bei postoperativen Patienten, also bei gestörter Glucose-Toleranz, eine Hemmung der endogenen hepatischen Glucose-Produktion unter Infusion von Bradykinin aufgezeigt[110]. Erklärbar ist dieser Effekt mit einer Verbesserung der Insulin-Sensitivität durch das Kinin[111, 114]. Mit diesen Befunden wäre die positive Beeinflussung der Glucose-Toleranz durch ACE-Hemmer zumindest teilweise erklärbar. Diese führen nämlich über eine Inhibition der Kinase II, die mit dem Angiotensin-Converting-Enzym identisch ist, zu einem Anstieg der Bradykinin-Spiegel[112, 115] (s. V.3).

3. Periphere Glucose-Verwertung

Erste Studien zur Frage der Beeinflussung der Glucose-Toleranz durch ACE-Hemmer wurden an 9 Patienten mit schwerer Hypertonie und/oder manifester Herzinsuffizienz vorgenommen. Ein Patient hatte sätzlich einen Typ I-Diabetes, drei weitere waren Typ II-Diabetiker. Mit Hilfe der euglykämischen Glucose-Clamp-Technik wurde dabei unter Captopril eine Zunahme der Insulin-Sensitivität um 30 % festgestellt[113]. Als Erklärung für diesen Effekt wurde von den Autoren eine Verminderung des bei diesen Herz-Kreislauf-Erkrankungen gesteigerten Sympathikotonus über eine ACE-Hemmer-induzierte Reduktion der Noradrenalin-Sekretion diskutiert.

Zu ähnlichen Ergebnissen führten Untersuchungen bei Typ II-Diabetikern mit milder Hypertonie: im Akutexperiment steigerte Captopril, 50 mg p.o., die Glucose-Verschwinderate nach 30 Minuten ebenfalls um etwa 30 %[115]. Zusätzlich konnte dabei mit Hilfe der Unterarmtechnik gezeigt werden, daß die vermehrt metabolisierte Glucose überwiegend in der Skelettmuskulatur aufgenommen wurde, entsprechend einer verbesserten peripheren Insulin-Wirksamkeit[116]. Eine weitere Glucose-Clamp-Studie erbrachte nach mehrwöchiger Therapie mit Captopril bei Hypertonikern im kontrollierten Cross-Over-, Doppelblind-Versuch eine Zunahme der Insulin-Sensitivität von 11 %[46].

Als Erklärung für diese metabolischen Effekte der ACE-Hemmer könnten deren Auswirkungen auf das Kallikrein-Kinin-Prostaglandin-System herabgezogen werden: das Angiotensin-Converting-Enzyme wandelt nämlich nicht nur das inaktive Angiotensin I in Angiotensin II um, sondern hemmt auch den Abbau von Bradykinin. Somit führen ACE-Hemmer außer zu der bekannten Reduktion der Angiotensin II-Spiegel auch zu einem Anstieg der lokalen Konzentrationen von Kininen[112, 115]. Diese wiederum verbessern direkt und partiell wohl auch indirekt über die Liberation von Prostaglandinen die Insulin-Wirksamkeit an der Skelettmuskulatur[117-120]. Nach neueren Un-

Tab. **9.4**

Klinische Studien zum Einfluß von ACE-Hemmern bei essentiellen Hypertonikern

Autor	*Jahr*	*Patienten-zahl*	*Studien dauer (Wochen)*	*Medi-kament*	*Stoffwechsel-parameter*	*Effekt*	*Signifikanz*
Helgeland[123]	*1986	76	16	E	NBZ	5,0→4,7%	+
Shionoiri[124]	*1987	8	52	C	HbA_{1c}	6,0→5,5%	+
Flapan[125]	*1988	12	22	C_{+F}	HbA_1	7,6→6,9%	+
Pollare[46]	*1990	25	18	C	NBZ	– △ 0,6 mmol/l	+
					MCR	+ △ 11%	+

Abkürzungen: C = Captopril; E = Enalapril; F = Furosemid; $HbA_{1(c)}$ = glykosiliertes Hämoglobin; NBZ = Nüchternblutzucker; * = kontrollierte Studien.

tersuchungen werden sie lokal bei Muskelarbeit liberiert[121] und bewirken dabei wohl im Sinne des bisher hypothetischen „Muskelaktivitätsfaktors"[122] die gesteigerte Ansprechbarkeit des arbeitenden Muskels auf Insulin.

Die Verbesserung der peripheren Insulin-Wirksamkeit unter ACE-Hemmern wäre, wie bei den Alpha-Blockern, klinisch-praktisch von großer Bedeutung, da eine bei Adipositas und essentieller Hypertonie primär vorhandene Störung[1-3] positiv beeinflußt würde. Es wäre sogar denkbar, daß damit möglicherweise zum einen die Entwicklung der Atherogenese, zum anderen eines späteren Diabetes Typ II und dessen weiterer Progredienz positiv beeinflußt, d.h. verlangsamt werden könnte.

4. Klinische Studien (s.Tab. **9.4**, **9.5**)

a) Stoffwechselgesunde essentielle Hypertoniker

In Langzeitversuchen konnte in 4 Studien bei insgesamt 121 nichtdiabetischen Hypertonikern ein zwar marginaler, aber signifikanter positiver Effekt auf dem Glucose-Stoffwechsel nachgewiesen werden: der Nüchternblutzucker fiel um knapp 10 mg/dl, das HbA_{1c} verbesserte sich um 0,6 Prozentpunkte[46, 123-125].

b) Diabetiker

In mehreren kontrollierten Studien über 3 bis 16 Wochen Dauer fand sich bei insgesamt 209 Diabetikern Typ II ein signifikanter Rückgang

Tab. **9.5**

Klinische Studien zum Einfluß von ACE-Hemmern auf den Kohlenhydratstoffwechsel bei Diabetikern

Autor	*Jahr*	*Patienten Diabetes-typ*	*Patienten Anzahl*	*Studien dauer (Wochen)*	*Medikament*	*Stoffwechsel-parameter*	*Effekt*	*Signifikanz*
GAMBARO[132]	1985	I	10	12	C	HbA_{1c}	6,6→5,9%	
		II	10	12	C	HbA_{1c}	6,1→6,4%	
RICCI[133]	1985	II	10	52	C	HbA_1	8,5→8,8%	
DOMINGUEZ[134]	1986	II	15	12	C_{+HCT}	HbA_1	9,7→6,3%	+
GHIRLANDA[129]	1986	(II)#	17	24	C_{+HCT}	NBZ	7,6→5,2 mmol/l	+
MATTHEWS[130]	1986	II	13	6	C	oGTT 2 Std. BZ	15,3→13,9 mmol/l	+
MBANYA[127]	*1987	II	12	8	C	HbA_1	9,0→8,1%	+
ARANDA[135]	1988	I/II	144	26	C	ppBZ	9,3→7,9 mmol/l	+
GUIVARC'H[128]	*1988	II	147	17	C	HbA_1	– △ 4,4-12,7 rel. %	
RETT[109]	*1988	II	30	3	C	ppBZ	12,7→11,1 mmol/l	+
MOORE[131]	1988	II	22	9	E_{+HCT}	NBZ	8,3→7,3 p<0,06 10,8→9,8 mmol/l	
PRINCE[126]	*1988	II	9	6	E	NBZ HbA_{10}	10,3→9,5 mmol/l 78→67 g/l	 +
WHITCROFT[107]	*1988	II	11	16	E	HbA_{1c}	– △ 0,8%	+

Abkürzungen: C = Captopril; E = Enalapril; HCT = Hydrochlorothiazid; $HbA_{1(c)}$ = glukosiliertes Hämoglobin; ppBZ = postprandialer Blutzucker; NBZ = Nüchternblutzucker; * = kontrollierte Studien; # = offensichtlich Diabetiker.

des HbA_{1c} um knapp einen Prozentpunkt sowie des postprandialen Blutzuckers um 30 mg/dl[109, 126-128]. Ähnliche Veränderungen wurden in zahlreichen anderen Untersuchungen aufgezeigt[129-135], die aber, trotz meist vorhandener statistischer Signifikanz, aufgrund methodischer Mängel keine klaren Aussagen zulassen (zu kleine Fallzahlen, insuffiziente Patientencharakterisierung, keine oder nicht vergleichbare Kontrollgruppen).

Zusammenfassend kann festgestellt werden, daß es unter Gabe von ACE-Hemmern sowohl bei Stoffwechselgesunden als auch bei Diabetikern zu einer marginalen Verbesserung des Glucose-Stoffwechsels kommt. Dieser Effekt kommt über eine Verbesserung der Insulin-Wirksamkeit hauptsächlich an der Skelettmuskulatur zustande, jedoch auch an der Leber. Er ist wohl über einen ACE-Hemmer-induzierten Anstieg der lokalen Kinin- sowie der Prostaglandin-Spiegel und vermutlich auch über eine Reduktion des Sympathikustonus mediiert.

Zusammenfassung

In den letzten Jahren hat sich die Erkenntnis etabliert, daß die essentielle Hypertonie nicht nur eine isolierte Erkrankung im kardiovaskulären Regulationssystem ist, sondern meist mit einer Störung der Insulin-Sensitivität, einer reaktiven Hyperinsulinämie, einer gestörten Glucose-Toleranz, einem pathologischen Lipidstoffwechsel und einer erhöhten Inzidenz eines späteren Typ II-Diabetes vergesellschaftet ist. Dies wird unter dem Begriff des „metabolischen Syndroms" zusammengefaßt. Somit erscheinen die schon länger bekannten Stoffwechselnebenwirkungen der Antihypertensiva in neuem Licht und sollten bei der Wahl des spezifischen Medikaments für den einzelnen Patienten mehr Beachtung finden:

Beta-Blocker, sowohl nicht-selektive, als auch selektive, führen zu einem Anstieg der Blutzuckerwerte um 10 bis 30 mg/dl, wahrscheinlich über eine Reduktion der peripheren Insulin-Wirksamkeit.

Diuretika, vor allem vom Thiazid-Typ, bewirken ebenfalls eine Verschlechterung der Glucose-Toleranz, quantitativ im gleichen Ausmaß wie die Beta-Blocker. Ursächlich kommen eine Hypokaliämie-induzierte Hemmung der Insulin-Sekretion, eine cAMP-stimulierte hepatische Glykogenolyse sowie eine verminderte Insulin-Sensitivität der Peripherie in Frage.

Calciumantagonisten sind nach zahlreichen Studien mit großer Sicherheit ohne Einfluß auf den Glucose-Stoffwechsel des Organismus.

Dies gilt auch für die *Alpha-Blocker*, wobei diese möglicherweise über noch unklare Mechanismen die Glucose-Toleranz sogar leicht verbessern könnten.

ACE-Hemmer führen sowohl bei diabetischen als auch bei nichtdiabetischen Hypertonikern zu einer geringen positiven Beeinflussung des Glucose-Stoffwechsels mit Abfall des Blutzuckers um etwa 20 mg/dl sowie des HbA_1-Wertes um einen Prozentpunkt. Als Erklärung des Effekts werden neben der Herabsetzung des Sympathikotonus die Hemmung des Bradykinin-Abbaus und damit erhöhte lokale Kinin- und Prostaglandin-Gewebespiegel diskutiert.

Jedenfalls sollten nach heutigem Wissensstand als Mittel der ersten Wahl zur Therapie der Hypertonie Calciumantagonisten, ACE-Hemmer und auch Alpha-Blocker zum Einsatz gebracht werden, erst sekundär bei speziellen Zusatzindikationen Beta-Blocker und Diuretika.

Literatur

1) Ferrannini E, Buzzigoli G, Bonadonna R, Giorico MA, Oleggini M, Graziadei L, Pedrinelli T, Brandi L, Bevilacqua S: Insulin resistance in essential hypertension. N Engl J Med 317:350-357 (1987)

2) Manicardi V, Camellini L, Bellodi G, Coscelli C, Ferrannini E: Evidence for an association of high blood pressure and hyperinsulinemia in obese men. J Clin Endocrinol Metab 62:1302-1304 (1986)

3) Modan M, Halkin H, Fuchs Z, Lusky A, Shitrit A, Segal P, Eshkol A, Almog S, Shefi M: Hyperinsulinemia - a link between glucose intolerance, obesity, hypertension, dyslipoproteinaemia, elevated serum uric acid and internal kation imbalance. J Clin Invest 75:809-817 (1985)

4) Wilson PWF: Diabetes and cardiovascular disease. The Framingham Study. International Symposium on cardiovascular complications of diabetes mellitus. Marjorie Merriweather Post Foundation Boston (1988)

5) Bengtsson C, Blohme G, Lapidus L, Lindquist O, Lundgren H, Nyström E, Petersen K, Sigurdsson JA: Do antihypertensive drugs precipitate diabetes? Br Med J 289:1495-1497 (1984)

6) Donahue RP, Abott RD, Wilson PWF: Effect of Diuretic Use on the Development of Diabetes Mellitus. The Framingham Study. Horm Metab Res Suppl Series 22:46-48 (1990)

7) Mohler H, Bravo EL, Tarazi RC: Long-term use of beta blockers may precipitate diabetes. Am Fam Physician 20:128 (1979)

8) Fuller JH, Shipley MJ, Rose G, Harrett RJ, Keen H: Coronary heart disease and stroke mortality by degree of glycemia: The Whitehall Study. Br Med J 287:867-870 (1983)

9) Flamenbaum W: Metabolic consequences of antihypertensive therapy. J Intern Med 98:857-880 (1983)

10) Dornhorst A, Powell SJ, Pensky J: Aggravation by propranolol of hyperglycaemic effect of hydrochlorothiazide in type II diabetics without alteration of insulin secretion. Lancet I:123-126 (1985)

11) Cressmann MD, VIDT DG, Mohler H, Gifford RW Jr.: Glucose tolerance during chronic propranolol treatment. J Clin Hypertens 2:138-144 (1985)

12) Micossi P, Pollavini G, Raggi U, Librenti MC, Garimberti B, Beggi P: Effects of metoprolol and propranolol on glucose tolerance and insulin secretion in diabetes mellitus. Horm Metabol Res 16:59-63 (1984)

13) Mohler H, Bravo EL, Tarazi RC: Glucose intolerance during chronic b-adrenergic blockade in man. Clin Pharmacol Ther 25:237-241 (1979)

14) Groop L, Tötterman KJ, Hamo K, Gordin A: Influence of beta-blocking drugs on glucose metabolism in patients with noninsulin dependent diabetes mellitus. Acta Med Scand 211:7-12 (1982)

15) Lehtonen A, Huupponen R, Himanen P: Effect of the short-term beta-adrenoceptor blockade on exercise metabolism in cold weather. Intern J Clin Pharmacol Ther Toxicol 22:86-90 (1984)

16) Groop L, Tötterman KJ: Propranolol does not inhibit sulphonylurea-stimulated insulin secretion in patients with non-insulin dependent diabetes mellitus. Acta Endocrinol 100:410-415 (1982)

17) Woods KL, Wright AD, Kendall MJ, Black E: Lack of effect of propranolol and metoprolol on glucose tolerance in maturity-onset diabetics. Br Med J 281:1321 (1980)

18) Wright AD, Barber SG, Kendall MJ, Poole PH: Beta-adrenoceptor-Blocking drugs and blood sugar control in diabetes mellitus. Br Med J 1:159-161 (1979)

19) Persson I, Eskar P: Carbohydrate tolerance during beta-adrenergic blockade in hypertension. Europ J Clin Pharmacol 5:151-153 (1973)

20) Andersson O, Berglund G, Hansson L: Antihypertensive action, time of onset and effects on carbohydrate metabolism of labetalol. Br J Clin Pharmacol Suppl: 765-761 (1976)

21) Robertson RP, Porte D: Adrenergic modulation of basal insulin secretion in man. Diabetes 22:1-8 (1973)

22) Wicklmayr M, Dietze G, Böttger I, Mehnert H: Untersuchungen zur Insulinsensitivität von Leber und Muskulatur des Menschen. Verh Dtsch Ges Inn Med 85:993-997 (1979)

23) Deibert DC, De Fronzo RA: Epinephrine-induced insulin resistance in man. J Clin Invest 65:717-721 (1979)

24) Clarke WL, Santiago JV, Thomas L, Bengalimn E, Haymond MW, Cryer PE: Adrenergic mechanism in recovery from hypoglycemia in man: adrenergic blokkade. Am J Physiol 236 (2):E 147-E 152 (1979)

25) Kreisberg RA, Pennington LF, Boshell BR: Lactate turnover and gluconeogenesis in normal and obese humans. Diabetes 19:53-62 (1970)

26) Owen OE, Felig P, Morgan AP, Wahren J, Cahill GF Jr: Liver and kidney metabolism during prolonged starvation. J Clin Invest 48:574-589 (1969)

27) Randle PJ, Garland PB, Hales CN, Newsholme EA: The glucose-fatty acid cycle: its role in insulin sensitivity and the metabolic disturbances of diabetes mellitus. Lancet 13:785-789 (1963)

28) IMURA H, KATO Y, IKEDA M, MORIMOTO M, YAWATA M: Effect of adrenergic-blocking or -stimulating agents on plasma growth hormone, immunoreactive insulin, and blood free fatty acid levels in man. J Clin Invest 50:1069-1079 (1971)

29) MACLAREN NK, TAYLOR GE, RAITI S: Propranolog-augmented exercise-induced human growth hormone release. Pediatrics 56:804-807 (1975)

30) LAWRENCE AM, AJLOUNI K, HAGEN TC: Chronic propranolol administration impairs gulcagon release during insulin-induced hypoglycemia in normal man. J Clin Endocrin Metab 59:662-664 (1984)

31) GIUDICELLI JF, SCHMITT H, BOISSIER JR: Studies on dl-4-(2-hydroxy-3-isopropylaminopropoxy)-indole (LB 46), a new potent beta-adrenergic-blocking drug. J Pharmacol Exp Ther 168:116-119 (1969)

32) TÖTTERMANN K, GROOP L, GROOP PH, KALA R, TOLPPANEN EM, FYHRQUIST F: Effect of beta-blocking drugs on beta-cell function and insulin sensitivity in hypertensive non-diabetic patients. Eur J Clin Pharmacol 26:13-17 (1984)

33) FERRARA LA, CAPALDO B, RIEVELLESE AA, GENOVESE S, IOVINE C, RUSSO L, MANCINI M: Effects of b-receptor blockade on carbohydrate metabolism. J Hypertens 3 (Suppl. 3):199-201 (1985)

34) POLLARE TH, LITHELL H, BERNE C: Long-term effects of β-blockers an Ca^{++}-antagonists on glucose metabolism. Horm Metab Suppl Series 22:56 (1990)

35) HOUSTON MC: Adverse effects of antihypertensive drug therapy on glucose tolerance. Cardiology Clinics 4:117-135 (1986)

36) PACE CS, TARCIN JT, SMITH JS: Stimulus-secretion coupling in beta-cells: modulation by pH. Am J Physiol 224:E3-18 (1983)

37) HERMANSEN K, SCHMITZ O, MOGENSEN CE: Effects of thiazide diuretic (hydroflumenthiazide) and a loop diuretic (bumetanide) on the endocrine pancreas: studies in vitro. Metabolism 34:784-789 (1985)

38) HERMANSEN K, SCHMITZ O, ARNFRIED J, MOGENSEN CE: Effects of furosemide and indapamide upon pancreativ insulin and somatostatin secretion in vitro. Diabetes Res 3:221-223 (1986)

39) FURMAN BL, RAZAK TBA: A further examination of the possible effects of indapamide on glucose tolerance and insulin secretion in the rat and mouse. J Pharm Pharmacol 33:735-737 (1981)

40) LEBRUN P, VAN JAUSE E, JUVENT M, DELEERS M, HERCHUELZ A: Na -H* exchange in the process of glucose-induced insulin release from the pancreatic B-cell. Effects of amiloride on 86 Rb, 45 Ca fluxes and insulin release. Biochem Biophys Acta 886:448-456 (1986)

41) GIUGLIANO D, TORELLA R, SGAMBATO S, D'ONOFRIO F: Acetylsalicylic acid restores acute insulin response reduced by furosemide in man. Diabetes 28:841-845 (1979)

42) HARNO K, VAELIMAEKI M, VERHO M: Effects of a new diuretic piretanide on glucose tolerance, insulin secretion and 125-I-insulin binding. Eur J Clin Pharmacol 27:697-700 (1985)

43) HELDERMAN JH, ELAHI D, ANDERSEN DK, RAIZES GS, TOBIN JD, SHOCKEN D, ANDRES R: Prevention of the glucose intolerance of thiazide diuretics by maintenance of body potassium. Diabetes 32:106-111 (1983)

44) ANDERSON J, GODFREY BE, HILL DM, MUROFAURE AD, SHELDON J: A comparison of the effects of hydrochlorthiazide and furosemide in the treatment of hypertensive patients. Quart J Med 40:541-560 (1971)

45) GILL JS, AL-HUSSARY N, ATKINS TW, TYLOR KG, BEEVERS DG: Possible role for insulin receptors in the mechanism of thiazide induced glucose intolerance. J Hypertens (Suppl) 2:573-576 (1984)

46) POLLARE T, LITHELL H, BERNE C: A comparison of the effects of hydrochlorothiazide and captopril on glucose and lipid metabolism in patients with hypertension. N Engl J Med 321:868-873 (1989)

47) WILKINS R: New drugs for the treatment of hypertension. Ann Intern Med 50:1-10 (1959)

48) Veterans Administration Cooperative Study Group on Antihypertensive Agents: Comparison of propranolol and hydrochlorthiazide for the initial treatment of hypertension. IV. Effect on plasma glucose tolerance. Hypertension 7:1008-1016 (1985)

49) GREENBERG G, BRENNAN PJ, MIALL WE: Effects of diuretic and beta blocker therapy in the Medical Research Council Trial. Ann J Med 76:45-51 (1984)

50) AMERY A, BERTHAUX P, BULPITT C, DERUYTTERE M, DE SCHAEPDRYVER S, DOLLERY C, FAGARD R, FORETTE F, HELLEMANS J, LUND-JOHANSEN P. MUTSERS A, TUAOMILEHTO: Glucose intolerance during diuretic therapy. Results of trial by the European Working Party on Hypertension in the Elderly. Lancet 1:681-683 (1978)

51) MURPHY MB, LEWIS PJ, KOHNER E, SCHUMER B, DOLLERY CT: Glucose intolerance in hypertensive patients treated with diuretics: a fourteen year follow up. Lancet 2:1293-1295 (1982)

52) AMES RP, HILL P: Improvement of glucose tolerance and lowering of glycohemoglobin and serum lipid concentrations after discontinuation of antihypertensive drug therapy. Circulation 65:899-904 (1982)

53) AMES RP: Metabolic disturbances increasing the risk of coronary heart disease during diuretic-based antihypertensive therapy: Lipid alterations and glucose intolerance. Am Heart J 106:1207-1214 (1983)

54) BERGLUND G, ANDERSSON O, WIDGREN B: Low-dose antihypertensive treatment with a thiazide diuretic is not diabetogenic. Acta Med Scand 220:419-424 (1986)

55) VAELIMAEKI M, HARNO K, NIKKILAE EA: Serum lipoproteins and indices of glucose tolerance during diuretic therapy: a comparison between hydrochlothiazide and piretanide. J Cardiovasc Pharmacol 5:525-530 (1983)

56) Wolff FW, Parmley WW, White K: Drug induced diabetes. JAMA 185:568-574 (1963)

57) Hicks BH, Ward JD, Jarrett RJ, Keen H, Wise P: A controlled study of clopramide and clorexolone and hydrochlorthiazide in diabetes. Metabolism 22:101-109 (1973)

58) Bloomgarden ZT, Ginsberg-Fellner F, Rayfield EJ, Bockman J, Brown WV: Elevated hemoglobin a_{1c} and low-density lipoprotein cholesterol levels in thiazide-treated diabetic patients. Am J Med 77:823-827 (1984)

59) Dornhorst A, Powell SH, Pensky J: Aggravation by propranolol of hyperglycemic effect of hydrochlorthiazide in type II-diabetics without alteration of insulin secretion. Lancet I:123-126 (1985)

60) Conrad KA, Fagan TC, Lee SM, Simons JA: Effect of tripamide on glucose tolerance in patients with hypertension. Clin Pharmacol Ther 40:476-479 (1986)

61) Materson BJ, Oster JR, Michael UF: Dose response to chlorthalidone in patients with mild hypertension. Efficacy of a lower dose. Clin Pharmacol Ther 24:192-198 (1978)

62) Gerber JG, Nies HS: Pharmacology of antihypertensive drugs. In: Genest J et al (eds): Hypertension. Edition 2. New York, McGraw-Hill:1093-1127 (1983)

63) Grodsky GM, Bennett LL: Cation requirements for insulin secretion in the isolated perfused pancreas. Diabetes 15:910-913 (1966)

64) Hellman B: The significance of calcium for glucose stimulation of insulin release. Endocrinology 97:392-398 (1975)

65) Milner RDG, Hales CN: The role of calcium and magnesium in insulin secretion from rabbit pancreas studied in vitro. Diabetologia 3:47-49 (1967)

66) Yamaguchi I, Akimoto Y, Nakajiama H, Kiyomoto A: Effect of diltiazem on insulin secretion. II. Experiments of perfused rat pancreas, anesthetized dogs and conscious rats. Jpn J Pharmacol 29:375-383 (1979)

67) Malaisse WJ, Pipeleers DG, Malaisse-Lagae F, Orci L: Effect of a verapamil derivate (D 600) on calcium uptake and insulin release by isolated islets. Diabetologia 9:80 (1973)

68) Devis G, Somers G, Van Obberghen E, Malaisse WJ: Calcium antagonists and islet function. I Inhibition of insulin release by verapamil. Diabetes 24:547-551 (1975)

69) Kanatsuna T, Nakano K, Mori H, Kano Y, Nishioka N, Kajiyama S, Kitagawa Y, Yoshida T, Kondo M, Nakmura N, Aochi O: Effects of nifedipine on insulin secretion and glucose metabolism in rats and in hypertensive type 2 (non insulin dependent) diabetics. Arzneimittelforsch/Drug Res 35:514-517 (1985)

70) Vater W, Kroneberg G, Hoffmeister F, Kaller H, Meng K, Oberdorf A, Puls W, Schlossmann K, Stoepel K: Zur Pharmakologie von 4-(2'-Nitrophenyl)-2,6-dimethyl-1,4-dihydropyridin-3,5-dicarbonsäuredimethyl-ester (Nifedipine, BAY a 1040). Arzneimittelforsch/Drug Res 22:1-14 (1972)

71) Fujita T, Doi K, Sakuma S: Chronic toxicity study on a new 1,5-benzothiazepine derivative „CRD-401". Pharmacometrics 8:757-775 (1974)

72) Patel RB, Shah GF, Raval JD, Gandhi TP, Gilbert RN: Calcium antagonist and blood glucose in normal rabbits. Arzneimittelforsch/Drug Res 37 (I):410-412 (1987)

73) Dominic JA, Miller RE, Anderson J, McAllister RG Jr: Pharmacology of verapamil, II. Impairment of glucose tolerance by verapamil in the conscious dog. Pharmacology 20:196-202 (1980)

74) Hörl WH, Haag M, Riegel W, Heidland A: Effect of nifedipine on carbohydrate metabolism in the rat. Res Exp Med 187:203-210 (1987)

75) Gasic S, Bratusch-Marrain P, Waldhäusl W, Korn A: Effect of verapamil on basal and glucagon-dependent splanchnic glucose metabolism and insulin secretion in man. Int J Clin Pharmacol Ther Tox 26:36-40 (1988)

76) Lithell H: Persönliche Mitteilung

77) Trost BN, Weidmann P: Effects of calcium antagonists on glucose homeostasis and serum lipids in nondiabetic and diabetic subjects: A review. J Hypertens 5 (Suppl 4):81-104 (1987)

78) Bonetti A, Del Prato C, Orlandini G, Zuliani U: Influenza della somministrazione acuta di un calcioantgonista (nifedipina) sul metabolismo glico-lipidico. G Arteriscler 4:287-289 (1979)

79) Kochsiek K, Neubaur J: Die Wirkung von 4-(2'-Nitrophenyl)-2,6-dimethyl-1,4-dihydropyridin-3,5-dicarbonsäure-dimethylester auf den Myokardstoffwechsel, die Hämodynamik, die Blutgase und den allgemeinen Stoffwechsel, die Hämodynamik, die Blutgase und den allgemeinen Stoffwechsel des Menschen. Arzneimittelforsch/Drug Res 22:353-358 (1972)

80) Ferlito S, Fichera C, Carra G, Pulco F, Calafato M, Vopicelli D: Effect of nifedipine on blood sugar, insulin and glucagon levels after an oral glucose load. Pan Med 23:75-80 (1981)

81) Petralito A, Liuzzo A, Lunetta M, Mangiafico RA, Fiore CE: Calcio antagonisti e metabolismo glicidico. Boll Soc Ital Cardiol 23:1545-1558 (1978)

82) Röjdmark S, Andersson DEH, Hed R, Sundblad L: Effect of verapamil on glucose response to intravenous injection of glucagon and insulin in healthy subjects. Horm Metab Res 12:285-290 (1980)

83) Raffestin B, Denjean A, Legrand A, Derrieux C, Boillot J, Comoy E, Martre H, Lockhart A: Effects of nifedipin on responses to exercise in normal subjects. J Appl Physiol 58:702-709 (1985)

84) De Marinis L, Barbarino A: Calcium antagonists and hormone release. I. Effects of verapamil on insulin release in normal subjects and patients with islet-cell tumor. Metabolism 29:599-604 (1980)

85) Gill JS, Al-Hussary N, Zezulka AV, Pasi KJ, Atkins TW, Beevers DG: Effect of nifedipine on glucose tolerance, serum insulin, and serum fructosamine in diabetics and non diabetic patients. Clin Ther 9:304-310 (1987)

86) Regel W, Hörl WH, Heidland A: Long-term effect of nifedipine on carbohydrate and lipid metabolism in hypertensive hemodialyzed patients. Klin Wschr 64:1124-1130 (1986)

87) Charles S, Kettelslegers JM, Buysschaert M, Lambert AE: Hyperglycaemic effect of nifedipine. Br Med J 283:19-20 (1981)

88) Deedwania P, Shah J, Robinson C, Watson W, Hurks C: Effects of nifedipine on glucose tolerance and insulin release in man. J Am Coll Card 3:577 (1983)

89) Marigo S, Foce S, Andreoni D: Effetti della somministrazione acuta e cronica della fendilina sulla tolleranza al glucosio et sulla secrezione insulinica in volontari sani ed in diabetice tipo. II. Clin Ter 111:325-331 (1984)

90) Semple CG, Omile C, Buchanan KD, Beastall GH, Paterson KR: Effect of oral verapamil on glibenclamide stimulated insulin secretion. Br J Clin Pharmacol 22:187-190 (1986)

91) Karlberg BE, Ottosson AM: Hormonal and metabolic responses to acute and long-term treatment with nisoldipine in normotensive subjects and patients with different kinds of hypertension. In Nisoldipine Workshop, Luxembourg, Abstract (1986)

92) Giudetti C, Moscato D, Ottaviano S, Fiorentino D, Fomara R: Flunarizine and migraine in childhood. Cephalalgica 7:263-266 (1987)

93) Francischetti EA, Oigman W, Fagundes VGA, Sanjuliani AF, Cunha MC: Long-term therapy with nitrendipine: evaluation of its antihypertensive and metabolic effect. J Cardiovasc Pharmacol 9 (Suppl 4):107-112 (1987)

94) Oehmann KP, Weiner L, Von Schenck H, Karlberg BE: Antihypertensive and metabolic effects of nifedipine and labetaolol alone and in combination in primary hypertension. Eur J Clin Pharmacol 29:149-154 (1985)

95) Oehmann KP, WeinerL, Von Schenck H, Karlberg BE: Antihypertensive and metabolic effects of nifedipine and labetaolol alone and in combination in primary hypertension. Eur J Clin Pharmacol 29:149-154 (1985)

96) Ueda K, Kuwajima I, Ito H, Kuramoto K, Murakami M: Nifedipine in the management of hypertension. In: International nifedipine (Adalat) panel discussion, Tokyo, edited by Lichtlen, Kimura PR, Taira E, Amsterdam N: Excerpta Medica: 105-114 (1979)

97) Ferlito S, Modica L, Romano F, Patane P, Raudino M, Branca S, Costa A: Effect of verapamil on glucose, insulin and glucagon levels after oral glucose load in normal and diabetic subjects. Pan Med 24:221-226 (1982)

98) Röjdmark S, Andersson DEH, Hed R, Sundblad L: Calciumantagonistic effects on glucose response to glucagon in patients with non-insulin-dependent diabetes mellitus and in normoglygemic subjects. Horm Metab Res 13:664-667 (1981)

99) Sando H, Katagiri H, Okada M, Shoda R, Arai Y, Matsuo S, Kobayashi T: The effect of nifedipine and nicardipine on glucose tolerance, insulin and C-peptide. Diabetes 32 (Suppl 1):66A (1983)

100) Deedwania P, Shah J, Robinson C, Watson W, Hurks C: Effects of nifedipine on glucose tolerance and insulin release in man. J Am Coll Card 3:577 (1983)

101) Petralito A, Liuzzo A, Lunetta M, Mangiafico RA, Fiore CE: Calcio antagonisti e metabolismo glicidico. Boll Soc Ital Cardiol 23:1545-1558 (1978)

102) Chellingsworth MC, Wright D, Pasi J, Kendall MJ: The effects of calcium antagonists on metabolic control in hypertensives with type II diabetes mellitus. Abstract 210, Calcium Antagonists in Hypertension, Intern Symposium Basel Febr (1988)

103) Janka HU, Mehnert H: Isradipine - A dihydropyridine calcium antgonist with a favourable metabolic profile in hypertensive type II diabetics compared to nifedipine. Abstract 324, Calcium Antagonists in Hypertension, Intern Symposium Basel Febr (1988)

104) Pollare T, Lithell M, Selinus M, Berne C: Application of prazosin is associated with an increase of insulin sensitivity in obese patients with hypertension. Diabetologia 31:415-420 (1988)

105) Barbieri C, Ferrari C, Borzio M, Pipoli V, Caldara R: Metabolic effect of chronic prazosin treatment. Horm Met Res 12:331-334 (1980)

106) Levy P: Effects of prazosin on blood pressure and diabetic control in patients with type II diabetes mellitus and mild essential hypertension. Am J Med (Suppl 1 B) 86:59-62 (1989)

107) Whitcroft IA: Effects of a- and b-Adrenoceptor- and ACE-inhibitors on longterm glucose and lipid control in hypertensive non-insulin-dependent. Horm Metab Res the issue (1989)

108) Swislocki ALM, Hoffmann BB, Scheu WH-H, Chen I, Reaven GM: Effect of prazosin treatment on carbohydrate and lipoprotein metabolism in patients with hypertension. Am J Med (Suppl 1 B) 86:14-18 (1989)

109) Rett K, Wicklmayr M, Tschollar W, Dietze G, Mehnert H: Role of angiotensin converting enzyme inhibitors in early antihypertensive treatment in noninsulin dependent diabetes mellitus. Postgrad Med J 64 (Suppl 3):69-74 (1988)

110) Jauch KW, Hartl WH, Georgieff M, Wolfe RR, Dietze G, Günther B: Low-dose bradykinin infusion reduces endogenous glucose production in surgical patients. Metabolism 37:185-190 (1986)

111) Jauch KW, Günther B, Hartl W, Rett K, Wicklmayr M, Dietze G: Improvement of impaired postoperative insulin action by bradykinin. Biol Chem Hoppe-Seyler 367:207-210 (1986)

112) Shimamoto K, Nakqawa M, Ilmura O: In vivo concentrations of kinins and angiotensins. Horm Metab Res Suppl Series 22:75-79 (1990)

113) Ferriere M, Bringer J, Richard JL, Rodier M, Jaffiol C, Mironze J: Effects of ACE-inhibition on glucose metabolism. Horm Metab Res Suppl Series 22:65-69 (1990)

114) Hartl WH, Jauch KW, Folfe RR, Schildberg FW: Effects of kinins on glucose metabolism in vivo. Horm Metab Res Suppl Series 22:79-84 (1990)

115) Rett K, Lotz N, Wicklmayer M, Fink E, Dietze G: Verbesserte Insulinwirkung durch ACE-Hemmung beim Typ II-Diabetiker. Dtsch Med Wschr 113:243-249 (1988)

116) Jauch KW, Hartl W, Günther B, Wicklmayr M, Rett K, Dietze G: Captopril enhances insulin responsiveness of forearm muscle tissue in non-insulin dependent diabetes mellitus. Eur J Clin Invest 17:448-454 (1987)

117) Dietze GJ: Modulation of the action of insulin in relation to the energy state in skeletal muscle tissue. Possible involvement of kinins and prostaglandines. Mol Cell Endocrinol 25:127-149 (1982)

118) Wicklmayr M, Dietze G: Effect of oral kallikrein and intrabrachial-arterial bradykinin on forearm metabolism in maturity onset diabetes. In: Haberland GL, Rohen JW, Suzuki T, eds Kininogenase. Stuttgart, Schattauer:299-308 (1977)

119) Wicklmayr M, Dietze G, Günther B, Böttger I, Mayer L, Janetschek P: Improvement of glucose assimilation and protein degradation by bradykinin in maturity onset diabetics and in surgical patients. Adv Exp Med Biol 120:569-576 (1979)

120) Wicklmayr M, Dietze G: Improvement of insulin action by bradykinin in the alloxan-diabetic rat. FeBS Lett 106:125-128 (1979)

121) Rett K, Wicklmayr M, Fink E, Maerker E, Dietze G, Mehnert H: Local generation of kinins in working skeletal muscle tissue in man. Biol Chem Hoppe-Seyler 370:445-449 (1989)

122) Goldstein MS: Humoral nature of hypoglycemia in muscular exercise. Am J Physiol 200:67-70 (1961)

123) Helgeland A, Hagelund CH, Strommen R, Tretli S: Enalapril, atenolol and hydrochlorthiazide in mild to moderate hypertension. A comparative multicenter study in general practice in Norway. Lancet I:872-875 (1986)

124) Shionorir H, Miyakawa T, Takasaki I, Ishikawa Y, Hiroto S, Kaneki Y, Shindo Y: Glucose tolerance during chronic captopril therapy in patients with essential hypertension. J Cardivasc Pharmacol 9:160-164 (1987)

125) Flapan A, Naim IM, Padfield PL: Does captopril protect against diuretic-induced impairment of glucose tolerance? Clin Sci 72 (Suppl 16):73-74 (1988)

126) Prince MJ, Stuart CA, Padia M, Bandi Z, Holland B: Metabolic effects of hydrochlorothiazide and enalapril during treatment of the hypertensive diabetic patient. Arch Intern Med 148:2363-2368 (1988)

127) Mbanya JC, Thomas TH, Taylor R, Wilkinson R, Alberti KG: Effect of angiotensin converting enzyme inhibition on diabetic hypertension. Diabetologia 30:556 (Abstract) (1987)

128) Guivarc'h PH: Captopril versus acebutolol in the treatment of diabetic patients with moderate essential hypertension. Postgr Med J 64(Suppl 3):86 (Abstract) (1988)

129) Ghirlanda G, Botta G, Bianchini G, Uccioli L, Cotroneo P, Manto A, Greco A: Influence of captopril on serum lipids in long term treatment of hypertension associated with hyperlipidemia. Postgrad Med J 62 (Suppl 1):79 (Abstract) (1986)

130) Matthews DM, Wathen CG, Bell D, Collier A, Muir AL, Clarke BF: The effect of captopril on blood pressure and glucose tolerance in hypertensive non-insulin dependent diabetes. Postgrad Med J 62 (Suppl 1):73-75 (1986)

131) Moore MP, Elliott TW, Nicholls MG: Hormonal and metabolic effects of enalapril treatment in hypertensive subjects with NIDDM. Diabetes Care 11:397-401 (1988)

132) Gambaro GF, Morbiato, Cicerello E, Delturco M, Sartori L, D'Angelo A, Crepaldi G: Captopril in the treatment of hypertension in type I and type II diabetic patients. Hypertension 3 (Suppl 2):149 (1985)

133) Ricci PD, Fazzi L, Ricci F: Il captopril nel controllo dell'ipertensione arteriosa essentiale del sogetto diabetico. Clin Ter 113:33-38 (1985)

134) Dominguez JR, Del La Calle H, Hurtado A, Robles RG, Sancho-Rof J: Effect of converting enzyme inhibitors in hypertensive patients with non-insulin dependent diabetes mellitus. Postgrad Med J 62 (Suppl 1):6-68 (1986)

135) Aranda P, Aranda JM, Carmona JR, Nunez D: Captopril as first step therapy in elderly hypertensive diabetic patients. Postgr Med J 64 (Suppl 3):87 (Abstract) (1988)

Einfluß von Antihypertensiva auf den Fettstoffwechsel

Wilhelm KRONE, Herbert NÄGELE* und Dirk MÜLLER-WIELAND
Klinik II und Poliklinik für Innere Medizin der Universität zu Köln
*Medizinische Kernklinik und Poliklinik, Universitäts-Krankenhaus Eppendorf, Hamburg

Einleitung

Die Hypertension ist neben der Hyperlipoproteinämie ein kardiovaskulärer Risikofaktor erster Ordnung[1]. Zahlreiche Studien haben gezeigt, daß eine Senkung erhöhter Blutdruckwerte zu einer Verringerung der kardiovaskulären Morbidität und Mortalität führt[2, 3]. Dieses konnte insbesondere für zerebrovaskuläre Erkrankungen, Linksherzhypertrophie, Nierenerkrankungen und Aortendissektionen gezeigt werden. Die häufigste Komplikation der Hypertension ist die koronare Herzkrankheit[4]. Ob auch ihre Inzidenz durch eine antihypertensive Therapie signifikant gesenkt werden kann, wird kontrovers diskutiert[5]. Das Spektrum verschiedener Studienergebnisse reicht von Senkung[6, 7] über keine Wirkung[8, 9] bis sogar zur Erhöhung[10] des koronaren Risikos durch eine medikamentöse Therapie des Hochdrucks.

Bisher ist unklar, warum eine blutdrucksenkende Behandlung bei Hypertonikern nicht die Inzidenz der koronaren Herzkrankheit so vermindert, wie man erwarten würde. Eine von verschiedenen Hypothesen besagt, daß eine Anzahl von antihypertensiven Arzneimitteln zwar effektiv den Blutdruck senkt, gleichzeitig jedoch nachteilige Einflüsse auf den Stoffwechsel, insbesondere den Lipidstoffwechsel hat. Diese metabolischen Effekte könnten das atherogene Risiko erhöhen und damit den Nutzen einer medikamentösen Blutdrucksenkung in Frage stellen. Im folgenden werden die Einflüsse einer antihypertensiven Therapie auf Plasmalipide und zellulären Lipidstoffwechsel zusammengefaßt und diskutiert. Auf andere möglicherweise in den Atheroskleroseprozeß eingreifende Wirkungen der Antihypertensiva (Proliferationshemmung, Thrombozytenstoffwechsel) soll an dieser Stelle nicht eingegangen werden.

Antihypertensive Therapie und Lipide

In zahlreichen Studien, die von uns kürzlich ausführlich dargestellt wurden[11], ist nachgewiesen worden, daß verschiedene antihypertensive Arzneistoffe die Plasmalipide und Lipoproteine beeinflussen. Die Ergebnisse der Studien, die gut kontrolliert erscheinen und über einen längeren Zeitraum durchgeführt wurden, werden kurz zusammengefaßt (Tab. **10.1**). Dazu soll aber vorausgeschickt werden, daß es zu Veränderungen im Lipidmetabolismus auch ohne meßbare Änderung peripherer Blutlipide kommen kann bzw. die üblichen Routinemeßmethoden nicht sensitiv genug sind, um diese zu erfassen. Mögliche bislang nicht beachtete Ansatzpunkte sind Beeinflussungen des atherogenen Lp(a), oxidierter Lipoproteine oder postprandialer Remnants.

Diuretika

Thiazide erhöhen die Gesamttriglyceride und die triglyceridreiche Fraktion VLDL im Plasma in Kurzzeitstudien (kürzer als 1 Jahr) bis zu 50 %. Die Gesamtcholesterin- und LDL-Spiegel werden in diesen Untersuchungen um 10-20 % erhöht gefunden. In Langzeitstudien scheinen diese Veränderungen reversibel zu sein. Die HDL-Konzentration wird in den meisten Studien unverändert oder leicht erniedrigt

Tab. **10.1**

Wirkung antihypertensiver Pharmaka auf Plasmalipid- und Lipoproteinspiegel

	Chol	*TG*	*LDLC*	*VLDLC*	*HDLC*
Unspezifische Beta-Blocker					
Propranolol	O	↑↑	O	↑↑	↓↓
Sotalol	O	↑↑	?	?	↓↓
Beta$_1$-spezifische Beta-Blocker					
Atenolol	O	↑	O	↑	↓
Metoprolol	O	↑	O	↑	↓
Beta-Blocker mit ISA					
Pindolol	O	↑	O	↑	↑?
Oxprenolol	O	↑	O	↑	O
Acebutolol	O	↑	O	?	O
Mepindolol	O	↑	O	?	O
Alpha$_1$-Blocker					
Prazosin	↓	↓	↓	↓	↑
Terazosin	↓	↓	↓	↓	↑
Doxazosin	↓	↓	↓	?	↑
Calciumantagonisten					
Verapamil	O	O	O	?	↑?
Nifedipin	O	O	O	?	O
Diltiazem	O	O	O	↓?	O
ACE-Hemmer					
Captopril	O	O	O	?	O
Enalapril	O	O	O	?	O
Diuretika					
Chlorthalidon	↑	↑↑	↑	↑↑	O
HCTZ	↑	↑	↑	↑	O

Chol = Gesamtcholesterin, TG = Gesamttriglyceride, LDLC = LDL-Cholesterin, VLDLC = VLDL-Cholesterin, HDLC = HDL-Cholesterin, HCTZ = Hydrochlorothiazide, ↑↑ = starker Anstieg, ↑ = leichter Anstieg, O = kein Einfluß, ↓ = leichter Abfall, ↓↓ = starker Abfall, ? = zu wenige Daten oder zweifelhaft.

gefunden. Die Wirkung der Thiazide auf die Plasmalipide ist vermutlich dosisabhängig.

Unspezifische Beta-Blocker

Propranolol und Sotalol erhöhen die Gesamttriglyceride um 20-50 %, dies vor allem durch Erhöhung der Triglyceridfraktion in den VLDL. Das Gesamtcholesterin und das LDL-Cholesterin werden kaum beeinflußt, das VLDL-Cholesterin jedoch erhöht, wobei die Konzentration des Apolipoprotein B nur gering verändert wird. Die antiatherogene HDL-Cholesterinfraktion wird signifikant vermindert. Auch in Langzeituntersuchungen waren diese Veränderungen nachweisbar.

Kardioselektive Beta-Blocker

Die Befunde der Triglyceridveränderungen durch kardioselektive Beta-Blocker (Atenolol und Metoprolol) sind den Ergebnissen der unspezifischen Beta-Blocker ähnlich, wobei die VLDL-Triglyceride entsprechend erhöht werden. Das Gesamt- und LDL-Cholesterin bleibt unverändert, VLDL-Cholesterin wird um 9-15 % vermehrt. Im Vergleich zu Propranolol erscheint die HDL-Senkung geringer zu sein.

Beta-Blocker mit ISA

Bei den Beta-Blockern mit ISA (Oxprenolol, Pindolol, Acebutolol und Mepindolol) sind die Veränderungen der Plasmalipide und -lipoproteine qualitativ gleichartig, jedoch weniger ausgeprägt. In der TOMHS-Studie (Treatment of Mild Hypertension Study) hatte Atenolol keine Nebenwirkungen auf den Fettstoffwechsel.

Alpha-Blocker

Eine Behandlung mit Prazosin führt zu einer Senkung der Gesamttriglyceride und zu einer leichten Verminderung des Gesamtcholesterins. Entsprechend werden die VLDL-Triglyceride, das VLDL-Cholesterin und das LDL-Cholesterin erniedrigt. Die HDL-Cholesterinspiegel werden leicht erhöht, wobei vor allem die HDL_2-Cholesterinfraktion ansteigt. Diese Effekte sind auch in Langzeitstudien nachweisbar. Apolipoprotein-Spiegel erscheinen kaum verändert. Die neueren $Alpha_1$-Blocker Terazosin und Doxazosin haben ähnliche Effekte.

$Alpha_2$-Agonisten

Zentralwirksame Substanzen, wir z.B. α-Methyldopa und Monoxedin scheinen wie Calciumantagonisten und ACE-Hemmer stoffwechselneutral zu sein.

Antihypertensive Pharmaka und zellulärer Lipidstoffwechsel

Über die Ursache der Lipidveränderungen im Plasma durch antihypertensive Therapie ist bisher wenig bekannt. Darüber hinaus ist unklar, ob antihypertensive Medikamente direkt den zellulären Lipidstoffwechsel beeinflussen. Die Tabelle faßt die in der Folge beschriebenen Befunde zusammen. Erhöhungen von Plasmalipidspiegeln können durch eine vermehrte Synthese oder einen verminderten Katabolismus von Lipoproteinen verursacht werden. Triglycerid- und Cholesterin-reiche Lipoproteine unterliegen dabei unterschiedlichen Abbauwegen. Die Triglyceride der Chylomikronen und VLDL werden durch das am Kapillarendothel extrahepatischer Gewebe gebundene Enzym Lipoproteinlipase hydrolysiert. Während die freigesetzten Fettsäuren in extrahepatische Gewebe aufgenommen oder im Blut abtransportiert werden, nimmt die Leber die sog. Chylomikronen-Remnants wahrscheinlich mittels eines spezifischen Rezeptors auf und baut sie ab. Die VLDL werden unter Einwirkung der Lipoproteinlipase (LPL) zu Intermediate-Density-Lipoprotein (IDL) modifiziert. Nach Interaktionen mit IDL-bindenden-Rezeptoren der Leber und unter Beteiligung der hepatischen Triglyceridlipase werden die IDL weiter zu LDL abgebaut. Diese cholesterinreichen LDL werden mit hoher Affinität an spezifische LDL-Rezeptoren der Leber und extrahepatischer Gewebe gebunden, in die Zellen internalisiert und hydrolytisch gespalten. Das aus LDL freigesetzte Cholesterin führt zu einer Hemmung der LDL-Rezeptorsynthese. Durch diese regulatorischen Mechanismen wird die weitere Aufnahme der LDL gehemmt und eine Überladung der Zelle an freiem Cholesterin verhindert. Neben diesem rezeptorabhängigen Mechanismus wird Plasma-LDL auch über rezeptorunabhängige Stoffwechselwege *(scavenger pathway)* in die Zellen aufgenommen. Die HDL schließlich scheinen den Cholesterin-Rücktransport von der Peripherie zur Leber zu mediieren. Aus den Ausführungen wird klar, daß die Aktivität der Lipoproteinlipase und der Lipoproteinrezeptoren wesentlich für die Degradationsrate der Plasmalipoproteine verantwortlich ist.

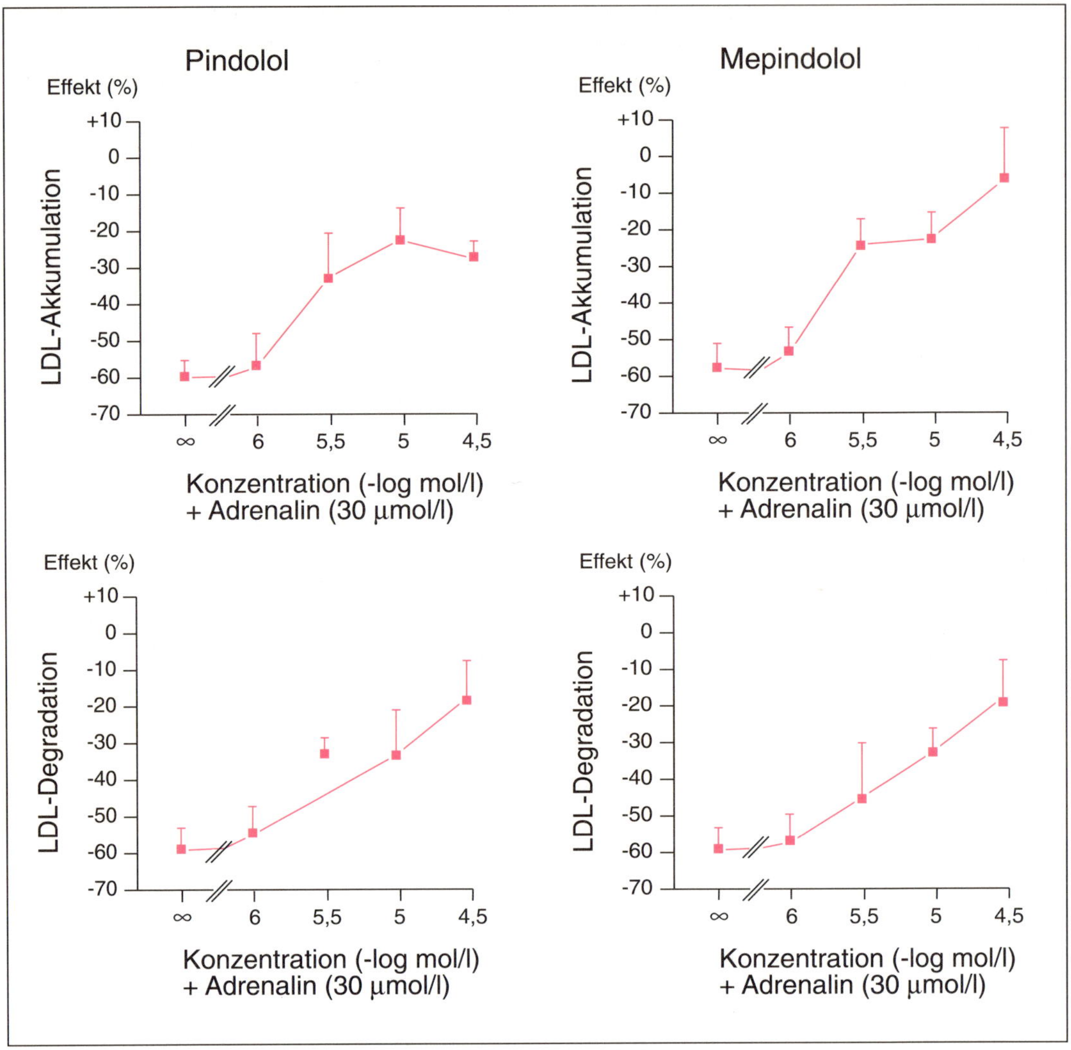

Abb. **10.1**: Wirkung von Pindolol und Mepindolol auf die adrenalininduzierte Hemmung der LDL-Akkumulation und -Degradation in frisch isolierten menschlichen mononukleären Leukozyten. Es wurden zum Zeitpunkt t=0 Stunden steigende Konzentrationen von β-Antagonisten und danach jeweils 30µmol/l Adrenalin zum Medium zugegeben. Zum Zeitpunkt t=24h erfolgte die Bestimmung der LDL-Rezeptoraktivität. Die Ergebnisse sind als prozentuale Hemmung in Bezug auf die Kontrollwerte ohne Hormon nach 24 Stunden angegeben und errechnen sich aus dem Mittelwert von 3-4 Versuchen ± S.E.M. (jeweils Dreifachbestimmungen).

Dementsprechend haben Brown und Goldstein eine eindeutige Beziehung zwischen der LDL-Konzentration im Plasma und den LDL-Rezeptoren nachweisen können[13]. Je höher die LDL-Rezeptoraktivität ist, desto geringer ist der LDL-Plasmaspiegel. Der LDL-Rezeptor wird durch verschiedene genetische, diätetische, hormonelle und pharmakologische Faktoren beeinflußt[14]. So führen z.B. eine cholesterinarme Kost, Insulin, Thyroxin und der Ionenaustauscher Colestyramin zu einer Stimulation des Rezeptors.

VLDL-Katabolismus

Ein verminderter Triglyceridabbau[15], eine verringerte Lipoproteinlipase-Aktivität und ein verminderter Abbau der VLDL[16-18] wurde nach Gabe des unspezifischen Beta-Blockers Propranolol beobachtet. Demgegenüber hatte der Beta$_1$-selektive Antagonist Metoprolol keine signifikante Wirkung auf die Lipoproteinlipase-Aktivität, während der Alpha-Blokker Prazosin die Enzymaktivität um 33 % erhöhte[19].

LDL-Katabolismus

Der LDL-Rezeptor unterliegt einer adrenergen Kontrolle. Catecholamine hemmen seine Aktivität. Wir konnten den Nachweis erbringen, daß Adrenalin und Noradrenalin zu einer Suppression der LDL-Rezeptoraktivität führen[20]. Dementsprechend wurde kürzlich berichtet, daß Plasma-Noradrenalinspiegel mit LDL- und VLDL-Cholesterin positiv korreliert sind[21]. Wir konnten ferner zeigen, daß die unspezifischen Beta-Blocker Propranolol[22], Pindolol und Mepindolol[23] die Catecholamin-Wirkung antagonisieren und damit die LDL-Rezeptoraktivität erhöhen (Abb. **10.1**). Andere Arbeitsgruppen kommen zu ähnlichen Ergebnissen[24, 25]. Auch der Alpha-Blocker Doxazosin führte zu einer Erhöhung der LDL-Degradation in vitro[26]. Durch Corsini et al.[27] und durch eigene Arbeiten[28] konnte gezeigt werden, daß Verapamil eine erhöhte LDL-Aufnahme in peripheren und Leberzellen bewirken kann. In Makrophagen konnte dagegen eine Hemmung der Aufnahme atherogener VLDL durch Calciumantagonisten demonstriert werden[29].

HDL-Metabolismus

Die Mechanismen der HDL-Veränderungen durch antihypertensive Pharmaka sind nicht geklärt. Direkte Korrelationen zwischen der Höhe der Lipoproteinlipase-Aktivität und der HDL-Konzentrationen sind beschrieben worden. Athleten haben hohe Lipoproteinlipase-Aktivitäten und hohe HDL-Spiegel[30]. Die LCAT (Lecithin-Cholesterin-Acyl-Transferase) ist ebenfalls notwendig für eine ausreichende HDL-Bildung[31]. Zu den Studien passend wird ihre Aktivität durch Propranolol[32] und Metoprolol[33] gehemmt, während Prazosin die LCAT (Lecithin-Cholesterin-Acyl-Transferase) leicht stimuliert. Gleichzeitig lassen die Befunde einer HDL-Erniedrigung unter Beta-Blocker-Gabe und HDL-Erhöhung nach Behandlung mit dem Beta-Agonisten Terbutalin vermuten, daß Catecholamine die HDL-Konzentration beeinflussen[34]. Assmann und Schmitz[35] postulieren eine direkte Wirkung auf den HDL-Metabolismus, indem Catecholamine – möglicherweise – via cAMP die Aktivität der neutralen Cholesterinester-Hydrolase (NCEH) stimulieren, so daß vermehrt freies Cholesterin in der Zelle entsteht. Diese Cholesterinerhöhung führt möglicherweise zur vermehrten Ausschleusung von Cholesterin aus der Zelle. Hajjar et al. konnten nachweisen, daß Nifedipin in vitro ebenfalls die NCEH stimulieren kann[36]. Kürzlich konnte diese Arbeitsgruppe auch zeigen, daß die NCEH von

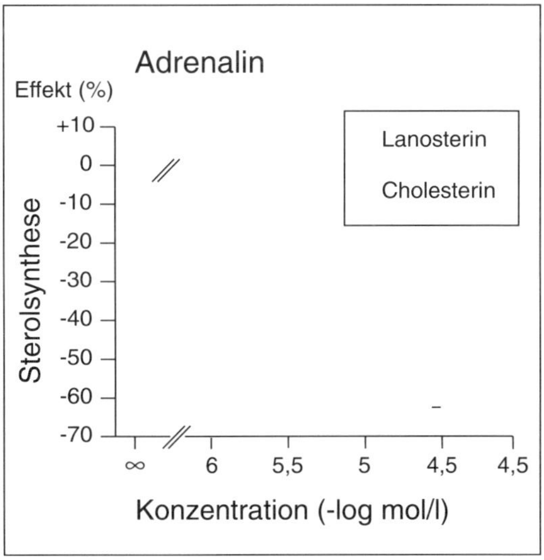

Abb. **10.2**: Wirkung steigender Konzentrationen von Adrenalin auf die Einbaurate von ^{14}C-Azetat in Cholesterin und Lanosterin von frische isolierten menschlichen mononukleären Leukozyten. Zum Zeitpunkt 0 Stunden wurden die Zellen auf lipidfreies Medium gesetzt, jeweils mit und ohne Agens. Nach 24 Stunden wurde dann die Einbaurate in zelluläre Sterole mittels Dünnschichtchromatographie bestimmt. Die Ergebnisse sind dargestellt als die Mittelwerte von 3-5 Versuchen ± S.E.M. (jeweils Dreifachbestimmungen).

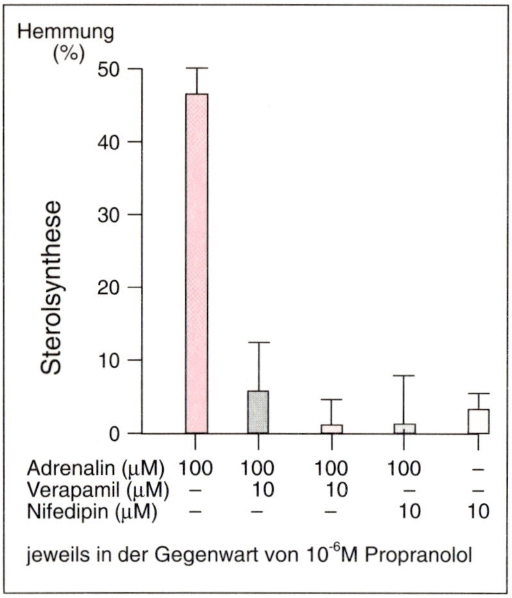

Abb. **10.3**: Wirkung von Verapamil und Nifedipin (jeweils 10mmol/l) auf die adrenalininduzierte Hemmung der Gesamtsterolsynthese aus ^{14}C-Azetat in frisch isolierten menschlichen mononukleären Leukozyten. Zum Zeitpunkt 0 Stunden erhielten die Zellen Adrenalin (100 µmol/l) und/oder Verapamil und Nifedipin. Nach 24 Stunden wurde die Gesamteinbaurate in zelluläre Sterole durch Verseifung und Heptanextraktion bestimmt. Die Ergebnisse sind dargestellt als die Mittelwerte von 3-5 Versuchen ± S.E.M. (jeweils Dreifachbestimmungen).

Aortenbiopsien nach Bypass-Operation bei den Patienten, die mit Calciumantagonisten behandelt wurden, auf das 3fache gegenüber Kontrollpatienten erhöht war[37].

Lipidsynthese

Wir haben nachgewiesen, daß die Cholesterin-Biosynthese in extrahepatischen Zellen durch Catecholamin[38] via Beta-[39], (Abb. **10.2**) und Alpha$_2$-Rezeptoren[40] und durch adrenerge Arzneistoffe[40] reguliert wird. Die Alpha$_2$-Agonisten Clonidin und Alpha-Methyldopa hemmt die Cholesterinsynthese. Die Alpha-Blocker Prazosin, Indoramin und Urapidil haben keine Wirkung. Die Calciumantagonisten Verapamil und Nifedipin haben ebenfalls einen antagonisierenden Effekt auf die Adrenalin-induzierte Hemmung der Cholesterinsynthese (Abb. **10.3**). Neue Befunde aus unserem Labor deuten darauf hin, daß Metoprolol per se die Cholesterin-Biosynthese in menschlichen Hepatomazellen zu hemmen vermag (Abb. **10.4**).

Die Lipolyse im Fettgewebe wird durch Catecholamine beeinflußt. Stimulierung von Beta-Rezeptoren führt zur Steigerung, die Gabe des Beta-Blockers Propranolol zur Hemmung der Lipolyse (42). Insgesamt lassen sich jedoch die Plasmaveränderungen unter einer blutdrucksenkenden Therapie nicht mit den durch die in vitro nachgewiesenen Wirkungen erklären, die die Antihypertensiva auf die Lipolyse haben.

Zusammengefaßt zeigen die bisher vorliegenden Befunde, daß alpha-adrenerge und beta-adrenerge Pharmaka und Calciumantagonisten den zellulären Fettstoffwechsel beeinflussen. Verschiedene Mechanismen sind be-

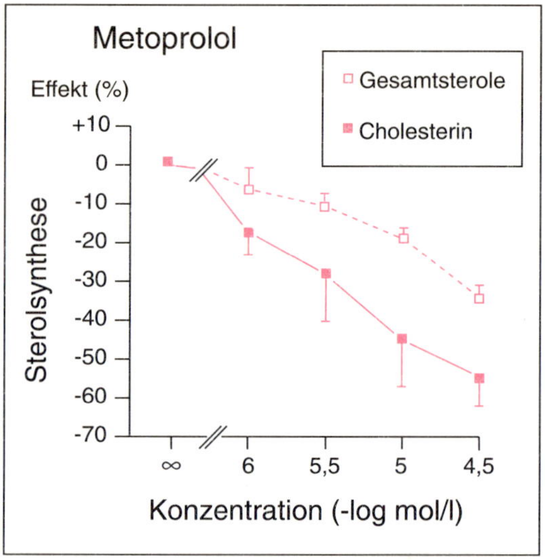

Abb. **10.4**: Wirkung steigender Konzentrationen von Metoprotol auf die Einbaurate von ^{14}C-Azetat in Cholesterol und Gesamtsterole in HEP-G2-Zellen. Zum Zeitpunkt 0 Stunden wurden die Zellen auf lipidfreies Medium gesetzt, jeweils mit und ohne Agens. Nach 24 Stunden wurde dann die Einbaurate in zelluläre Sterole mittels Dünnschichtchromatographie bestimmt. Die Ergebnisse sind dargestellt als die Mittelwerte von 3-5 Versuchen ± S.E.M. (jeweils Dreifachbestimmungen).

Tab. **10.2**

Wirkung antihypertensiver Pharmaka auf den zellulären Fettstoffwechsel. Zum Vergleich ist der Einfluß von hormonellen, diättetischen und pharmakologischen Faktoren aufgezeigt.

Regulierende Faktoren	*LDL-Rez.*	*Chol. Syn.*	*LPL*	*LCAT*	*ACAT*	*CEH*
Beta-Blocker						
Propranolol	↑	↑	↓	↓	↑↓	?
Metoprolol	=	↓	=	↓	↑↓	?
Pindolol	↑	↑	?	?	?	?
Alpha-adrenerge Pharmaka						
Prazosin	=	=	↑	↑	↑↓	?
Urapidil	=	=	?	?	?	?
Doxazosin	↑	?	?	?	?	?
Clonidin	?	↓	?	?	?	?
Calciumantagonisten						
Verapamil	↑	↑	?	?	?	?
Nifedipin	=	↑	?	?	?	↑
Hormone						
Catecholamine	↓	↓	↑	?	?	↑
Insulin	↑	↑	↑	?	?	?
Thyroxin	↑	↑	?	?	?	?
Diäten						
cholesterinreich	↓	↓	?	?	↓	?
cholesterinarm	↑	↑	?	?	↑	?
Lipidsenkende Substanzen						
Anionen-Austauscher	↑	↑	?	?	?	?
CSE-Hemmer	↑	↓	?	?	?	?

LDL-Rez. = LDL-Rezeptor, Chol. syn. = Cholesterinsynthese, LPL = Lipoproteinlipase, LCAT = Lecithin-Cholesterin Acyltransferase, ACAT = Cholesterin Acyltransferase, CEH = Cholesterinesterhydrolase, ↑ = Erhöhung, ↓ = Verminderung, = = keine Wirkung, ? = nicht untersucht, ↑↓ = widersprüchlich.

schrieben worden, wie adrenerge Antihypertensiva und Calciumantagonisten in den Lipoprotein-Metabolismus einzugreifen vermögen:

1.) Die Lipoproteinlipase-Aktivität, die den Katabolismus der Chylomikronen und VLDL determiniert, wird durch Beta-Blokker vermindert, durch $Alpha_1$-Antagonisten erhöht.

2.) Catecholamine hemmen die LDL-Rezeptoraktivität. Unspezifische Beta-Blocker heben die Catecholamin-Wirkung auf und erhöhen die Aktivität des LDL-Rezeptors.

3.) Der HDL-Metabolismus wird durch Catecholamine, Beta-Blocker und Alpha-Antagonisten über die LCAT und die NCEH beeinflusst. Möglicherweise regulieren adrenerge Substanzen direkt über eine Änderung der HDL-Rezeptoraktivität die Ausschleusung von Cholesterin aus der Zelle.

4.) Catecholamine beeinflussen die hepatische und extrahepatische Cholesterinsynthese.

Die Wirkung der Catecholamine und adrenergen Pharmaka wird in extrahepatischen Zellen durch Beta$_2$- und Alpha$_2$-Rezeptoren vermittelt. Die Lipolyse des Fettgewebes wird durch Catecholamine und Propranolol beeinflußt.

Schlussfolgerungen

Es ist allgemein akzeptiert, daß eine Hypertension mit einer erhöhten Morbidität und Mortalität assoziiert ist und dieses Risiko durch eine Senkung der erhöhten Blutdruckwerte vermindert werden kann. Hypertoniker haben ein besonders hohes kardiovaskuläres Risiko, wenn noch weitere Risikofaktoren wie Zigarettenrauchen, Hyperlipoproteinämie oder Diabetes mellitus vorhanden sind. In den letzten Jahren wurden zahlreiche antihypertensive Arzneistoffe mit verschiedenen Angriffspunkten entwickelt, die effektiv den Blutdruck zu senken vermögen. Bisher wurde angenommen, daß die Vorteile einer blutdrucksenkenden Therapie nicht von der Art des antihypertensiven Medikamentes abhängen. Dieses Konzept wird jetzt in Frage gestellt. Da eine blutdrucksenkende Therapie möglicherweise lebenslang durchgeführt werden muß, wird man sich zunehmend bewußt, daß antihypertensive Arzneimittel unterschiedliche (negative oder positive) metabolische Einflüsse (z.B. auf Kalium-Haushalt, Glucose- und Fett-Stoffwechsel) haben. Da im Gegensatz zu den anderen kardiovaskulären Komplikationen das koronare Risiko – insbesondere bei der milden Hypertension – durch eine antihypertensive Therapie nur wenig beeinflußt zu werden scheint, wird intensiv die Hypothese diskutiert, ob diese metabolischen Nebenwirkungen – insbesondere auf den Lipidstoffwechsel – das atherogene Risiko erhöhen und damit den Nutzen einer medikamentösen Blutdrucksenkung in Frage stellen.

Welche Konsequenzen sollte der behandelnde Arzt aus den bisher vorliegenden Ergebnissen ziehen?

1.) Wenn bei einem Patienten mit einem Hypertonus weitere kardiovaskuläre Risikofaktoren, wie Zigarettenrauchen, erhöhte Blutfette und Diabetes mellitus vorliegen, müssen diese intensiv mitbehandelt werden.

2.) Eine Blutdrucknormalisierung sollte zunächst mit einer nichtmedikamentösen Behandlung (u.a. salzarme Kost, sportliche Aktivität und Gewichtsreduktion bei Übergewicht) angestrebt werden.

3.) Bei der Wahl eines antihypertensiven Medikamentes sollte berücksichtigt werden, ob ein Patient bereits ein koronares Risiko durch eine Stoffwechselerkrankung hat. Besteht neben dem Bluthochdruck eine Dyslipoproteinämie oder ein Diabetes mellitus, sollte auf Arzneimittel verzichtet werden, die die antiatherogenen HDL erniedrigen oder atherogenen Lipoproteine erhöhen, um das koronare Risiko nicht zusätzlich zu vergrößern.

Literatur

1) Kannel WB, Neaton JD, Wenworth D, Thomas HE, Stamler J, Hulley SB, Kjels: Overall and coronary heart disease mortality rates in relation to major risk factors in 325 348 men screened for the MRFIT. Am Heart J 11:825-836 (1986)

2) Veterans Administration Cooperative Study Group on Antihypertensive Agents: Effects of treatment on morbidity in hypertension. JAMA 213:1143-1151 (1970)

3) Hypertension Detection and Follow-up Program Cooperative Group: Five-year findings of the hypertension detection and follow-up program. I. Reduction in mortality of persons with high blood pressure, including mild hypertension. JAMA 242:2562-2577 (1979)

4) Kannel WB: On the cardiovascular hazards of hypertension determinants, complications and intervention, Onesti Klimt G CR eds.: New York (Grune & Stratton) (1979)

5) Freis EC: Should mild hypertension be treated? N Engl J Med 307:306-310 (1982)

6) Hypertension Detection and Follow-up Program Cooperative Group: The effect of treatment on mortality in mild hypertension. N Engl J Med 307:976-980 (1982)

7) Amery A, Birkenhäger W, Williams B et al.: Mortality and morbidity results from the european working party on high blood pressure in the elderly trial. Lancet 1985 I:1349-1354 (1985)

8) The IPPPSH Collaborative Group: Cardiovascular risk and risk factor in a randomized trial of treatment based on the beta-blocker oxprenolol: The International Prospective Primary Prevention Study. Hypertension 3:379-392 (1985)

9) Medical Research Council Working Party: MRC trial of treatment of mild hypertension: Principal results. Br Med J 291:97-104 (1985)

10) MRFIT study research group: Multiple risk factor intervention trial (Risk factor changes and mortality results). JAMA 248:1465-1501 (1982)

11) Krone W, Nägele H: Effects of antihypertensives on plasma lipids and lipoprotein metabolism. Am Heart J 116:1729-1734 (1988)

12) Neaton ID, Grimm RH, Prineas RJ, Stamler J, Grandits GA, Elmer PJ, Cutler JA, Flack JM, Schoenberger JA, McDonald R, Lewis CE, Liebson PR: Treatment of mild hypertension study. JAMA 270:713-724 (1993)

13) Brown MS, Goldstein JL: A receptor-mediated pathway for cholesterol homeostasis. Science 232: 34-47 (1986)

14) Brown M, Kovanen P, Goldstein J: Regulation of plasma cholesterol by lipoprotein receptors. Science 212:628-635 (1981)

15) Durrington P, Brownlee W, Large D: Short-term effects of b-adrenoceptor blocking drugs with and without cardioselectivity and intrinsic sympathomimetic activity on lipoprotein metabolism in hypertriglyceridaemic patients and in normal men. Clin Sci 69:713-719 (1985)

16) Tanaka N, Sakaaguchi S, Oshige K, Niimura T, Kanehisa T: Effect of chronic administration of propranolol on lipoprotein composition. Metabolism 25:1071-1075 (1976)

17) Schauer I, Schauer U, Rühling K, Thielmann K: The effect of propranolol treatment on total cholesterol, HDL cholesterol, triglycerides, postheparin lipolytic activity and lecithin: cholesterol acyltransferase in hypertensive individuals. Artery 8:146-150 (1980)

18) Harter HR, Meltzer VN, Tindira CA, Maumovich AD, Goldberg AP: Comparison of the effect of prazosin versus propranolol on plasma lipoprotein lipids in patients receiving hemodialysis. Am J Med 80 (2A):82-89 (1986)

19) Ferrara A, Marotta T, Rubba P, De Simone B, Leccia G: Effects of alpha-adrenergic and beta-adrenergic receptor blockade on lipid metabolism. Am J Med 80:104-108 (1986)

20) Krone W, Nägele H, Behnke B, Greten H: Opposite effects of insulin and catecholamines on LDL-receptor activity in human mononuclear leukocytes. Diabetes 37:1386-1391 (1988)

21) Weidmann P, Schohn DC, Riesen W, Jahn HA, Ferrari P, Shaw SG, Beretta-Piccoli C: Association between sympathetic activity and the atherogenic serum cholesterol fraction. Klin Wschr 68:269-276 (1990)

22) Krone W, Müller-Wieland D, Nägele H, Behnke B, Greten H: Effects of calcium antagonists and adrenergic anthypertensive drugs on plasma lipids and cellular cholesterol metabolism. J Cardiovasc Pharmacol 10 (Suppl 10):s199-s202 (1987)

23) Nägele D, Nägele H, Behnke B, Krone W: Einfluß von Betarezeptorenblockern mit und ohne intrinsischer sympathomimetischer Aktivität auf die LDL-Rezeptoraktivität in menschlichen mononukleären Leukozyten. Buchartikel: 16. Symposium der Österr Ges Klin Pharm (1987)

24) Filipovic I, Budecke E: Calcium channel blockers stimulate LDL receptor synthesis in human skin fibroblasts. Biochem Biophys Res Comm 136:845-850 (1986)

25) GHISELLI G, BERNINI F, MUSANTI R, FUMAGALLI R: Effect of L-propranolol on the binding, internalization and degradation of ^{125}I-LDL by human skin fibroblasts. Biochem Biophys Res Comm 103:1060-1067 (1981)

26) LEREN TP: Doxazosin increases low density lipoprotein receptor activity. Acta Pharmacol Toxicol 56:269-272 (1985)

27) CORSINI A, GRANATA A, FUMAGALLI R, PAOLETTI R: Calcium antagonists and low density lipoprotein metabolism by human fibroblasts and by human heptoma cell line HEP G2. Pharmacol Res Comm 18:1-16 (1986)

28) NÄGELE H, STROHBECK M, KRONE W: Effects of antihypertensives on cholesterol metabolism of human hepatoma cells. X. International Symposium on Drugs effect on lipid metabolism (1989)

29) DAUGHERTY A, RATERI DL, SCHONFELD G, SOBEL BE: Inhibition of cholesteryl ester deposition in macrophages by calcium entry blockers: an effect dissociable from calcium entry blockade. Br J Pharmacol 91:113-118 (1987)

30) HERBERT PN, BERNIER DN, CULLINANE EM, EDELSTEIN L, KANTOR MA, THOMPSON PD: HDL metabolism in runners and sedentary men. JAMA 252:1034-1037 (1984)

31) EISENBERG S: High density lipoprotein metabolism. J Lip Res 25:1017-1057 (1984)

32) GOTO Y: Effects of alpha- and beta-blocker antihypertensive therapy on blood lipids: A multicenter trial. Am J Med 76:72-78 (1984)

33) BELL FP: Effects of antihypertensive agents propranolol, metoprolol, nadolol, prazosin and chlorthalidone on ACAT activity in rabbit and rat aortas and on LCAT activity. J Cardiovasc Pharmacol 7:437-442 (1985)

34) HOOPER PL, WOO W, VISCONTI L, PATHAK DR: Terbutaline raises high-density-lipoprotein-cholesterol levels. N Engl J Med 305:1455-1457 (1981)

35) ASSMANN G, SCHMITZ G: Effect of antihypertensive drugs on cellular cholesterol metabolism: a challenge for further research. J Cardiovasc Pharmacol 8:s72-s75 (1986)

36) ETINGIN OR, HAJJAR DP: Nifedipine increases cholesteryl ester hyrolytic activity in lipid-laden rabbit arterial smooth muscle cells. A possible mechanism for its antiatherogenic effect. J Clin Invest 75:1554-1558 (1985)

37) ETINGIN OR, HAJJAR DP: Calcium channel blockers enhance cholesteryl ester hydrolysis and decrease total cholesterol accumulation in human aortic tissue. Circ Res 66:185-190 (1990)

38) KRONE W, HILDENBRANDT F, GRETEN H: Effect of catecholamines on sterol synthesis in human mononuclear cells. Eur J Clin Invest 12:467-470 (1982)

39) KRONE W, CARL U, MÜLLER-WIELAND D, GRETEN H: Stimulation of b2-adrenergic receptors suppresses sterol synthesis in human mononuclear leukocytes. Biochim Biophys Acta 804:137-140 (1984)

40) KRONE W, MÜLLER-WIELAND D, GRETEN H: Stimulation of beta2-adrenergic receptors suppresses sterol synthesis in human mononuclear leukocytes. Roles of alpha1, alpha2, beta1 and beta2 adrenoceptors. Arteriosclerosis 3:492 (1983)

41) KRONE W, MÜLLER-WIELAND D, GRETEN H: Effects of antihypertensive drugs on sterol synthesis in freshly isolated human mononuclear leukocytes. J Cardiovasc Pharmacol 7:1134-1137 (1985)

42) KATHER H, SÄUBERLICH P: Comparison of in vitro and in vivo effects of prazosin on lipid metabolism. Am J Med 76 (2A):89-93 (1984)

Diagnostischer Leitfaden zur Früherkennung des metabolischen Syndroms

Kristian RETT, Matthias WICKLMAYR, Hellmut MEHNERT
Institut für Diabetesforschung am Krankenhaus München-Schwabing

Stephan JACOB, Günther DIETZE
Forschergruppe Hochdruck und Diabetes an der Max Grundig Klinik, Bühl

Metabolisches Syndrom: Begriffsdefinition

Das „metabolische Syndrom" ist zumindest in der Diabetologie kein neues, sondern ein altbekanntes klinisches Zustandsbild, das durch ein Bündel von gemeinsam auftretenden Gefäßrisikofaktoren charakterisiert ist: essentielle Hypertonie, progrediente Glucose-Intoleranz, Dys- und Hyperlipidämie, androide Fettverteilung, Hyperurikämie sowie chronische Hyperinsulinämie. Nachdem Grundzüge dieses multifaktoriellen und offenbar polygenen Syndroms schon vor sechzig Jahren bekannt waren[1], haben deutsche Diabetologen in den sechziger Jahren das aktuelle Konzept bereits weitgehend formuliert. So gebrauchte JAHNKE 1967 erstmalig den Begriff des „metabolischen Syndroms" für Patienten mit Übergewicht, erhöhten Insulinspiegeln und Hypertriglyceridämie[2]. MEHNERT bezog 1968 die Hypertonie in das von ihm „Wohlstandssyndrom" genannte Krankheitsbild mit ein[2a] und diskutierte bereits die Hyperinsulinämie als Folge eines gemeinsamen, noch unbekannten diabetogenen Prinzips. HANEFELD hat schließlich den Ausdruck „metabolisches Syndrom" wieder etabliert[3]. Allerdings fand diese atherogene Konstellation und vor allem die vielfältigen Zusammenhänge und Interaktionen zwischen den Einzelfaktoren in der Folge zu wenig klinische Beachtung. Das hat sich erst gegen Ende der achtziger Jahre geändert, als REAVEN das Syndrom auf der Basis der neuen Erkenntnisse zur Insulinresistenz als „Syndrom X"[4] erneut beschrieb. Dieser Begriff sollte unterdessen nicht mehr verwendet werden, da er 1987 für ein kardiologisches Krankheitsbild, nämlich das der mikrovaskulär bedingten Angina pectoris bei normalem Koronarangiogramm eingeführt wurde[5]. Derzeit werden für das metabolische Syndrom korrekterweise auch noch Ausdrücke wie „tödliches Quartett"[6] oder „Insulinresistenz/Hyperinsulinämie-Syndrom"[7] verwendet, die weitgehend synonym zu verstehen sind.

Insulinresistenz als mögliche Ursache

Mit der Insulinresistenz-Hypothese wurde in jüngster Zeit ein attraktives und schlüssiges Konzept für eine diesem Syndrom ursächlich zugrundeliegende Störung etabliert[4,6,8,9]. Insulinresistenz ist in diesem Kontext als subnormale biologische Antwort auf eine gegebene Insulinkonzentration definiert. Dabei liegt zunächst selektiv ein partieller Defekt einer einzigen Insulinwirkung, nämlich der muskulären Glucose-Aufnahme vor, während andere Insulineffekte unbeeinflußt bleiben. Der Defekt kann durch gesteigerte Sekretion des Hormons zunächst kompensiert werden.

Wie aus Tabelle **11.1** erkennbar, hat die Insulinresistenz einen dramatischen Begriffswandel durchgemacht. Nach klassischem Verständ-

Tab. **11.1**

Begriffswandel im klinischen Verständnis der Insulinresistenz	
1965[10]	*1985*[11]
„Insulinbedarf größer als 100 IE/Tag"	„Gleichzeitiges Vorliegen von erhöhtem Serum-Insulin und normalem oder erhöhtem Blutzucker"
Vornehmlich im Sinne der Bildung von Antikörpern gegen injiziertes exogenes Insulin.	Ausschließlich im Sinne der Hyperinsulinämie als Kompensation für die subnormale Wirkung endogenen Insulins

nis wurde sie als außerordentlich seltenes Phänomen eingeschätzt, bei dem insulinspritzende Diabetiker auf Grund einer Antikörperbildung gegen tierisches Insulin zur Blutzuckernormalisierung mehr als 100 Einheiten Insulin pro Tag brauchten[10]. Seit 1985 gilt das gleichzeitige Auftreten erhöhter Seruminsulinspiegel bei normalem oder erhöhtem Blutzucker als klinischer Ausdruck einer Insulinresistenz[11]. In diesem aktuellen Sinne geht deren Bedeutung weit über den manifesten Diabetes hinaus, da nicht nur Personen mit Typ-II-Diabetes oder pathologischer Glucose-Toleranz[11] sondern auch solche mit Übergewicht[12], die Mehrzahl der essentiellen Hypertoniker[13] und etwa ein Viertel der „gesunden" Bevölkerung[14] eine chronische Hyperinsulinämie und damit ein metabolisches Syndrom haben. Dabei handelt es sich nicht mehr um ein seltenes, sondern um das häufigste Syndrom schlechthin in westlichen Überflußgesellschaften.

Notwendigkeit der Frühdiagnostik

Hyperinsulinämie scheint der stärkste und gleichzeitig am frühesten diagostizierbare Risikofaktor der koronaren Herzkrankheit zu sein[15], gleichzeitig haben Personen mit chronischer Hyperinsulinämie ein erhöhtes Diabetesrisiko[16]. Damit könnte die frühzeitige Identifizierung von Patienten mit chronischer Hyperinsulinämie sowohl für die Prävention der koronaren Herzerkrankung als auch des Typ-II-Diabetes größte Bedeutung erlangen. Eine bevölkerungsweite Insulinspiegel-Bestimmung kommt allerdings aus evidenten Gründen nicht in Frage. Daher wurde der folgende diagnostische Leitfaden erarbeitet, der einfach diagnostizierbare praxisrelevante Anhaltspunkte zur Früherfassung des metabolischen Syndroms geben und eine unreflektierte Insulinspiegelbestimmung vermeiden helfen soll.

Familienanamnese

Hypertonie, Übergewicht, Glucose-Intoleranz, Dyslipidämie und Hyperinsulinämie treten familiär gehäuft auf, was auf die große Bedeutung genetischer Faktoren hinweist[17, 18]. Unter praktischen Gesichtspunkten sollte daher gezielt nach Typ-II-Diabetes, Gestationsdiabetes und vorzeitigem Myokardinfarkt in der Familie gefragt werden. Eine positive Familienanamnese ist dabei als starker Hinweis für eine entsprechende Dispositon zu werten.

Fettverteilung

Eine besondere Rolle spielt in diesem Zusammenhang das Übergewicht und vor allem dessen Verteilung. So ist seit mehr als 30 Jahren bekannt, daß weniger die Gesamtmenge, sondern vielmehr die Verteilung des Körperfetts das koronare Risiko determiniert[19]. Vor allem die männliche, androide oder stammbetonte Fettverteilung, von der beim Mann ab einem

Quotienten Taille/Hüfte ›0,95, bei der Frau ab ›0,85 die Rede ist, gilt als riskant. Männliche Fettverteilung ist nicht nur ebenfalls stark genetisch determiniert, sondern auch mit der Hypertonie, der Glucose-Intoleranz, der Lipidstoffwechselstörung, der Hyperinsulinämie und letztlich dem koronaren Risiko assoziiert[19, 20]. Sie kann daher als Ursache und als Indikator für eine Insulinresistenz angesehen werden.

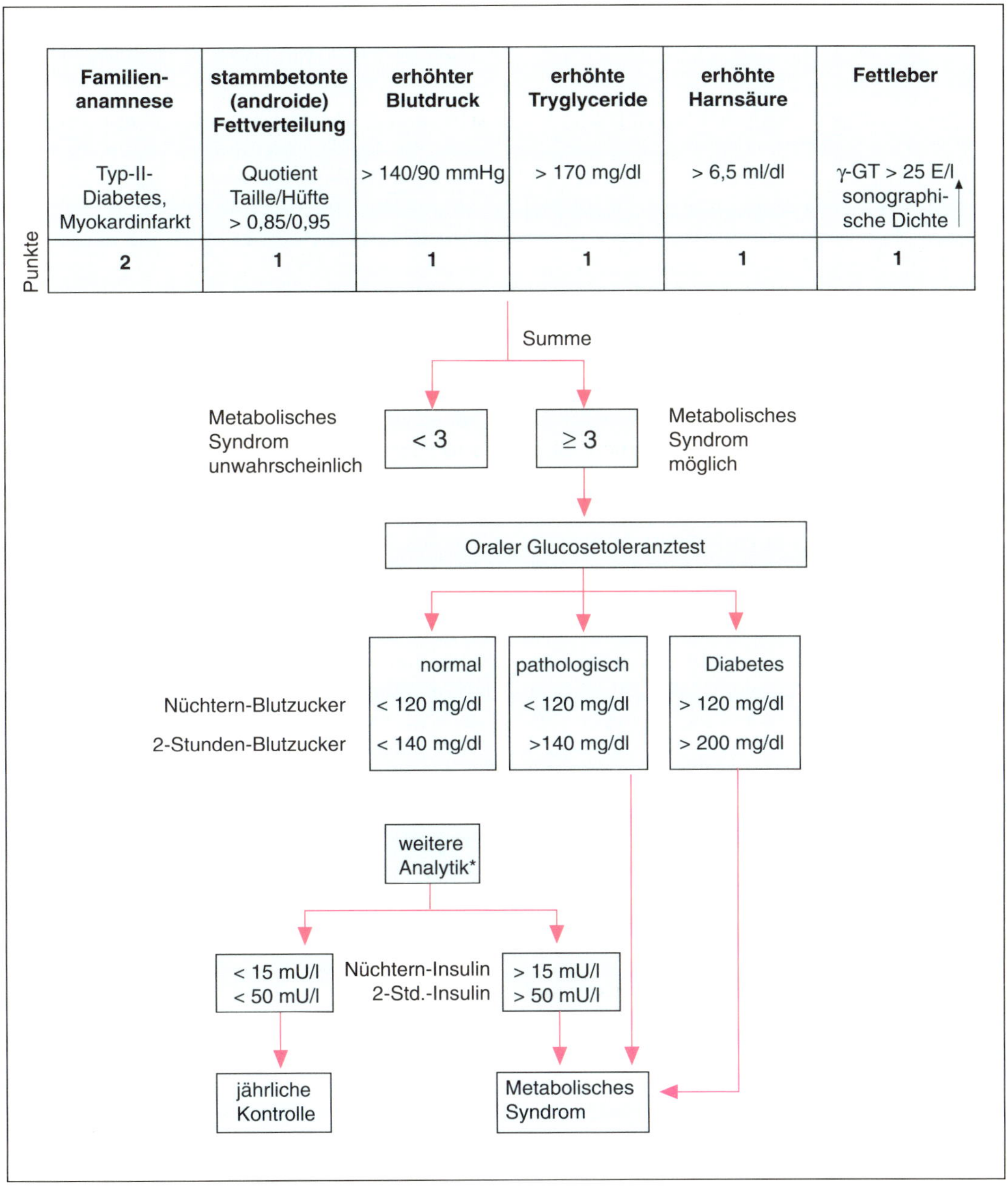

Abb **11.1**: Diagnostischer Leitfaden zur Früherfassung des metabolischen Syndroms (nach[29]).
*nur bei wissenschaftlicher Fragestellung und nur bei Normalgewicht

Blutdruck

Essentielle Hypertoniker sind häufig übergewichtig, Glucose-intolerant und dyslipidämisch[20, 21]. Die Höhe des Blutdrucks korreliert dabei mit dem Grad der Glucose-Intoleranz, den Triglyceriden, dem HDL-Cholesterin (invers), dem Gewicht, dem Quotienten Taille/Hüfte und dem Insulinspiegel. Patienten mit essentieller Hypertonie haben unabhängig vom Körpergewicht eine herabgesetzte insulinstimulierte Glucose-Aufnahme in die Muskulatur und damit per definitionen eine Insulinresistenz[21, 22].

Triglyceride/Harnsäure

Die Plasma-Triglyceride sind mit dem Insulinspiegel korreliert[23, 24] und müssen im Rahmen des metabolischen Syndroms als koronarer Risikofaktor gewertet werden[25]. Hyperurikämie ist ebenfalls positiv mit der Insulinantwort assoziiert[26]. Als Ursachen werden einerseits eine gesteigerte Synthese bei gleichzeitig reduziertem Abbau von Triglyceriden und andererseits eine gesteigerte Purinbiosynthese sowie eine reduzierte renale Harnsäureexkretion unter dem Einfluß erhöhter Insulinspiegel diskutiert[27]. Hypertriglyceridämie und Hyperurikämie, die im übrigen häufig gemeinsam auftreten[26], können somit ebenfalls als Indikatoren für eine Insulinresistenz dienen.

Alkoholkonsum

Alkoholkonsum ist einerseits anamnestisch schwer quantifizierbar, andererseits liegen die gesellschaftlich sanktionierten Trinkmengen bereits in Bereichen, in denen eine nachweisbare Leberzellverfettung auftritt[28]. Durch den stimulierenden Effekt des Alkohols auf die Sympathikus-Aktivität, die hepatische Triglyceridsynthese und die Hemmung der hepatischen Insulinextraktion führt Alkohol auf mehreren Wegen zu Insulinresistenz. Daher kann auch eine Fettleber als Indikator für toxische Alkoholmengen und eine entsprechend gestörte Insulinwirkung herangezogen werden. Selbstverständlich sollte bei der Anamneseerhebung gezielt nach weiteren Mediatoren der Insulinwirkung wie Nikotin und dem Grad der körperlichen Aktivität gefragt werden.

Sofern weniger als 3 Punkte erreicht werden (Abbildung **11.1**,[29]), ist das Vorliegen eines metabolischen Syndroms unwahrscheinlich. Dabei ist zu beachten, daß die positive Familienanamnese bereits mit zwei Punkten in die Bewertung eingeht. Ab 3 Punkten sollte ein oraler Glucose-Toleranztest (oGTT) durchgeführt werden, der bei pathologischem Ergebnis die Diagnose „metabolisches Syndrom" ohnehin sichert. Bei normalem Glucose-Toleranztest ist es hochwahrscheinlich, daß der Normoglykämie eine Hyperinsulinämie gegenübersteht. In dieser Konstellation wäre es unter wissenschaftlicher Fragestellung sinnvoll, aber in der Praxis nicht notwendig, durch Insulinbestimmung die Hyperinsulinämie (nüchtern ›15 mU/l, 2-Std.-Wert oGTT ›50 mU/l) zu sichern. Diese Sequenz erlaubt unserer Erfahrung nach, mit hoher Trefferwahrscheinlichkeit ein „metabolisches Syndrom" möglicherweise lange vor der Glucose-Intoleranz oder gar dem Diabetes zu diagnostizieren.

Literatur

1) HITZENBERGER K, RICHTER-QUITTNER M: Ein Beitrag zum Stoffwechsel bei der vaskulären Hypertonie. Wr Archiv Inn Med 2:189-216 (1921)

2a) JAHNKE K, DAWEKE H, LIEBERMEISTER H, SCHILLUNG WH, THAMER G, PREISS H, GRIES FA: Hormonal and metabolic aspects of obesity in humans. In: Östmann J (ed) Diabetes. Proceedings of the VIth congress of the International Diabetes Federation, Stockholm pp 533 (1967)

2) MEHNERT H, KUHLMANN H: Hypertonie und Diabetes mellitus. Dtsch Med J 19:567-571 (1968)

3) HANEFELD M, LEONHARDT W: Das metabolische Syndrom. Dtsch Gesundh-Wesen 36:545-551 (1980)

4) REAVEN GM: Role of insulin resistance in human desease. Diabetes 37:1595-1607 (1988)

5) Syndrome X, Lancet ii:1247 (1987)

6) KAPLAN N: The deadly quartet. Upper body obesity, glucose intolerance, hypertriglyceridemia and hypertension. Arch Intern Med 149:1514-1520 (1989)

7) STANDL E: Hyperinsulinämie - eine Ursache der Makroangiopathie? Akt Endokr Stoffw 10:41-46 (Sonderheft, 1989)

8) MODAN M, HALKIN H, ALMOG S, LUSKY A, ESKOL A, SHEFI M, SHITIRIT A, FUCHS I: Hyperinsulinemia: a link between hypertension, obesity and glucose intolerance. J Clin Invest 75: 809-817 (1985)

9) MOLLER DE, FLIER JS: Insulin resistance - mechanisms, syndromes, and implications. N Engl J Med 325:938-948 (1991)

10) SHIPP JC, CUNNINGHAM RW, RUSSELL RO, MARBLE A: Insulin resistance: clinical features, natural course and effects of adrenal steroid treatment. Medicine (Baltimore) 44:165-186 (1965)

11) KAHN CR: Insulin resistance, insulin insensitivity, and insulin unresponsiveness: a necessary distinction. Metabolism 27:(Suppl.2) 1893-1902 (1978)

12) KOLTERMAN OG, INSEL J, SAEKOW M, OLEFSKY JM: Mechanismus of insulin resistance in human obesity. Evidence for receptor and postreceptor defects. J Clin Invest 65:1272-1284 (1980)

13) POLLARE T, LITHELL H, BERNE C: Insulin resistance is a characteristic feature of primary hypertension independent of obesity. Metabolism 39:167-174 (1990)

14) HOLLENBECK C, REAVEN GM: Variations in insulin stimulated glucose uptake in healthy individuals with normal glucose tolerance. J Clin Endocrinol Metab 64:1169-1173 (1987)

15) DUCIMETIÈRE P, ESCHWEGE E, PAPOZ L, RICHARD JL, CLAUDE JR, ROSSELIN G: Relationship of plasma insulin levels to the incidence of myocardial infarction and coronary heart disease mortality in a middle-aged population. Diabetologia 19:205-210 (1980)

16) SKARFORS ET, LITHELL HO, SELINUS I, ABERG H: Do antihypertensive drugs precipitate diabetes in predisposed men? Br Med J 298:1147-1152 (1989)

17) KÖBBERLING J, TILLIL H: Empirical risk figures for first-degree relatives of non-insulin dependent diabetics. In: KÖBBERLING J, TATTERSALL R: (Hrsg) The Genetics of Diabetes Mellitus, 201-210, Academic Press, London (1982)

18) WILLIAMS RR, HUNT SC, HOPKINS PN, STULTS BM, WU LL, HASSTEDT SJ, BARLOW GK, STEPHENSON SH, LALOUEL JM, KUIDA H: Familial dyslipidemic hypertension. Evidence from 58 Utah families for a syndrome present in approximately 12 % of patients with essential hypertension. JAMA 259:3579-3586 (1988)

19) VAGUE J: The degree of masculins differentiation of obesities: a factor determining predisposition to diabetes, artherosclerosis, gout, and uric calculous disease. Am J Clin Nutr 4:20-34 (1956)

20) HAFFNER S, FONG D, HAZUDA HP, PUGH JA, PATTERSON JK: Hyperinsulinemia, upper body adiposity, and cardiovascular risk factors in non-diabetics. Metabolism 37:338-345 (1988)

21) FERRANNINI E, HAFFNER SM, STERN MP: Insulin sensitivity and hypertension. J Hypertension 8 (Suppl 7):169-173 (1990)

22) FERRANNINI E, BUZZIGOLI G, BONADONNA R, GIORICO A, OLEGGINI M, GRAZIADEI L, PEDRINELLI T, BRANDI L, BEVILACQUA S: Insulin resistance in essential hypertension. N Engl J Med 317:350-357 (1987)

23) OLEFSKY JM, FARGUHAR JW, REAVEN GM: Reappraisal of the role of insulin in hypertriglyceridemia. Am J Med 57:551-560 (1974)

24) REAVEN GM, GREENFELD MS: Diabetic hypertriglyceridemia. Evidence for three clinical syndromes. Diabetes 30:66-75 (1981)

25) ORCHARD TJ, BECKER DJ, BATES M: Plasma insulin and lipoprotein concentrations: an atherogenic association? Am J Epidemiol 118:326-337 (1983)

26) MODAN M, HALKIN H, KARASIK A, LUSKY A: Elevated serum uric acid - a facet of hyperinsulinaemia. Diabetologia 30:713-718 (1987)

27) FOX IH, JOHN D, DEBRUYNE S, DWOSH I, MARLISS EB: Hyperuricemia and Hypertriglyceridemia: Metabolic basis for the association. Metabolism 34, 741-746 (1985)

28) KORNHUBER HH, KORNHUBER J, WANNER W, KORNHUBER A, KAISERAUER CH: Alcohol, smoking and body build: Obesity as a result of the toxic effect of „social“ alcohol consumption. Clin Physiol Biochem 7:203-216 (1989)

29) RETT K, WICKLMAYR M, JACOB S, TYMIEC M, DIETZE G, MEHNERT H: Diagnostische Anhaltspunkte zur Früherkennung des „metabolischen Syndroms“. Münch Med Wschr 133:402-404 (1991)

Nichtmedikamentöse Maßnahmen zur Behandlung des metabolischen Syndroms

Alfred WIRTH
Teutoburger-Wald-Klinik, Bad Rothenfelde

Einleitung

Die Stoffwechselkrankheiten Diabetes mellitus, Dyslipoproteinämie, Gicht und Adipositas sind eng miteinander vergesellschaftet; aufgrund neuerer Untersuchungen zur Insulinresistenz wird auch die essentielle Hypertension hinzugerechnet[39]. Ungefähr 90 % aller Typ II-Diabetiker sind adipös, 50 % aller Adipösen weisen eine Hypertension oder eine Dyslipoproteinämie auf, eine Fettstoffwechselstörung ist bei Diabetikern doppelt so häufig wie bei Nicht-Diabetikern, die Hypertonie ist eng korreliert mit dem Diabetes mellitus. Die Aufzählung läßt sich fortsetzen[2, 24]. Diese Korrelationen spiegeln auch die klinische Beobachtung wider, wonach es eher die Regel ist, daß ein Stoffwechselkranker meist mehr als nur eine metabolische Störung aufweist[61].

Zur Therapie der einzelnen Stoffwechselkrankheiten des metabolischen Syndroms kommen pharmakologische und nichtpharmakologische Methoden in Frage, operative (bei Adipositas) und spezielle Interventionstechniken (z.B. Plasmapherese bei Hypercholesterinämie) sind selten indiziert. Wegen der einfachen Anwendbarkeit sind in der Praxis medikamentöse Therapieformen am verbreitetsten. Potente Substanzen zur Therapie bestimmter Stoffwechselstörungen stehen heute glücklicherweise zur Verfügung. Seitdem viele Mediziner jedoch nicht nur den metabolischen Zielparameter, sondern vor allem die Folgekrankheiten und die Sterblichkeit als Kriterium für die Wirksamkeit nehmen, ist die Euphorie hinsichtlich der medikamentösen Therapie in vielen Bereichen gewichen.

Als 1984 die amerikanischen Lipid-Kliniken ihre Forschungsergebnisse zur Behandlung der Hypercholesterinämie mit Colestyramin vorlegten, stellte man fest, daß man mit Lipidsenkern nicht nur Blutlipide senken, sondern auch die Häufigkeit der koronaren Herzkrankheit reduzieren kann[34]. Kurze Zeit später kam man in der Helsinki-Herz-Studie mit einem Fibrat zu ähnlichen Ergebnissen[22]. Weniger bekannt wurde, daß in beiden Studien (Primärprävention) zwar die kardiale Mortalität vermindert wurde, die Gesamtmortalität jedoch unter medikamentöser Therapie unverändert erhöht war (-4 %, 7 %). Lediglich in der 4S-Studie (Scandinavian Simvastatin Survival Study) konnte bei der Sekundärprävention auch eine Senkung der Gesamtsterblichkeit (30 %) durch einen CSE-Hemmer (Simvastatin) erreicht werden[49]. Ähnlich problematisch ist die medikamentöse Behandlung bei der milden Hypertension, immerhin 85 % aller Hypertoniker. Die seltene Organkomplikation Apoplex läßt sich medikamentös deutlich reduzieren, eine Senkung der Hauptkomplikation Myokardinfarkt jedoch kaum. Ebenso lassen sich beim Diabetes mellitus durch Sulfonylharnstoffe oder Biguanide weder Folgeschäden noch die Mortalität beeinflussen.

Wie ist zu erklären, weshalb die pharmakologische Behandlung die Gesamtsterblichkeit nicht reduzieren kann? Eine befriedigende Antwort dazu kann derzeitig nicht gegeben werden. Von einer Reihe von Arzneistoffen ist bekannt, daß sie ungünstige metabolische Nebenwirkungen haben; manche Antihypertensiva beeinträchtigen den Fett- und Kohlenhydrat-Stoffwechsel, Sulfonylharnstoffe begünstigen die Hyperinsulinämie, bei Lipidsenkern gibt es derzeit keine Erklärungen für dieses Phänomen[36, 65].

Die im Stoffwechselbereich verfügbaren Arzneimittel beseitigen üblicherweise nicht die Ursache der Krankheit, sondern greifen in die Regulation des Stoffwechsels und der Organfunktion ein. Einige Beispiele sollen das verdeutlichen. Behandelt man einen adipösen Hypertoniker mit einem Calciumantagonisten, senkt man den Blutdruck vor allem durch Verminderung der Nachlast. Adipöse Hypertoniker haben im Vergleich zu Normalpersonen üblicherweise jedoch keinen erhöhten peripheren Widerstand[19], die Therapie ist daher als symptomatisch einzuordnen. Ähnlich ist die Situation bei einem Patienten mit nahrungsinduzierter Hypercholesterinämie. Das Serumcholesterin läßt sich durch Applikation eines Synthesehemmers senken; ein diesbezüglicher Stoffwechseldefekt liegt jedoch bei den meisten Patienten nicht vor.

Die nichtmedikamentöse Therapie hingegen hat einen anderen Ansatzpunkt. Wie aus der Abbildung **12.1** zu ersehen ist, sind die Ursachen der Krankheiten des metabolischen Syndroms neben einer Vererbung hauptsächlich in einer Fehlernährung und im Bewegungsmangel zu sehen. Dort setzt ihr Behandlungskonzept an. Die nichtmedikamentöse Therapie ist daher der Art nach eine **kausale** Therapie, bei genetischer Disposition eine adjuvante. Sie ist keine „Allgemeinmaßnahme", wie gelegentlich dargestellt, sondern eine **spezifische** Therapie, da das Behandlungsziel klar definiert ist. Auch die Wirkmechanismen sind weitgehend bekannt, sie wirken nicht unspezifisch. Die nichtmedikamentöse Therapie sollte aus diesen Gründen wie ein Medikament verordnet werden. Hinsichtlich der Durchführung unterscheidet sie sich allerdings grundsätzlich von der Pharmakotherapie: Da Essen und die körperliche Aktivität elementare Bestandteile des Lebens sind, beinhalten Veränderungen eine Umstellung der Lebensweise, eine Modifikation des Verhaltens. Ernährungsumstellungen und Bewegungstherapie erfordern daher nicht nur Informationen, sondern häufig eine Verhaltenstherapie, die in Form von Gruppengesprächen, in Selbsthilfegruppen und ggf. auch in Einzelsitzungen vermittelt werden kann. Damit überschreitet sie das klassische Behandlungskon-

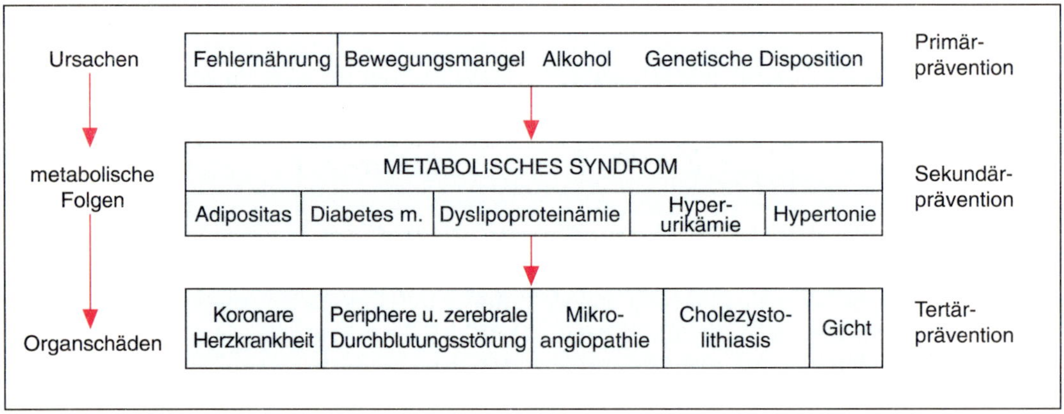

Abb. **12.1**: Das Metabolische Syndrom: Ursachen, metabolische Folgen und Organkomplikationen. Die Beseitigung von Ursachen ist die wichtigste Therapie.

zept der Medizin; Mißerfolge werden auf Grund dieser schwierigen Aufgabe verständlich.

Adipositas

Bei 51 % der Deutschen besteht ein Übergewicht (BMI = *body mass index*) bis 25 kg/m²), bei 16 % liegt eine Adipositas (Körpermasse-Index über 30 kg/m²) vor[2]. Das Körpergewicht bzw. die Körperfettmasse ist mit allen Störungen des metabolischen Syndroms eng korreliert, am eindrucksvollsten mit der Hyperinsulinämie, dem Blutdruck, dem Blutzucker und den Triglyceriden[2, 9, 24, 26]. Bei Männern mit einem BMI über 30 kg/m² liegt bei 60 % ein metabolischer Risikofaktor vor, bei 36 % bestehen zwei und mehr Stoffwechselkrankheiten[2].

1. Androide und gynoide Adipositas

VAGUE berichtete bereits 1956[52], daß eine Adipositas vom maskulinen Typ (Fettansammlung in der Bauchregion) häufiger zu Stoffwechselstörungen führt als eine Fettpräferenz in der Hüft- und Oberschenkelregion (feminin). In den 80er Jahren wurde diese Erkenntnis wiederentdeckt und durch zahlreiche Untersuchungen bestätigt und erweitert. Inzwischen gilt als gesichert, daß die Folgeerkrankungen wie Diabetes[43], Hyperlipidämie[13], Hypertonie[29], Hyperurikämie[52], Glucose-Intoleranz[28], Apoplex[56] vorwiegend mit der androiden Form der Adipositas vergesellschaftet sind (Abb. **12.2**, Tab. **12.1**). Auch die Hyperinsulinämie[47], die Lipolyse von Fettzellen[28] und die Lipoproteinlipase-Aktivität[13] sind mit dem männlichen Fettverteilungstyp assoziiert. Die Häufung von kardiovaskulären Risikofaktoren bedingt nicht nur eine Erhöhung der kardialen, sondern auch der Gesamtmortalität[18, 26].

2. Mortalität

Die verläßlichsten Daten über die Sterblichkeit bei Adipositas stammen von dem sog. Poo-

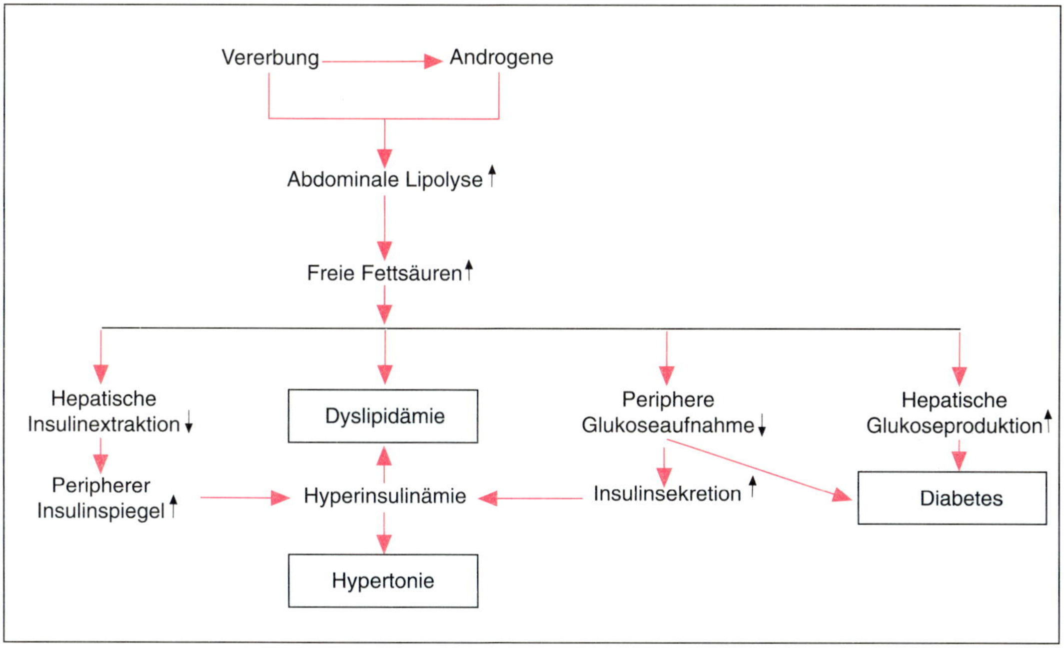

Abb. **12.2**: Pathophysiologische Zusammenhänge zwischen der androiden Adipositas und dem metabolischen Syndrom (Fettsäurehypothese). Erhöhte Konzentration von freien Fettsäuren i.S., insbesondere in der Portalvene, erklären weitgehend die Entwicklung einer Dysplipidämie, einer Hypertonie oder eines Diabetes mellitus.

Tab. **12.1**

Mit der androiden Adipositas häufig assoziierte Krankheiten und deren hauptsächliche Organkomplikationen	
Assoziierte Krankheit	*Organkomplikation*
Hypertonie	Apoplex Koronarsklerose Linksventrikuläre Hypertrophie Herzinsuffizienz
Hyperlipidämie	Koronarsklerose
Diabetes mellitus	Koronarsklerose PAVK Apoplex Nephropathie
Hyperinsulinämie (Insulinresistenz)	Koronarsklerose Hypertonie

ling-Project, bei dem 5 große Studien zusammengefaßt wurden (Abb. **12.3**). Die Abbildung zeigt einen starken Anstieg der Mortalität ab einem Broca-Index von 120 % bzw. einem BMI von 30 kg/m². Bei Personen unter 40 Jahren ist das Sterblichkeitsrisiko in Abhängigkeit vom Gewicht stärker erhöht als bei älteren, insbesondere als bei Patienten über 55 Jahren. Untersucht man extrem Adipöse (Durchschnittsgewicht 143,5 kg), stellt man bei 25-34jährigen gar eine Exzeßmortalität von 1200 % fest[18].

Weniger klar sind die Daten hinsichtlich der Lebensverlängerung durch Gewichtsreduktion, da solche Studien wegen der Rekrutierung eines großen Kollektivs schwierig durchzuführen sind. Berechnungen aufgrund der Framingham-Studie ergaben, daß eine Reduktion des Körpergewichtes von 10 % eine Senkung der Mortalität um 20 % zur Folge hat[26].

3. Gewichtsreduktion durch hypokalorische Kost

Die Energierestriktion ist die effektivste Maßnahme zur Senkung des Körpergewichtes. Eine Reduktionskost ist die Therapie der Wahl zur raschen Senkung des Körpergewichtes, langfristige Effekte werden unterschiedlich beurteilt. Eine hypokalorische Kost sollte so beschaffen sein, daß mit ihr a) eine effektive Verminderung der Körpermasse erreicht wird, b) keine schwerwiegenden Nebenwirkungen bzw. Komplikationen auftreten und c) eine gute Compliance erreicht wird. Diesen Anforderungen wird z.B. das Fasten, der zweifelsohne effektivsten Therapie zur raschen Gewichtsabnahme, nicht gerecht, da Komplikationen vor allem von seiten des Herzens drohen und Todesfälle aufgrund der ausgeprägt katabolen Stoffwechsellage beschrieben wurden. Schließlich ist Fasten nur für eine begrenzte Zeit möglich, die Umstellung daher auf eine Mischkost wegen des fehlenden Lerneffektes schwierig und der Rückfall meist unvermeidlich. Auch Außenseiterdiäten werden dem erwähnten Anforderungsprofil nicht gerecht, da aufgrund des Hervorhebens eines Ernährungsprinzips andere zu kurz kommen („Mangeldiät") und die geschmackliche Eintönigkeit eine langfristige Therapie nicht gewährleistet. Empfohlen wird daher eine konventionelle Mischkost, für welche die Deutsche Gesellschaft für Ernährung Richtlinien erlassen hat[14]. Eine energiereduzierte Kost sollte mindestens 90 g Kohlenhydrate, 50 g hochwertiges Eiweiß, wenig Fett und ausreichend Vitamine, Mineralien und Spurenelemente enthalten. Diäten mit einem Energiegehalt unter 1000 Kilokalorien genügen diesen Anforderungen nicht, 1000-1500 Kilokalorien pro Tag werden generell empfohlen.

4. Gewichtsreduktion durch Ausdauertraining

Vermehrte Muskelarbeit führt bei unveränderter Energiezufuhr zu einem Energiedefizit und

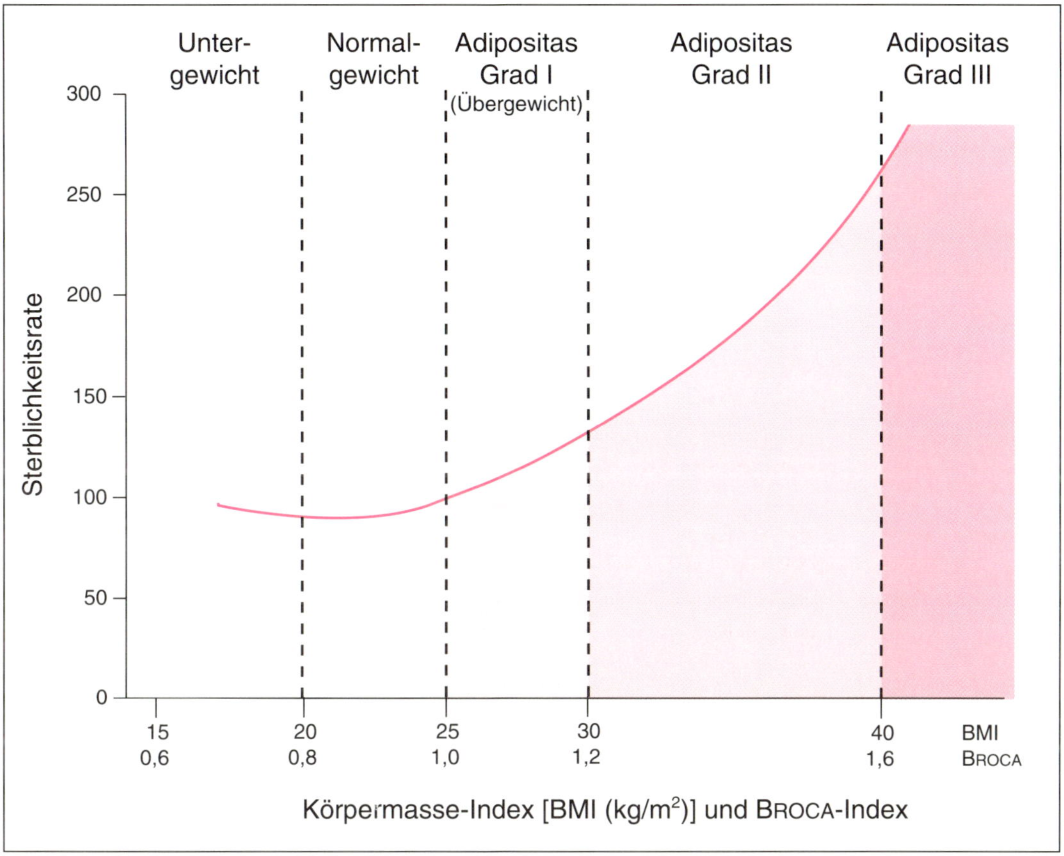

Abb. **12.3**: Anstieg der Sterblichkeit mit zunehmendem Körpergewicht (Pooling-Project)[9]. Die Einteilung der Gewichtsklassen wurde nach Garrow vorgenommen.

damit zur **Gewichtsabnahme.** Die Erwartungen an eine Gewichtsreduktion sind vielfach überhöht; Sport eignet sich nicht zum raschen Gewichtsverlust. Ausdauersport sollte daher vor allem bei leichtem Übergewicht, in Kombination mit einer Reduktionskost oder zur Erhaltung der Gewichtskonstanz nach vorheriger diätetischer Gewichtsreduktion erwogen werden (Abb. **12.4**).

Um die Abnahme des Körperfettes durch Training abschätzen zu können, muß man den Energieverbrauch bei körperlichen Anstrengungen kennen, der bei leichten zwischen 200 bis 400 Kilokalorien pro Stunde und bei starken Belastungen (z.B. Schwimmen) zwischen 500 und 800 Kilokalorien pro Stunde liegt. Nimmt man den Energiegehalt von 1 kg Fettgewebe mit 8000 Kilokalorien an, so muß man zu dessen Abbau von 10 - 40 Stunden Belastung ausgehen.

Betrachtet man die Auswirkungen eines Trainings nicht nur hinsichtlich des Körpergewichtes sondern auch bezüglich der **Körperzusammensetzung,** ist das Bild differenzierter und der Therapieeffekt günstiger zu beurteilen. Die meisten Untersuchungen konnten zeigen, daß durch Training – im Vergleich zu einer unterkalorischen Kost – bevorzugt Fett mobilisiert

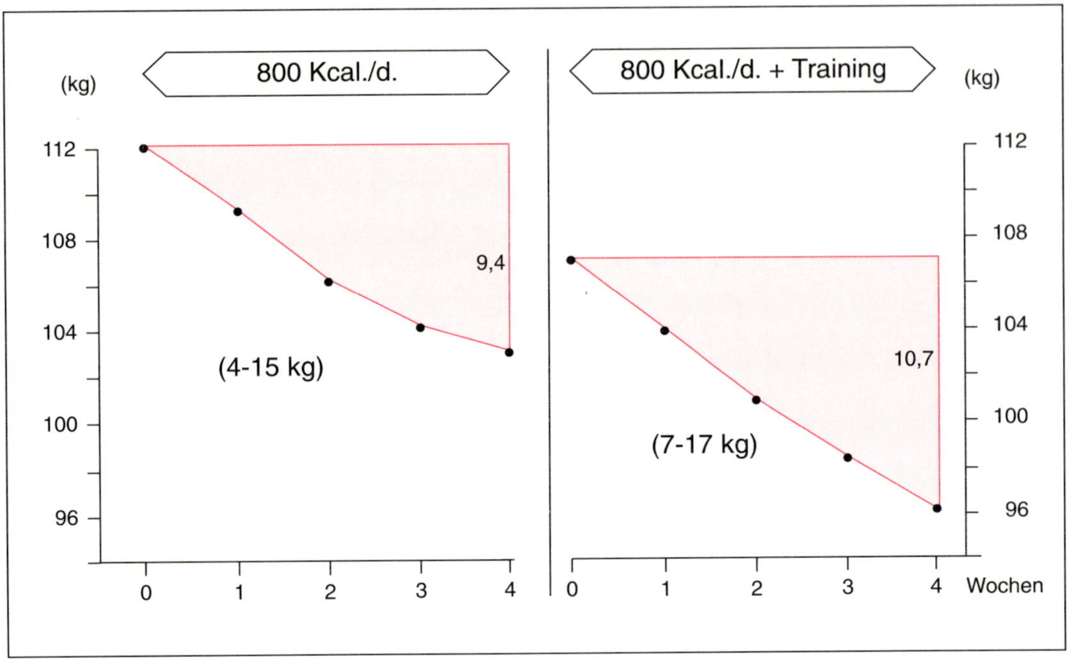

Abb. **12.4**: Abnahme des Körpergewichtes unter alleiniger Reduktionskost oder in Kombination mit einem Ausdauertraining[64].

wird ([63, 67]; Abb. **12.5**). Durch Training wird der Fettaufbau (*Lipogenese*) reduziert[62] und der Fettabbau (*Lipolyse*) beschleunigt[6]. Die Fettmasse wird durch die Abnahme der Fettzellgröße, nicht jedoch durch Verminderung der Fettzellanzahl verringert[6]. Die Mechanismen der trainingsinduzierten Fettgewebsveränderungen sind auf zellulärer Ebene in den letzten Jahren intensiv untersucht worden und weitgehend bekannt. Die Ursachen dafür sind vor allem in hormonellen Veränderungen zu sehen, wobei die Catecholamine und das Insulin vermutlich eine Schlüsselfunktion einnehmen; Catecholamine stimulieren die Lipolyse und den Glykogenabbau, Insulin hat antagonistische Wirkungen. Durch Ausdauertraining kommt es zu einer Hypoinsulinämie und zu einer erhöhten Catecholamin-Empfindlichkeit des Fettgewebes, wodurch optimale Voraussetzungen für eine beschleunigte Lipolyse beim Ausdauertraining geschaffen werden[63].

Ein durch Training verstärkter Fettabbau ist möglicherweise nicht nur durch einen erhöhten Energieverbrauch, durch Muskelarbeit und durch hormonelle und enzymatische Veränderungen am Fettgewebe bedingt. Diskutiert werden auch eine Steigerung des **Grundumsatzes** und der **Thermogenese.** Die bisher vorliegenden Untersuchungen zum Grundumsatz sind nicht einheitlich. Die Thermogenese, induziert durch eine akute Belastung oder durch Nahrungsaufnahme, scheint bei trainierten Personen stimuliert zu sein[15].

Art und Umfang des Trainings sind bei Adipositas ähnlich wie bei anderen Krankheiten des metabolischen Syndroms. Eine günstige Beeinflussung des Körpergewichtes konnte bisher nur durch dynamische Muskelarbeit belegt werden. Darunter versteht man abwechselnde Kontraktionen und Dehnungen von Muskeln, die mit einem mäßigen Kraftaufwand einhergehen (z.B. Schwimmen, Ge-

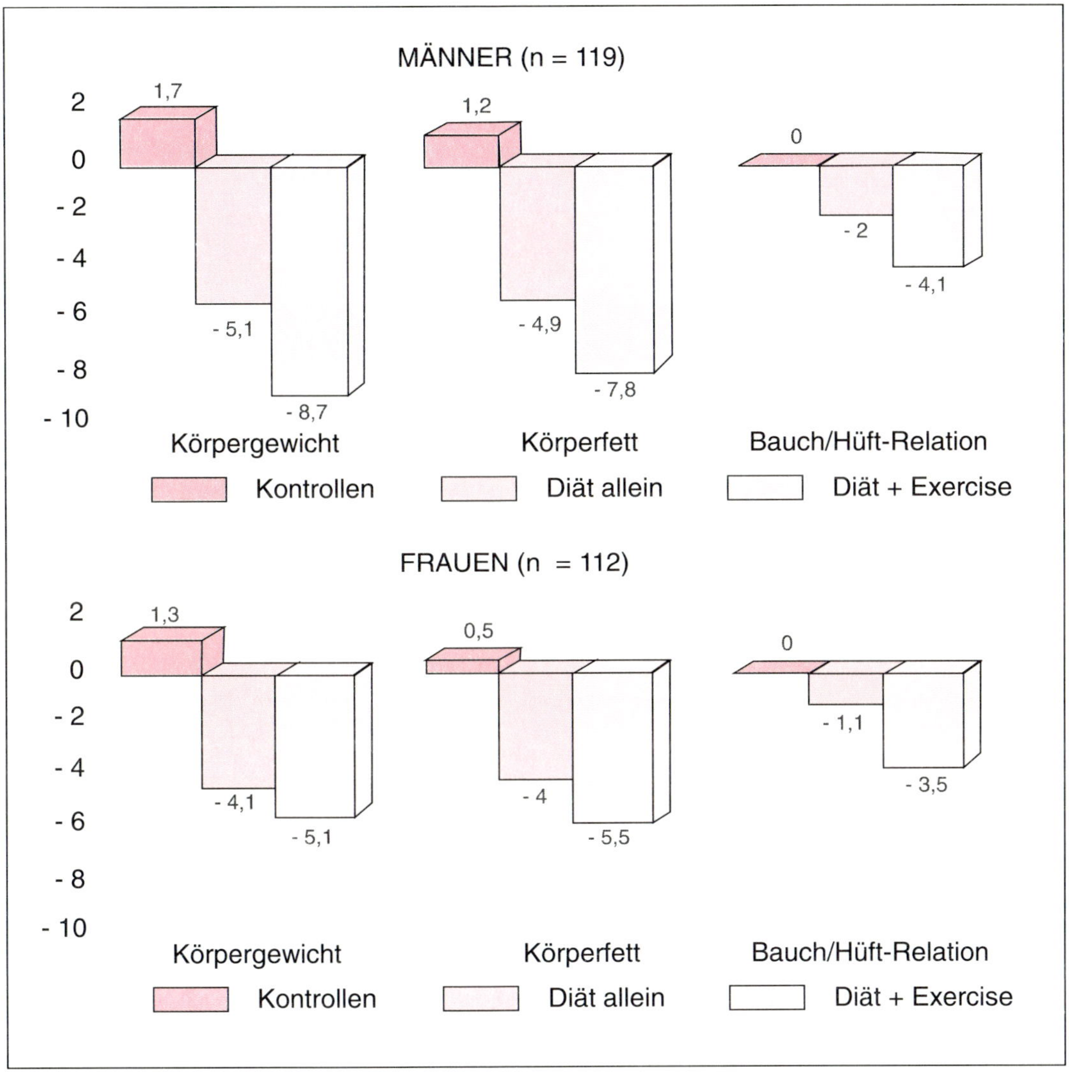

Abb. **12.5**: Änderung von Körpergewicht, Körperfettmasse und der Taille-/Hüft-Relation bei Männern und Frauen. Die Therapie bestand entweder in einer Reduktionskost oder in einer Kombinationstherapie aus Reduktionskost + Ausdauertraining[67].

hen, Radfahren usw.). Inwieweit auch ein Krafttraining wünschenswerte metabolische Auswirkungen hat ist noch unklar, da in der Vergangenheit Testpersonen vielfach Anabolika eingenommen haben, wovon ungünstige Stoffwechsel- und Gefäßwirkungen ausgehen.

Der minimale Trainingsumfang, von dem Stoffwechselwirkungen und eine meßbare Gewichtsreduktion zu erwarten sind, wird mit ca. 500 Kilokalorien pro Woche angegeben[45]; das entspricht einer sportlichen Freizeitaktivität von mindestens einer Stunde pro Woche. Trainiert werden sollte mindestens zweimal pro Woche, je häufiger, desto größer der Effekt[48]. Die Trainingsintensität wird am besten durch eine Ergometerbelastung ermittelt. Der Trainingspuls sollte ca. 80 % der bei submaximaler Belastung erreichten Herzfrequenz betragen.

Nimmt man die Leistungsfähigkeit (Watt) als Richtgröße, geht man bei der Ausdauerbelastung von ca. 50 % der submaximalen Leistung aus[21]. Wird keine standardisierte Ergometerbelastung vor dem Training durchgeführt, was bei Personen über 40 Jahren oder beim Vorliegen von Krankheiten grundsätzlich nicht empfohlen wird, sollte die Belastungsherzfrequenz ca. 170 minus Lebensalter betragen.

Das Hauptproblem der Gewichtsreduktion besteht im langfristigen Erfolg, in der **Gewichtskonstanz**. Zahlreiche Studien zeigen, daß eine Kombinationstherapie aus Reduktionskost plus Training erfolgreicher ist[46] (Abb. **12.6**).

Arterielle Hypertonie

Ebenso wie die Adipositas, ist die arterielle Hypertonie weit verbreitet. Die Prävalenz wird mit 15-20 % unter der Erwachsenenbevölkerung angegeben. Bei 85 % aller Hypertoniker besteht ein Bluthochdruck im WHO-Stadium I (diastolisch bis 105 mm Hg), der Hauptindikation für eine nichtmedikamentöse Therapie. Die einzelnen Möglichkeiten zur Behandlung sind in Abbildung **12.7** angegeben. Die Gewichtsreduktion ist bei adipösen Hypertonikern die wichtigste Maßnahme; jeder zweite Hypertoniker ist adipös.

1. Gewichtsreduktion zur Blutdrucksenkung

Eine Gewichtsabnahme führt zu einer deutlichen Abnahme des systolischen und diastoli-

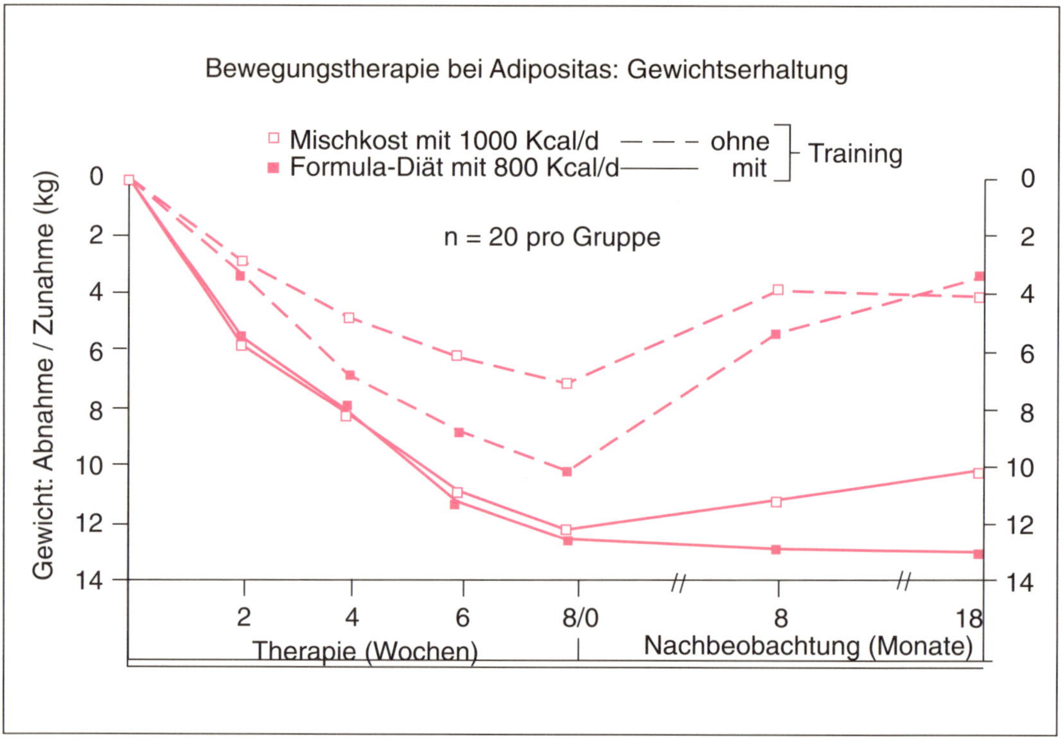

Abb. **12.6**: Rückfallprophylaxe nach einer Phase der Gewichtsabnahme durch körperliches Training[46].

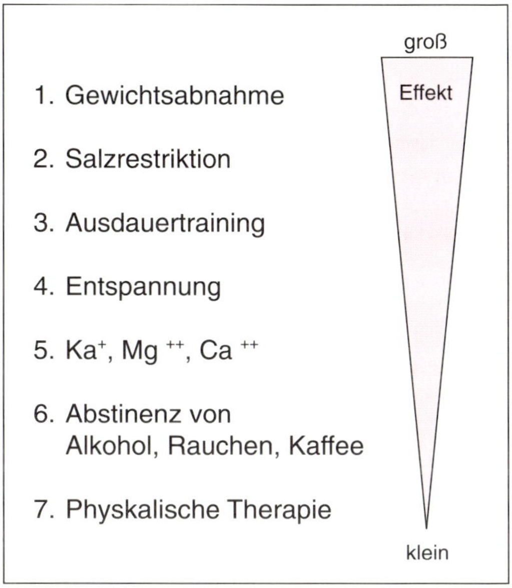

Abb. **12.7**: Nicht-medikamentöse Behandlungsmethoden zur Senkung des Blutdruckes.

schen Blutdruckes. Poolt man die Ergebnisse mehrerer Studien, stellt man pro Kilogramm Gewichtsabnahme eine Reduktion des systolischen Druckes um 2 und des diastolischen Druckes um 1,5 mmHg fest[19, 36, 65] (Abb. **12.9**). Die Blutdruckreduktion ist bei geringen Gewichtsabnahmen relativ groß, bei Abnahme über 20 kg werden die oben erwähnten Richtwerte nicht erreicht. Der blutdrucksenkende Effekt ist quantitativ vergleichbar mit der Wirkung eines Beta-Blockers[20]. MacMahon sah bei einer Gewichtsabnahme von 7,4 kg gar eine ausgeprägtere systolische und diastolische Wirkung als unter 2 x 100 mg Metoprolol[36]. 83 % der Probanden erreichten unter hypokalorischer Kost einen normalen systolischen und 78 % einen normalen diastolischen Druck (Tab. **12.2**). Von einer antihypertensiven Therapie wird nicht nur eine Blutdrucksenkung, sondern auch eine Verminderung der linksventrikulären Muskelmasse bei hypertensiver Herzkrankheit gefordert, da eine Hypertrophie die kardiovaskuläre Mortalität erhöht. Adipöse Patienten haben häufig einen vergrößerten linksventrikulären Durchmesser, eine verdickte linksventrikuläre Wand und somit eine erhöhte myokardiale Muskelmasse. Diese Veränderungen sind insbesondere bei hypertensiven Patienten ausgeprägt und gehen meist mit einem erhöhten Schlagvolumen und gesteiger-

Tab. **12.2**

Änderung von linksventrikulären Parametern bei adipösen Jugendlichen mit einer Hypertonie vor und nach einer 21-wöchigen Therapie mit Reduktionskost oder Metroprolol (McMahon 1986)[36]

	Reduktionskost (1000 Kcal/d)			*Metoprolol (2x 100 mg/d)*		
	vorher	*nachher*	*Differenz (%)*	*vorher*	*nachher*	*Differenz (%)*
Interventrikuläres Septum (mm)	8,9	7,7	– 14**	8,9	8,09	± 0
Linksventrikuläre Hinterwand (mm)	8,5	7,6	– 11**	8,5	8,3	– 3
Linksventrikulärer endsystolischer Durchmesser (mm)	32,8	31,5	– 4	30,2	30,1	± 0
Linksventrikulärer enddiastolischer Durchmesser (mm)	51,3	50,5	– 2	49,1	49,1	± 0
Linksventrikuläre Muskelmasse (g)	193	155,2	– 20**	175,1	175,8	± 0

** = signifikante therapiebedingte Differenz von p > 0,002

tem Herzminutenvolumen einher[48]. Durch eine Gewichtsreduktion sind diese kardialen Veränderungen reversibel, wahrscheinlich verursacht durch eine Blutdruckreduktion. Eine Abnahme des Körpergewichtes um 9,5 kg verminderte bei hypertensiven Patienten die linksventrikuläre Muskelmasse um 18 %[48].

Die Ursachen für die Blutdrucksenkung durch Gewichtsabnahme sind noch als hypothetisch zu betrachten. Die klinische Beobachtung, daß unter einer Reduktionskost die Herzfrequenz abnimmt, beruht auf abnehmenden Catecholamin-Konzentrationen im Serum[64], was durch verminderte Insulin- und Glucose-Spiegel bedingt sein kann (Abb. **12.8**). Dadurch sinken der muskuläre Gefäßtonus und der periphere Widerstand. Zum anderen ist bekannt, daß Insulin die Natriumrückresorption im proximalen Tubulus der Niere stimuliert und damit zu einer Volumenexpansion führt. Dies ist durch eine hypokalorische Kost reversibel, wobei durch abfallende Insulinspiegel die Natriurese gefördert wird[12].

2. Blutdrucksenkung durch vermehrte körperliche Aktivität

Hypertonikern Sport zur Blutdrucksenkung zu empfehlen, basiert auf epidemiologischen Untersuchungen, in denen körperlich Aktive niedrigere systolische und diastolische Blutdruckwerte aufwiesen als körperlich Inaktive[48]. Die Ergebnisse von Interventionsstudien sind kontroverser und weisen dem Training nur einen marginalen Effekt hinsichtlich des Blutdruckes zu. Ein körperliches Training sollten grundsätzlich nur Patienten im WHO-Stadium I, unter guter Supervision auch im Stadium II, durchführen. Bereits vorhandene Organkomplikationen sind oft als Kontraindikationen anzusehen. Patienten mit einer koronaren Herzkrankheit sollten Sport nur in einer ambulanten Herzgruppe durchführen (Näheres s. bei [48]). Obligatorisch sollte vor der Ausübung eines Ausdauersports eine standardisierte Ergometrie durchgeführt werden. Durch ein regelmäßiges Training mit einer Trainingsdauer

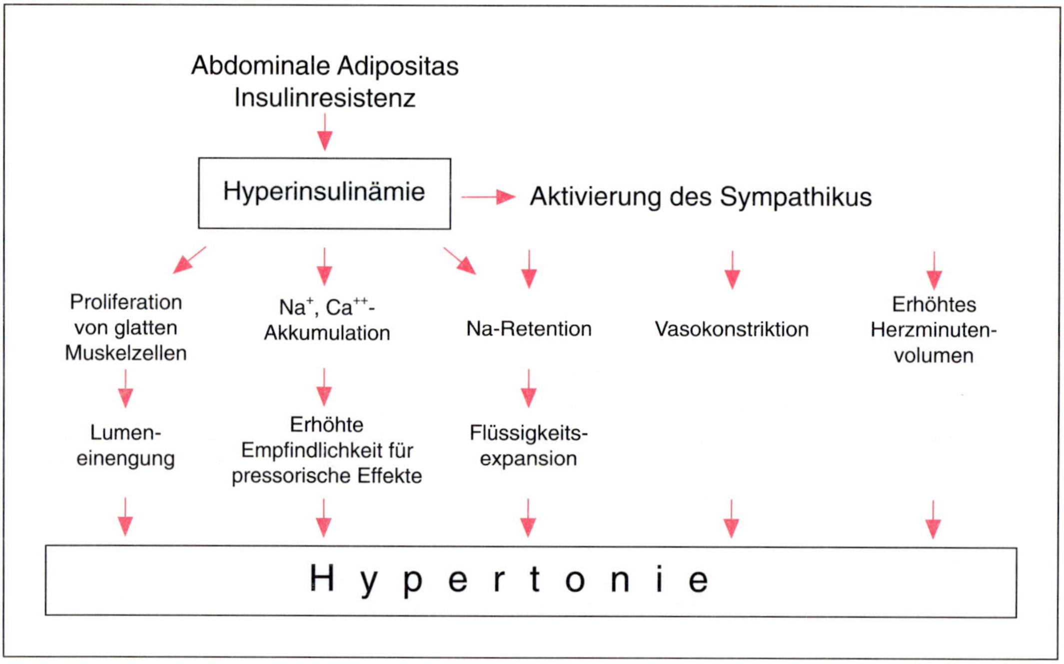

Abb. **12.8**: Mechanismen der Hyperinsulinämie zur Induktion einer Hypertonie.

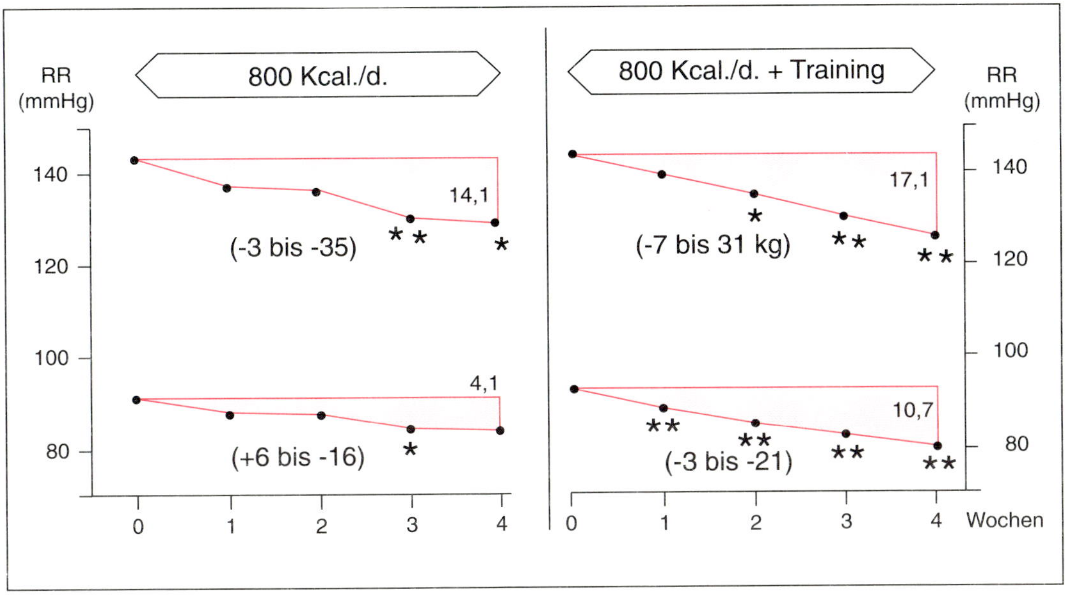

Abb. **12.9**: Abnahme des Ruhe-Blutdruckes unter einer Reduktionskost bzw. einer Kombinationstherapie aus Reduktionskost + Training. Die Gewichtsabnahme betrug unter Reduktionskost 9,4 kg, unter Kombinationstherapie 10,7 kg[64].

von mindestens 2 Stunden pro Woche kann der systolische um 10 - 20 und der diastolische Blutdruck um 5 - 10 mmHg gesenkt werden[20, 65] (Abb. **12.9**). Ausgeprägter als der Ruheblutdruck läßt sich der Belastungsblutdruck senken, da bei gleicher Watt-Leistung der Kraftaufwand relativ geringer und damit die Sympathikusaktivierung vermindert ist[20, 31] (Abb. **12.10**). Die Blutdrucksenkung bei Belastung bei gleichzeitig reduzierter Herzfrequenz (sog. Doppelprodukt) senkt den myokardialen Sauerstoffverbrauch, was insbesondere beim Vorliegen einer koronaren Herzkrankheit oder einer Hypertrophie wichtig ist. Der Blutdruck ist beim Ausdauertrainierten wahrscheinlich deshalb niedriger, weil die Sympathikusaktivierung geringer ist, was eine Verminderung der Herzfrequenz und des Herzminutenvolumens zur Folge hat[31, 32]. Hinzu kommt, daß durch Training die Insulinspiegel abfallen, was über einen veränderten renalen Natrium-Stoffwechsel zur Blutdrucksenkung führt[12]. Die linksventrikuläre Muskelmasse wird

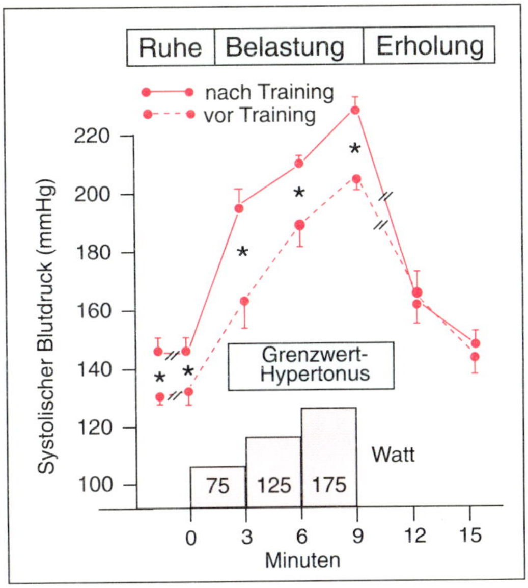

Abb. **12.10**: Abnahme des Blutdruckes in Ruhe und unter Ergometerbelastung nach einem dreimonatigen ambulant durchgeführten Trainingsprogramm bestehend aus Ergometertraining und Schwimmen[62]).

durch eine Kombinationstherapie aus Ausdauertraining und Reduktionskost stärker

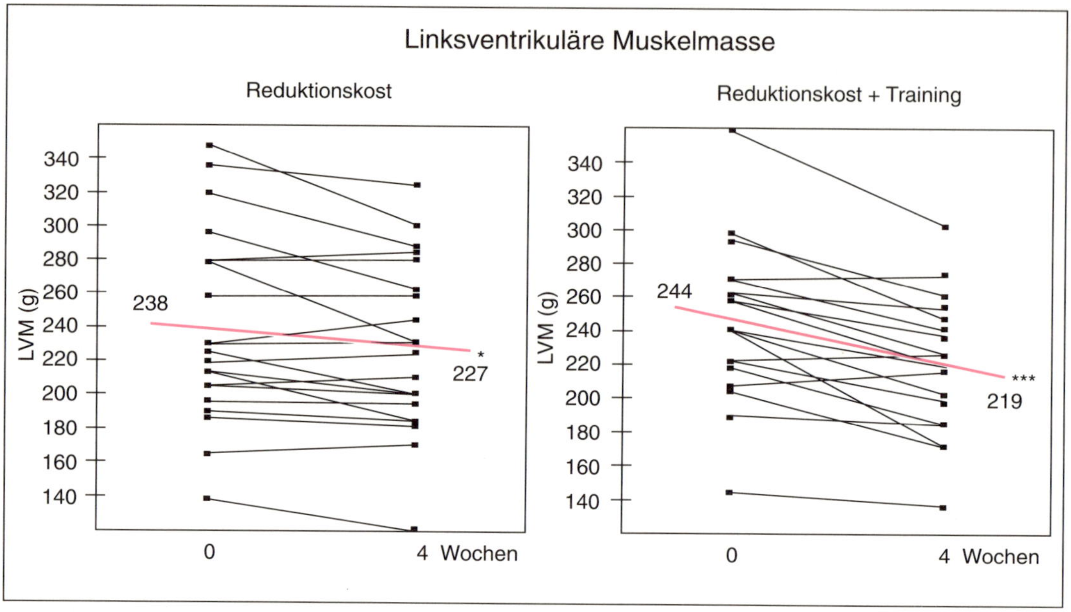

Abb. **12.11**: Abnahme der echokardiographisch bestimmten linksventrikulären Muskelmasse unter Reduktionskost bzw. Reduktionskost + Training[66].

gesenkt als durch Reduktionskost allein[66] (Abb. **12.11**).

3. Kochsalzarme Kost zur Blutdrucksenkung

In westlichen Ländern beträgt die Kochsalzaufnahme zwischen 10 und 15 g pro Tag im Durchschnitt, empfohlen werden von der Deutschen Gesellschaft für Ernährung jedoch nur die Hälfte davon[14]. In einer Doppelblindstudie konnte McGregor[35] zeigen, daß sich durch eine salzarme Diät mit ca. 4 g Kochsalz der Blutdruck innerhalb von 4 Wochen systolisch um 12 und diastolisch um 6 mmHg senken läßt (Abb. **12.12**). Dieser Effekt stellt jedoch nur einen Mittelwert dar, individuelle Veränderungen können weit größer und kleiner sein. Bekannt ist nämlich, daß manche Personen „salzempfindlich“ sind, was auf einer eingeschränkten Natriurese beruht. Solche Personen sprechen blutdruckmäßig stark auf eine Salzbelastung an, andererseits wird ihr Blutdruck durch eine Salzrestriktion ausgeprägt gesenkt.

4. Weitere nichtmedikamentöse Therapieformen zur Blutdrucksenkung

Ähnlich wie beim Natrium, besteht auch beim Kalium eine Korrelation zum Blutdruck, allerdings eine negative. Durch vermehrte Kaliumzufuhr, wofür vor allem Obst und Gemüse in Frage kommen, läßt sich der Blutdruck senken. Diese Nahrungsmittel haben zudem den Vorteil, daß sie gleichzeitig natrium- und kalorienarm sind, wodurch zusätzliche günstige Blutdruckeffekte zum Tragen kommen (Abb. **12.7**).

Mehrfach ungesättigte Fettsäuren sowie **Omega-3-Fettsäuren** senken bei Hypertonikern geringgradig den Blutdruck. Die Wirkung erklärt man sich über den Prostaglandin-Stoffwechsel[1].

Diabetes mellitus

1. Gewichtsreduktion bei Typ II-Diabetikern

Ca. 80 % aller Typ II-Diabetiker sind adipös. Frauen mit einem BMI von >35 kg/m² leiden

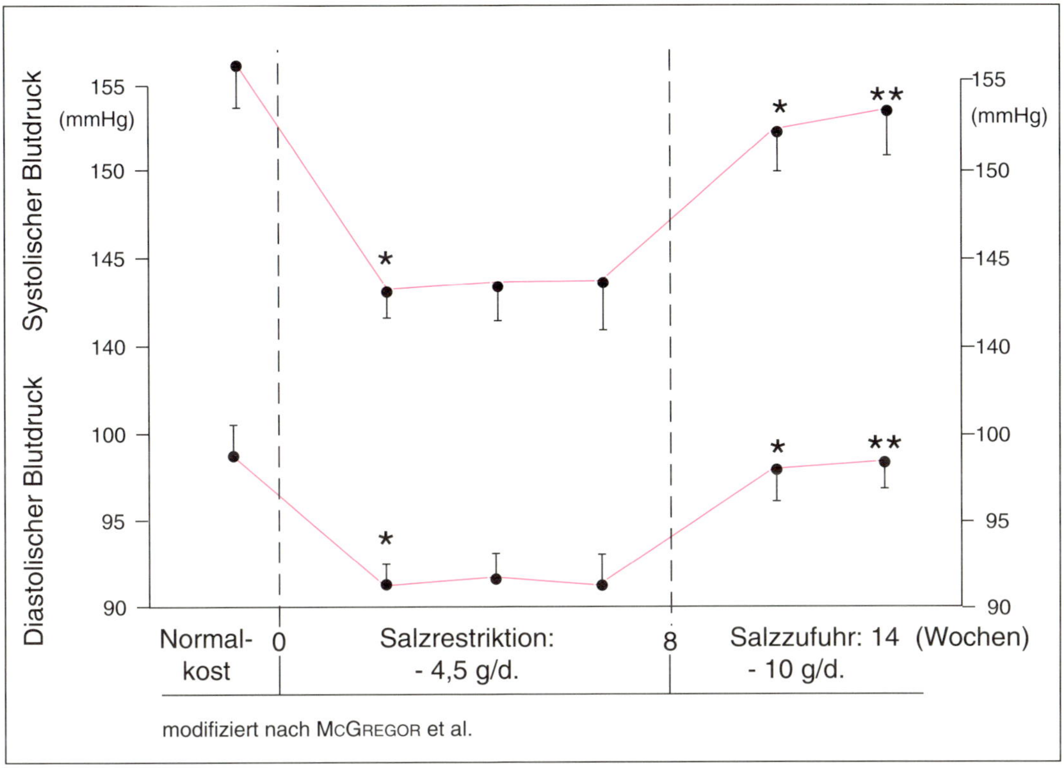

Abb. **12.12**: Änderung des systolischen und diastolischen Blutdruckes durch eine Salzrestriktion über 8 Wochen und anschließende Salzzufuhr auf subnormale übliche Tagesmengen[35].

4mal so häufig an einem Diabetes wie solche mit einem BMI von 20-28 kg/m[7]. Auch die Glucose-Intoleranz, Hyperinsulinämie und Insulinresistenz zeigen eine klare Beziehung zum Körpergewicht[9].

Die Zusammenhänge zwischen der Adipositas und dem Typ II-Diabetes sind in Abbildung **12.2** dargestellt. Beim Vorliegen einer genetischen Prädisposition führt die Adipositas zu einer Insulinresistenz, was eine kompensatorische Überproduktion von Insulin zur Folge hat (Hyperinsulinämie). Kann die Beta-Zelle des Pankreas die Überproduktion von Insulin nicht mehr aufrechterhalten („Erschöpfung"), resultiert eine Hyperglykämie. Der Zusammenhang zwischen Adipositas und Diabetes mellitus ist besonders bei der androiden Adipositas eklatant, bei der gynoiden Form hingegen selten[43]. Himsworth stellte in Wales in der ersten Hälfte dieses Jahrhunderts fest, daß in Kriegszeiten die Inzidenz an Diabetes erheblich zurückging, was er auf die verringerte Kalorienaufnahme zurückführte[25]. Mehnert reduzierte bei 20 Diabetikern das Gewicht um 8 kg innerhalb eines Jahres[38]; bei allen mit Sulfonylharnstoffen behandelten Diabetikern konnte das Medikament abgesetzt werden, 8 von 10 insulinspritzenden Diabetikern konnten auf Insulininjektionen verzichten. Auffallend war bei dieser Beobachtung, daß diese Effekte erzielt wurden, obwohl in den meisten Fällen kein Normalgewicht erreicht worden war. Auch in anderen Untersuchungen stellte man fest, daß bereits einige Kilogramm Gewichtsabnahme meistens ausreichen, um eine deutliche therapeutische Wirkung zu erzielen.

Nicht nur die Hypoglykämie bessert sich durch eine Gewichtsabnahme, sondern auch die Insulinstoffwechsellage. 9,4 kg Gewichtsabnahme innerhalb von 4 Wochen vermindern die Insulinspiegel erheblich[64] (Abb. **12.13**). Durch ein ähnliches Ausmaß an Gewichtsabnahme nahm auch die hepatische Glucose-Produktion um 37 % ab und die periphere Glucose-Verwertung um 165 % zu, wie HENRY[23] zeigen konnte (Abb. **12.14** und **12.15**).

2. Blutzuckersenkung durch Ausdauertraining

Neben einer Diabeteskost und Insulin bildet der Sport die 3. Säule beim Management des Diabetes mellitus. Ausdauertraining nützt vorwiegend dem Typ II-Diabetiker, insbesondere dem

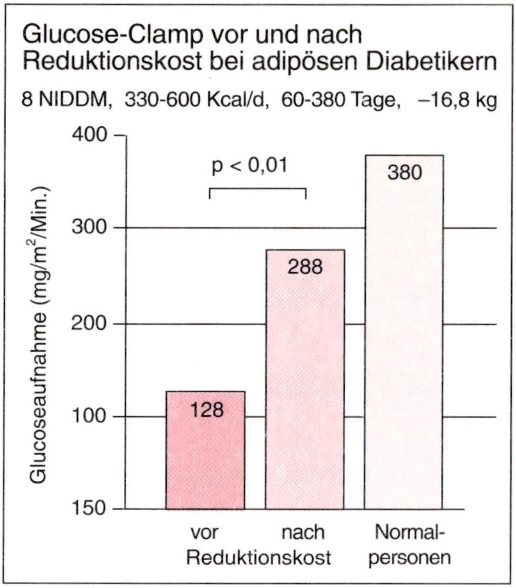

Abb. **12.14**: Steigerung der peripheren Glucoseaufnahme bei Typ IIb-Diabetikern mit durchschnittlich 16,8 kg Gewichtsabnahme (Glucose-Clamp-Untersuchung; [23]).

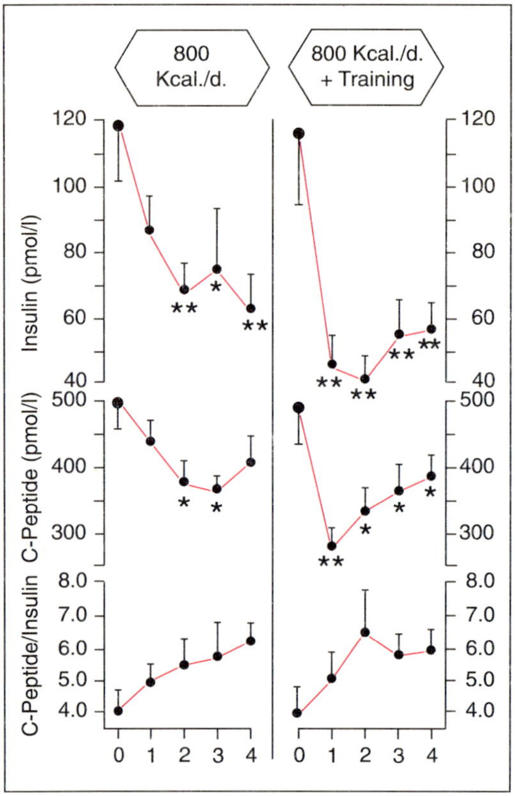

Abb. **12.13**: Reduktion von Insulin und C-Peptid i.S. unter Reduktionskost bzw. Reduktionskost + Training innerhalb von 4 Wochen Behandlung[64].

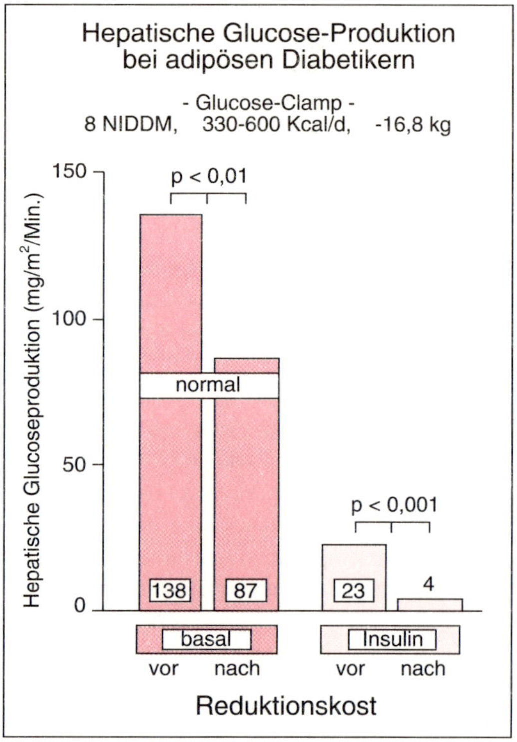

Abb. **12.15**: Reduktion der hepatischen Glucose-Produktion bei Typ IIb-Diabetikern vor und nach Gewichtsabnahme[23].

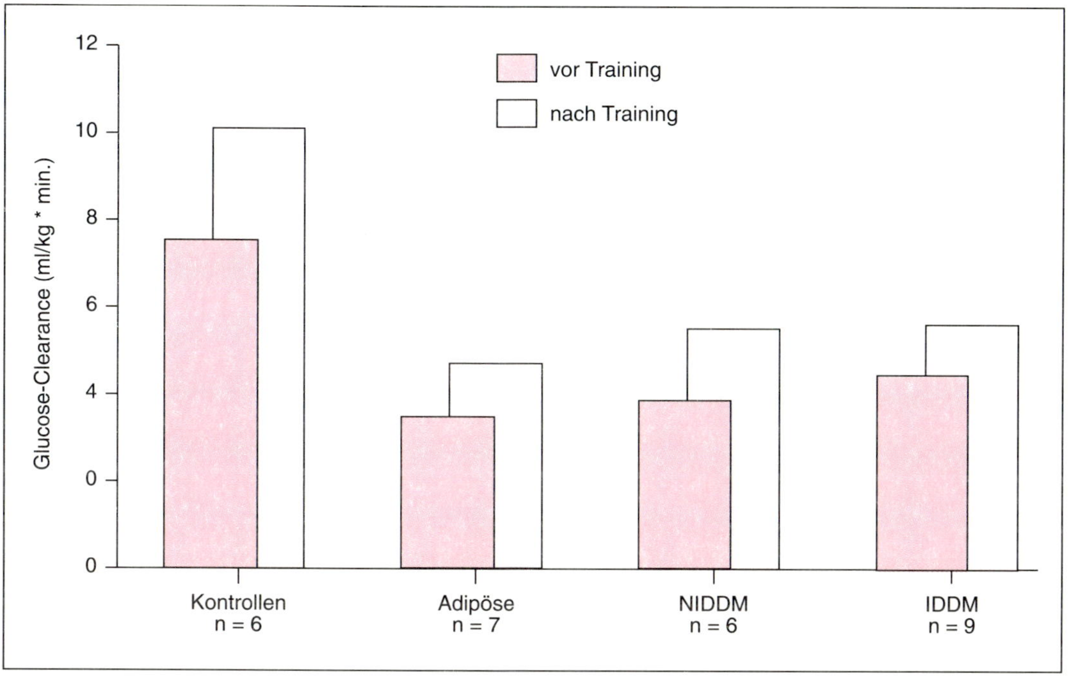

Abb. **12.16**: Steigerung der peripheren Glucoseaufnahme bei Adipösen, nicht-insulinpflichtigen und insulinpflichtigen Diabetikern nach einem sechswöchigen Training[15,51].

adipösen, weniger dem Typ I-Diabetiker. Positive Effekte sind nur durch ein Training zu erwarten, nicht jedoch durch eine einmalige Belastung; letzteres wird daher nicht besprochen.

Glucose-intolerante Personen und Typ II-Diabetiker weisen zu Beginn der Erkrankung meist eine Hyperinsulinämie mit Insulinresistenz auf. Björntorp konnte erstmals 1970 zeigen, daß durch ein Ausdauertraining erhöhte Insulinspiegel normalisiert werden können[5]. Muskelarbeit senkt die Plasmainsulinspiegel, indem sowohl die Insulinsekretion als auch die hepatische Clearance reduziert wird[57]. Spätere Untersuchungen zeigten, daß – was durch die Hypoinsulinämie zu erwarten ist – die Insulin-Rezeptoren-Kapazität zunimmt, vor allem durch Steigerung der Rezeptoren-Anzahl, weniger durch Erhöhung der Rezeptor-Affinität[51]. Schließlich konnte mit Hilfe der Clamp-Technik gezeigt werden, daß sowohl durch eine einmalige („exercise") als auch durch wiederholte Belastung (Training) die Insulinempfindlichkeit in Form der peripheren Glucose-Aufnahme gesteigert werden kann[15, 51] (Abb. **12.16**).

Wenngleich die Trainingswirkungen bei adipösen Typ II-Diabetikern auf den Insulinstoffwechsel überzeugend sind, konnte man bei insulinpflichtigen Diabetikern insbesondere auf die Diabeteseinstellung keine sicheren Auswirkungen feststellen. Die vor 15 Jahren von Costill gefundenen Ergebnisse konnten leider nicht voll bestätigt werden[11]. Durch ein mehrmonatiges Training konnten insulinspritzende Diabetiker ihre Insulindosis reduzieren, der Nüchternblutzucker und das HbA_1 sanken um 18 bzw. 30 %. Lediglich bei Kindern sind die bisher vorliegenden Trainingsergebnisse ermutigend.

3. Andere Methoden zur Blutzuckersenkung

Eine Verbesserung der Stoffwechseleinstellung kann auch durch **Ballaststoffe** wie Pektin, Kleie, Guar, Lignin, Cellulose und Hemicellulose erzielt werden. Ballaststoffe haben vielfältige Wirkungen auf den Stoffwechsel, für die ihre physiko-chemischen Eigenschaften verantwortlich sind. a) Ihre Faserstruktur verlängert die Kautätigkeit, erhöht die Magenfüllung und verstärkt so das Sättigungsgefühl, b) der Kationen-Austausch bewirkt die Bindung von Cholesterin und Gallensäuren, c) die Wasserbindung/Quellfähigkeit verzögert die Darmpassage und vermindert die Resorption[33]. Je nach Wirkmechanismus ist davon das Körpergewicht, der Glucose- oder Fett-Stoffwechsel betroffen.

Insbesondere quellfähige Ballaststoffe (Pektin, Guar, Johannisbrotmehl) führen zu einer herabgesetzten Magenentleerung und verlangsamten Resorption im Dünndarm, was zu einer Glättung des Glucose-Tagesprofils führt. Hinzu kommt, daß aufgrund des verstärkten Sättigungsgefühls die Energieaufnahme reduziert wird und das Körpergewicht leicht abnimmt, was ebenfalls den Glucose-Stoffwechsel günstig beeinflußt; auch gastrointestinale Hormone sind in diesen Prozeß einbezogen[27].

Grundsätzlich sollte jeder Diabetiker, unabhängig vom Diabetes-Typ und seinem Körpergewicht, eine **Diabeteskost** einhalten. In Tabelle **12.3** sind die Richtlinien der Deutschen Diabetesgesellschaft angegeben.

Tab **12.3**

Grundzüge einer Diabeteskost
1. Energetisch adäquat
2. Relativ kohlenhydratreich (50%)
3. Fettmodifiziert
4. Fettarm (30% Anteil)
5. Cholesterinarm (< 300 mg/d)
6. Ballaststoffreich (> 25 g/d)
7. Verteilt über den Tag (6 Mahlzeiten)
Sonderform: adipöser Typ-II-Diabetiker: **Reduktionskost**

Dyslipidämien

1. Gewichtsreduktion zur Behandlung von Fettstoffwechselstörungen

Bei adipösen Personen bestehen häufig erhöhte Serumkonzentrationen von Triglyceriden, freien Fettsäuren, Gesamt- sowie LDL-Cholesterin und Apoprotein B, HDL-Cholesterin ist erniedrigt[2, 54, 55]. Sämtliche Parameter sind mit dem Ausmaß des Körpergewichtes deutlich korreliert, insbesondere die Triglyceride und das HDL-Cholesterin. Unterscheidet man die Adipositas in eine gynoide und androide Form, ist die Beziehung nur bei der androiden Form stringent[13].

Unter einer Reduktionskost verringern sich erhöhte Triglycerid-Konzentrationen rapide; sie ist daher die Therapie der Wahl bei einer Fettstoffwechselstörung vom Typ IV und V nach Fredrickson. Selbst Ausgangswerte von über 1000 mg % normalisieren sich innerhalb weniger Tage, ohne daß die Körperfettmasse wesentlich vermindert wird. Ursache hierfür ist vorwiegend eine verminderte Triglycerid-Produktion in der Leber, aber auch eine beschleunigte Clearance durch Aktivitätssteigerung der Lipoproteinlipase[13, 14] (Abb. **12.17**). Ähnlich wie beim Glucose-Stoffwechsel ist die Ursache der raschen Stoffwechselverbesserung in einer verminderten Energiezufuhr zu sehen. Aber auch Gesamt- und LDL-Cholesterin werden in einem Ausmaß verringert, wie man es mit Lipidsenkern erreichen kann (Tab. **12.4**).

Bei ausgeprägtem Energiedefizit sinkt die ohnehin niedrige HDL-Cholesterinfraktion weiter ab[64]. Wird hingegen eine langsame Gewichtsreduktion durchgeführt oder besteht nach Gewichtsabnahme eine Gewichtskon-

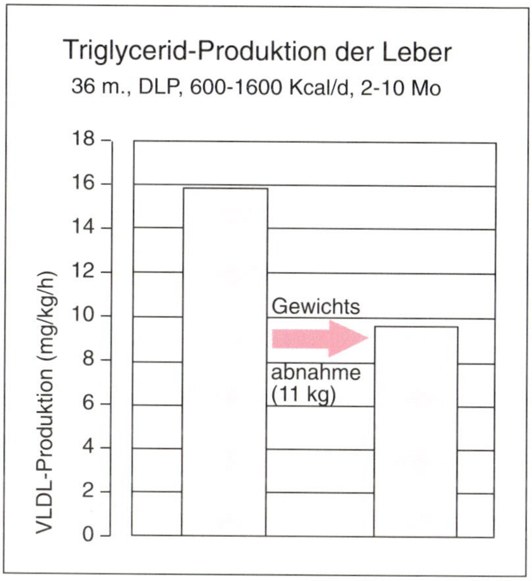

Abb. **12.17**: Abnahme der hepatischen Triglycerid-Produktion unter einer Reduktionskost mit 600–1600 Kilokalorien pro die über 2–10 Monate[44].

stanz, sind die HDL-Cholesterinspiegel und das Apoprotein A_I höher als vor Beginn der Therapie[52]. Kuller hat aufgrund der Framingham-Studie errechnet, daß durch 3 kg Gewichtsabnahme das HDL-Cholesterin um 1,2 mg% ansteigt[30].

Bei starkem Energiedefizit (über 1500 Kilokalorien pro die) kann die Konzentration der freien Fettsäuren so stark ansteigen, daß eine Ketonämie und Ketonurie bestehen. Diese Veränderungen bewirken jedoch keine Hypertriglyceridämie, auch keine anderen negativen Stoffwechselauswirkungen. Die Auswirkungen einer Reduktionskost bei adipösen Dyslipidämikern sind hinsichtlich des Ausmaßes erheblich, so daß eine Gewichtsreduktion als erste Therapiemaßnahme ergriffen werden sollte. Die Behandlungseffekte hängen mit der Ausgangskonzentration zusammen; je ungünstiger, desto besser der Erfolg[44] (Tab. **12.5**). Andere diätetische Maßnahmen sollten erst nach erfolgter Gewichtsreduktion durchgeführt werden; oft sind sie dann nicht mehr notwendig.

2. Fettarme und fettmodifizierte Kost bei Fettstoffwechselstörungen

Eine fettarme und fettmodifizierte Ernährung beinhaltet die Reduktion der Fett- und Chole-

Tab. **12.4**

Kardiovaskuläre Risikofaktoren (Lipide, Lipoproteine, Glucose, Blutdruck) vor und nach Therapie – Signifikante Differenzen (* p < 0,05; ** p < 0,01)

	Reduktionskost (R)			*Reduktionskost + Training (R+T)*			*R. vs. R+T*
	vor Therapie	*nach Therapie*	*Änderung*	*vor Therapie*	*nach Therapie*	*Änderung*	
Gesamtcholesterin (mg %)	223 ± 43	168 ± 26**	– 24%	233 ± 44	176 ± 36**	– 25%	n.s.
LDL-Cholesterin (mg %)	148 ± 42	108 ± 23**	– 27%	153 ± 37	113 ± 33**	– 26%	n.s.
HDL-Cholesterin (mg %)	43 ± 10	38 ± 8	– 13%	43 ± 13	43 ± 8	± 0%	< 0,05
Triglyceride (mg %)	180 ± 104	108 ± 43**	– 32%	190 ± 113	98 ± 20**	– 49%	< 0,05
Glucose (mg %)	91 ± 13	79 ± 8	– 13%	98 ± 23	77 ± 10**	– 22%	n.s.
Syst. Blutdruck (mmHg)	130 ± 11	124 ± 12**	– 4%	135 ± 14	123 ± 13**	– 10%	n.s.
Diast. Blutdruck (mmHg)	87 ± 9	84 ± 8**	– 4%	90 ± 9	82 ± 9**	– 9%	n.s.

Tab. **12.5**

Lipidveränderungen unter Reduktionskost – Abnahme von Triglyceriden und Gesamtcholesterin in Abhängigkeit der Ausgangskonzentration bei 36 Patienten mit und ohne Hyperlipidämie vor und nach einer 4-monatigen Reduktionskost; Gewichtsabnahme 11 kg (Olefsky 1974)[44]

	Triglyceride (mg%)			*Cholesterin (mg %)*		
	vorher	*nachher*	*Differenz (%)*	*vorher*	*nachher*	*Differenz (%)*
1. Quartil	115	96	– 17	239	215	– 10
2. Quartil	182	139	–24	269	223	– 17
1. Quartil	312	172	– 45	303	232	– 23
2. Quartil	658	311	– 53	324	223	– 31

sterin-Zufuhr sowie den vermehrten Konsum von einfach und mehrfach ungesättigten Fettsäuren und von Fischölen.

Das Nahrungscholesterin ist eng mit der Hypercholesterinämie korreliert[2]. Ist eine familiäre Form (homo- oder heterozygot) ausgeschlossen, ist die Verminderung des Nahrungscholesterins (neben der Gewichtsabnahme bei Adipösen) die wichtigste diätetische Maßnahme. In der Praxis bedeutet das vor allem einen geringeren Konsum von Fleisch- und Wurstwaren, Innereien, Eiern und Milchprodukten. Wird das Nahrungscholesterin um 100 mg/die vermindert, sinken Gesamt- und LDL-Cholesterin um rund 5 mg%. Würde die derzeitige Cholesterinzufuhr von über 600 mg/die in Deutschland auf unter 300 mg/die (empfohlen) gesenkt, nähme das Serumcholesterin in der Bevölkerung voraussichtlich um ca. 20 mg % ab. Von diätetischen Interventionsstudien weiß man, daß sich damit das Risiko einer koronaren Herzkrankheit um ca. 40 % verringern ließe[24, 34]. Erwartungsgemäß haben Vegetarier sehr niedrige Cholesterinspiegel[14].

Cholesterin läßt sich nicht nur durch Nahrungscholesterin günstig beeinflussen, sondern auch durch den vermehrten Konsum von einfach- und mehrfach ungesättigten Fettsäuren. Wird das Verhältnis von ungesättigten (*polyunsaturated*) zu gesättigten (*saturated*) von 0,3 (üblich) auf 1,0 (erwünscht) angehoben, sinken Gesamt- und LDL-Cholesterin um 5 - 10 %[50]. Eine ähnliche Cholesterinsenkung ist durch einfach ungesättigte Fettsäuren sowie Omega-3-Fettsäuren (in Fischölen) zu erzielen, wobei unter dieser Therapie – im Gegensatz zu mehrfach ungesättigten Fettsäuren – das HDL-Cholesterin nicht abfällt[10, 14].

3. Ausdauersport bei Fettstoffwechselstörungen

Die ausgeprägtesten Lipidveränderungen durch vermehrte Muskelarbeit sind bei den **Triglyceriden** festzustellen, eine Senkung der Serumkonzentration wird je nach Umfang und Intensität des Trainings zwischen 25 und 56 % angegeben[4, 62] (Abb. **12.18**). Triglyceride können durch Sport auch dann gesenkt werden, wenn bereits eine lipidsenkende Diät oder eine Pharmakotherapie durchgeführt wird. Die Mechanismen der Triglycerid-Senkung sind weitgehend bekannt. Ausdauertrainierte weisen niedrigere Konzentrationen von freien Fettsäuren auf, wodurch die Triglycerid-Sekretion in der Leber reduziert ist. Hinzu kommt, daß auch die Clearance-Rate gesteigert ist[62].

Gesamt- und LDL-Cholesterin sowie Apo-B lassen sich durch vermehrte körperliche Aktivität nur geringgradig beeinflussen (Abb. **12.19**). Die Serumspiegel lagen in den meisten Studien nach Training entweder gleich hoch oder waren um bis zu ca. 10 % ernied-

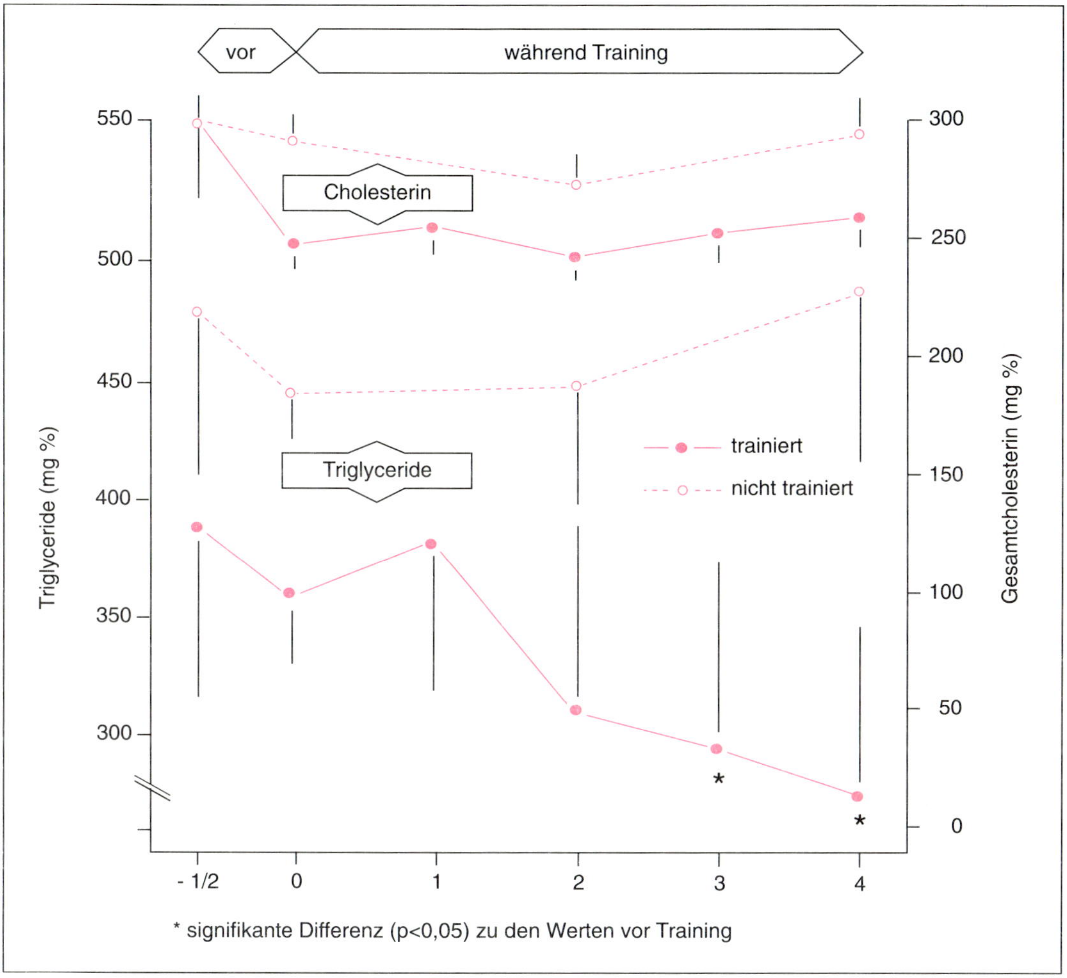

Abb. **12.18**: Beeinflussung von Triglyceriden und Gesamtcholesterin bei Patienten mit einer primären Hypertriglyceridämie während eines viermonatigen Ausdauertrainings ohne Gewichtsreduktion[62].

rigt; die Veränderungen sind beim LDL-Cholesterin und Apo-B ausgeprägter als beim Gesamtcholesterin.

Der Grund für diese Differenz ist im Anstieg des **HDL-Cholesterins** zu sehen. Die zunächst in Querschnittstudien beobachteten hohen Konzentrationen bei Ausdauersportlern konnten später ebenfalls in Langzeitstudien - wenn auch mit geringeren Unterschieden - nachgewiesen werden (Abb. **12.19**). Erhöht wird durch Training vor allem das HDL_2-Cholesterin, nicht jedoch das HDL_3-Cholesterin. Um einen nennenswerten Effekt zu erzielen, ist eine Laufdistanz von mindestens 13 km pro Woche zurückzulegen[66].

Ursachen für Veränderungen im Lipid- und Lipoproteinstoffwechsel sind vor allem auf der Ebene von Hormonen und Enzymaktivitäten zu suchen. Bekannt ist, daß sowohl die **Lipoprotein-Lipase-Aktivität** in verschiedenen Geweben sowie im Serum nach Heparin-Injektion ansteigt. Auch die **Lecithin-Cholesterin-**

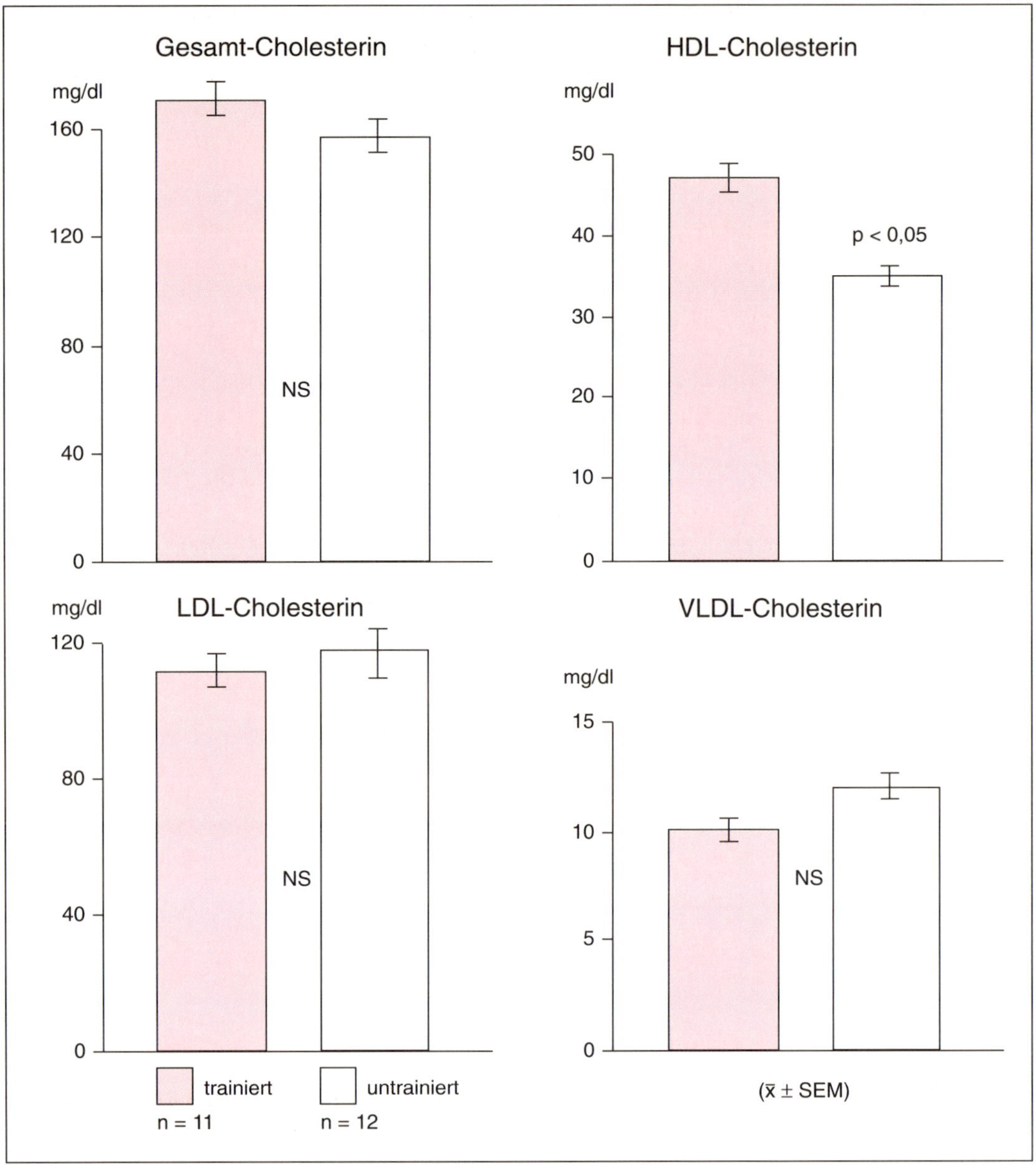

Abb. **12.19**: Serumkonzentration von Lipiden und Lipoproteinen bei untrainierten und ausdauertrainierten männlichen Personen[16].

Acyl-Transferase ist nach Training erhöht[42]. Aufgrund ihrer Wirkungsweise im Stoffwechsel der Lipoproteine ist denkbar, daß beide Enzyme bei der Erhöhung des HDL-Cholesterins sowie beim Reverse-Transport des Cholesterins eine Rolle spielen.

Schlussbetrachtung

Das metabolische Syndrom ist eine häufige Krankheitsentität. Eine der 5 Stoffwechselkrankheiten ist mit einer Wahrscheinlichkeit von ca. 60 % bei jedem Erwachsenen vorhanden[2, 40]. Die effektivste nichtmedikamentöse Maßnahme ist die Reduktionskost, die bei allen Patienten mit einem metabolischen Syndrom in Frage kommt. Andere Ernährungsumstellungen oder vermehrte körperliche Aktivität sind im Vergleich zur Reduktionskost nachrangig. Es empfiehlt sich daher bei vielen Stoffwechselstörungen, zunächst mit einer Gewichtsreduktion zu beginnen und nach einer Gewichtsabnahme von 5 - 10 % die entsprechenden Parameter zu kontrollieren. Um die Akzeptanz bei Patienten zu erhöhen, sollte üblicherweise mit dieser Therapieform angefangen werden, bevor weitere Maßnahmen ergriffen werden.

Zur Förderung der Compliance ist es wichtig, die Therapie und die Therapieauswirkungen dem Patienten plausibel zu machen. Insbesondere in Rehabilitationskliniken sind Schulungsprogramme für Diabetiker, Adipöse und Hypertoniker entwickelt worden, in denen nicht nur Inhalte zur Genese, zum Verlauf und zur Therapie vermittelt werden, sondern auch verhaltenstherapeutisch interveniert wird. Üblich ist es inzwischen, eine Dokumentation der wichtigsten Parameter durch den Patienten durchführen zu lassen, damit er den Erfolg der Behandlung selbst beurteilen kann. Bewährt hat sich zudem die Etablierung von Selbsthilfegruppen oder ärztlich unterstützten Patientengruppen, in denen bestimmte Therapieformen (z.B. Koronar-Sport) durchgeführt werden.

In der Medizin wird die Praktikabilität von nichtmedikamentösen Maßnahmen zur Behandlung des metabolischen Syndroms häufig kritisch, wenn nicht gar nihilistisch beurteilt. Wenngleich berechtigte Zweifel bestehen, muß erwähnt werden, daß in unserem Gesundheitssystem bisher keine ernsthaften Anstrengungen unternommen wurden, um die nichtmedikamentöse Therapie ernsthaft durchzuführen. Die Ausbildung in Ernährungsphysiologie, Sportmedizin und Verhaltenstherapie sind nicht nur im Studium defizitär, sondern auch in der Weiterbildung zum Internisten und Allgemeinarzt nicht vorgesehen. Auch die Abrechnungsmöglichkeiten für niedergelassene Ärzte lassen immer noch zu wünschen übrig. Solange Voraussetzungen für eine effektive Behandlung mit nichtmedikamentösen Therapieformen nicht geschaffen sind, ist auch ein Urteil darüber unzulässig. Aus rationaler Sicht ist lediglich eine ursächliche Therapie des metabolischer Syndroms befriedigend; nichtmedikamentöse Maßnahmen stehen hier an erster Stelle.

Literatur

1) Adam 0, Wolfram G, Zöllner N: Prostaglandinumsatz, Natrium-, Wasser- und Kreatininausscheidung sowie arterieller Blutdruck in Abhängigkeit von der Linolsäurezufuhr Verhandl Dtsch Ges Inn Med 87:986 (1981)

2) Assmann G: Lipidstoffwechsel und Atherosklerose. Schattauer Verlag, Stuttgart 1982

3) Bahler RC, Gatzoylis K: Exercise performance in patients with hypertension. Relation to electrocardiographic criteria for left ventricular hypertrophy. J Electrocard 23:41 (1990)

4) Berg A, Ringwald G, Keul J: Lipoprotein-cholesterol in well-trained athletes Int J Sports Med 1: 137 (1980)

5) Björntorp P, DeJounge K, Sjöström L, Krotkiewsky M, Sullivan L: Effect of physical training on insulin production in obesity. Metabolism 19:631 (1970)

6) Björntorp P: Effects of age, sex, and clinical conditions on adipose tissue cellularity in man. Metabolism 23:1091 (1974)

7) Bonham GS, Brock DB: The relationssship of diabetes with race, sex, and obesity Am J Clin Nutr 41:776 (1985)

8) Björntorp P, Rebuffé-Scrive M: Adipose tissue distribution and function in relation to health hazards of obesity. In: Handbook of eating disorders, part 2, edt by Burrows/Beumont/Casper, Elsevier Science Publishers, pp145-155 (1988)

9) Bray G: Overweight is risking fate: definition, classification, prevalence, and risks In: Human Obesity, edt b RJ Wurtman and JJ Wurthman. Ann NY Acad Scienc, Vol 499: pp 14-46 (1987)

10) Burr ML Fehily AM, Gilbert JF, Rogers S, Holliday RM, Sweetnam PM, Elwood PC, Deadman NM: Effects of changes in fat, fish and fibre intakes on death and myocardial reinfarction: diet and reinfarction trial (DART). Lancet II:757 (1989)

11) Costill DL, Cleary P, Fink W, Foster C, Ivy JL, Witzmann F: Training adaptation in skeletal muscle of juvenile diabetics. Diabetes 28:818 (1979)

12) DeFronzo RA: The effect of insulin on renal sodium metabolism. A review with clinical implications. Diabetologia 21:165 (1981

13) Deprés J-P, Moorjani S, Ferland M, Tremblay A, Lupien PJ, Nadeau A, Pinault S, Thériault G, Bouchard C: Adipose tissue distribution and plasma lipoprotein levels in obese woman. Importance of intra-abdominal fat. Arteriosclerosis 9:203 (1989)

14) Deutsche Gesellschaft für Ernährung Ernährungsbericht 1988. Frankfurt,1988

15) Devlin JT, Horton ES: Glucose metabolism and thermogenesis in lean, obese and noninsulin-dependent men following exercise In: Recent advances in obesity research: V, edt by Berry EM, Blondheim SH, Eliahou HE, Shafrir E, Libbey J, London 1987: pp 365-372

16) Diehm C, Mörl H, Wirth A, Schettler G: Körperliches Training als Prophylaxe arteriosklerotischer Gefäßerkrankungen. Therapiewoche 31:5363 (1981)

17) Diehm C, Gallasch G, Wirth A, Mörl H, Schettler G: Hämorheologische Veränderungen nach körperlichem Training In: Bewegungstherapie bei peripheren arteriellen Durchblutungsstörungen, Hrsg v Diehm C, Gerlach HE, Zuckschwerdt Verlag, München 5:82-89 (1988)

18) Drenick EJ, Bale GS, Seltzer SA, Johnson DG: Excessive mortality and causes of death in mobidly obese men. JAMA 243:443 (1980)

19) Eliahou HE, Gaon T, Shochat J, Modan M: Body weight reduction necessary to attain normotension in the overweight hypertensive patient. Int J Obesity 5 (Suppl 1):157 (1981)

20) Franz I-W, Eismann D, Mellerowitz H: Einfluß von Training und Gewichtsabnahme auf koronare Risikofaktoren In: Sport: Leistung und Gesundheit Hrsg von Heck H, Hollmann W, Liesen H, Rost R,Deutscher Ärzteverlag, Köln 1983:373

21) Hardinghaus W, Wirth A: Fahrradergometrie in der Praxis, Hippokrates Verlag, Stuttgart 1989

22) Frick MH, Elo O, Haapa H et al.: Helsinki Heart Study: primary prevention trial with gemfibrozil in middle-age men with dyslipidemia N Engl J Med 317:1237 (1987)

23) Henry RR, Wallace P, Olefsky JM: Effects of weight loss on mechanisms of hyperglycemia in obese noninsulindependent diabetes mellitus. Diabetes 35:990 (1986)

24) Heyden S: Blutlipide und Ernährung pmi-Verlag, Frankfurt 136 S, 1985

25) Himsworth HP: Diet in the aetiology of human diabetes. Proc Roy Soc Med 43:323 (1949)

26) Hubert HB, Feinleib M, McNamara PM, Castelli WP: Obesity as an independent risk factor for cardiovascular disease: a 26-year follow-up of participants in the Framingham Heart Study. Circulation 67:968 (1983)

27) Jenkins DJA, Taylor RH: Die therapeutische Anwendung von Pflanzenfasern In: Pflanzenfasern - neue Wege in der Stoffwechseltherapie, Hrsg v Huth H., Bräuning CH, Karger, Basel 1983: S 23-29

28) Kissebah AH, Vydelingum N, Murray R, Evans DJ, Hartz AJ, Kalkhoff RK, Adams PW: Relation of body fat distribution to metabolic complications of obesity. J Clin Endocrinol Metab 54:254 (1982)

29) Krotkiewsky M, Björntorp P, Sjöström L, Smith U: Impact of obesity on metabolism in men. J Clin Invest 72:1150 (1983)

30) Kuller LH, Hulley SB, LaParte RE, Neaton J, Dai WD: Environmental determinants of liver function, and high density lipoprotein cholesterol levels. Am J Epidemiol 117:406 (1983)

31) Lehmann M, Berg A, Keul J: Änderung der sympathischen Aktivität bei 18 Postinfarktpatienten nach 1 Jahr Bewegungstherapie. Z Kardiol 73:756 (1984)

32) Lehmann M, Dürr H, Merkelbach H, Schmid A: Hypertension and Sports Activities: Institutional Experience. Clin Cardiol 13:197 (1990)

33) Leitzmann C: Die Bedeutung der Pflanzenfaserstoffe in der modernen Ernährung In: Pflanzenfasern - neue Wege in der Stoffwechseltherapie, Hrsg v Huth K, Brauning CH, Karger, Basel 1983: S 15 - 22

34) Lipid Research Clinics Program: The lipid research clinics coronary primary prevention trial results I Reduction in incidence of coronary heart disease. JAMA 251:351 (1984)

35) McGregor GA, Markandu ND, Best FE, Elder DM, Cam JM, Sagnella GA, Squires M: Double-blind randomised crossover trial of moderate sodium restriction in essential hypertension. Lancet I:351 (1982)

36) MacMahon StW, MacDonald GJ, Bernstein L, Andrews G, Blacket RB: Comparison of weight reduction with metoprolol in the treatment of hypertension in young overweight patients. Lancet I:1233 (1985)

37) MacMahon StW, Wilcken DEL, MacDonald GJ: The effect of weight reduction on left ventricular mass. A randomized controlled trial in young, overweight hypertensive patients. N Engl J Med 314:334 (1986)

38) Mehnert H, Schöffling K: Diabetologie in Klinik und Praxis, Thieme Verlag, Stuttgart 1984

39) Modan M, Halkin H, Almog S, Lusky A, Eshkol A, Shefi M, Shitrit A, Fuchs Z: Hyperinsulinemia A Link between hypertension, obesity, and glucose intolerance. J Clin Invest 75:809 (1985)

40) Morris JN, Heady JA, Raffle PAB, Roberts CG, Parks JW: Coronary heart disease and physical activity of work. Lancet II:1053 (1953)

41) Morris JN, Chave SPW, Adam C, Sirey C, Epstein L, Sheehan DJ: Vigorous exercise in leisure-time and the incidence of coronary heart disease. Lancet I:333 (1973)

42) Nikkilä EA, Taskinen M-R, Rehunen S, Härkönen M: Lipoprotein lipase activity in adipose tissue and skeletal muscle of runners: Relation to serum lipoproteins. Metabolism 27:1661 (1978)

43) Ohlson LO, Larsson B, Svärdsudd K, Welin L, Eridsson H, Wilhelmsen L, Björntorp P, Tibblin G: The influence of body fat distribution on the incidence of diabetes mellitus. 13,5 years of follow-up of the participants in the study of men born in 1913. Diabetes 34:1055 (1985)

44) Olefsky KN, Reaven JGM, Farquar JW: Effects of weight reduction in obesity. Studies of lipid and carbohydrate metabolism in normal and hyperlipoproteinemic patients. J Clin Invest 53:64 (1974)

45) Paffenbarger RS, Wing AL, Hyde RT: Exercise as an adjunct to weight loss and maintenance in moderately obese subjects. Am J Clin Nutr 49:1115 (1989)

46) Pavlou KN, Krey S, Steffe WP: Exercise as an adjunct to weight loss and maintenance in moderately obese subjects. Am J Clin Nutr 49: 1115 (1989)

47) Peiris AN, Mueller R, Smith GA, Struve MF, Kissebah AH: Splanchnic insulin metabolism in obesity Influence of body fat distribution. J Clin Invest 78:1648 (1986)

48) Rost R, Hollmann W, Liesen H: Körperliches Training mit Hochdruckpatienten, Ziele und Probleme. Herz/Kreisl 8:680 (1976)

49) The Scandinavian Simvastatin Survival Study Group: Randomized trial of cholesterol lowering in 4444 patients with coronary heart disease: the Scandinavian Simvastatin Survival Study (US). Lancet 344:1383 (1994)

50) Schaefer EJ, Levy RI, Ernst ND, Van Sant FD, Brewer Jr HB: The effects of low cholesterol, high polyunsaturated fat, and low fat diets on plasma lipid and lipoprotein cholesterol levels in normal and hypercholesterolemic subjects. Am J Clin Nutr 34:1758 (1981)

51) Soman VR, Koivisto VA, Deibert D, Felig P, DeFronzo RA: Increased insulin sensitivity and insulin binding after physical training. N Engl J Med 301:1200 (1979)

52) Vague J: The degree of masculine differentiation of obesities: a factor determining predisposition to diabetes, atherosclerosis, gout and uric calculus disease. Am J Clin Nutr 4:20 (1956)

53) Van Gaal L, Vanroelen W, De Leeuw I: HDL-cholesterol and atherogenic index before and after longterm PSMF treatment. J Obesity Weight Regul 4:221 (1985)

54) Wechsler JG, Hutt V, Wenzel H, Klör HU, Ditschuneit H: Lipids and lipoproteins during a very low caloric diet. Int J Obes 5:325 (1981)

55) Weisweiler P, Schwandt P: Lipoprotein and apolipoprotein changes in obesity after a short-term fast. Int J Obes 5:11 (1981)

56) Welin L, Svärsudd K, Wilhelmsen L, Larsson B, Tibblin G: Analysis of risk factors for stroke in a cohort of men born in 1913. N Engl J Med 317:521 (1987)

57) Wirth A, Holm G, Nilsson B, Smith U, Björntorp P: Insulin kinetics and insulin binding to adipocytes in physically trained and food-restricted rats. Am J Physiol 238:E108 (1980)

58) Wirth A: Beeinflussung koronarer Risikofaktoren durch körperliches Training. Inn Med 9:130 (1982)

59) Wirth A, Krone W: Therapie der Insulinresistenz beim metabolischen Syndrom durch körperliches Training. Dtsch Z Sportmed 44:305-310 (1993)

60) Wirth A, Middelhoff G, Bräuning Ch, Schlierf G: Treatment of familial hypercholesterinemia with a combination of bezafibrate and guar. Atherosclerosis 45:291 (1982)

61) Wirth A, Krone W: Abdominale Adipositas. Metabolisches Syndrom, Arteriosklerose und Mortalität. Dtsch Med Wschr 118:595-601 (1993)

62) Wirth A, Diehm C, Hanel W, Welte J, Vogel I: Training-induced changes in serum lipids, fat tolerance, and adipose tissue metabolism in patients with hypertriglyceridemia. Atherosclerosis 54:263 (1985)

63) Wirth A: The role of exercise in weight control. In: Body weight control, edt by Bender AE & Brookes LJ, Churchill Livingstone, Edinburgh 1987: pp 188-200 (1987)

64) Wirth A, Vogel I, Schömig A, Schlierf G: Metabolic effects and body fat mass changes in obese subjects on a very-low-caloric diet with and without intensive physical training. Ann Nutr Metab 31:378 (1987)

65) Wirth A: Nichtmedikamentöse Therapie der arteriellen Hypertonie. Herz/Kreisl 22:178 (1990)

66) Wirth A, Kröger H: Improvement of left ventricular morphology and function in obese subjects following a diet and exercise program. Int J Obes 19:61 (1995)

67) Wood PD, Haskell WL, Blair St N, Williams PT, Krauss RM, Lindgren FT, Albers JJ, Ho PH, Farquhar FW: Increased exercise level and plasma lipoprotein concentrations: a one-year, randomized, controlled study in sedentary, middle-aged men. Metabolism 32:31 (1983)

Medikamentöse Behandlung der arteriellen Hypertonie unter Berücksichtigung des metabolischen Syndroms

Günther J. Dietze, Kristian Rett
Forschergruppe Hypertonie und Diabetes, Max Grundig Klinik, Bühl.
Institut für Diabetesforschung am Krankenhaus München-Schwabing

Einleitung

Der hohe Blutdruck ist seit Jahrzehnten als Risikofaktor der koronaren Herzerkrankung erkannt. Sein Risiko potenziert sich mit dem der Hypercholesterinämie, des Diabetes, des Nikotinabusus etc.[1]. Effektive Behandlung der Hypercholesterinämie führte zu einer Verminderung des Myokardinfarktrisikos[2]. Senkung des erhöhten Blutdrucks hat bei Patienten mit hohem Risiko für eine koronare Herzerkrankung in den meisten Prospektivstudien von 1970 bis 1990 keine Verbesserung der Erkrankungsrate an Myokardinfarkt gebracht[3]. Bei genauer Betrachtung stellte sich heraus, daß die behandelten Hypertoniker multiple Risiken für eine koronare Herzerkrankung hatten, die sich unter der medikamentösen Blutdrucksenkung eher verschlechterten[4]. Als Antihypertensiva kamen Thiazide und Beta-Blocker zum Einsatz, von denen bekannt ist, daß sie den Kohlenhydrat- und Lipid-Stoffwechsel negativ beeinflussen können (siehe Düsing, Krone, Wicklmayr in diesem Band).

Der positive Effekt der Blutdrucksenkung auf die Infarktrate wurde durch die Nebenwirkungen der blutducksenkenden Medikamente aufgehoben, manchmal sogar verschlechtert. Die Erfolglosigkeit der verwendeten Medikamente wurde noch einleuchtender, als man feststellte, daß Hypertonie, Fettstoffwechselstörung und Glucose-Intoleranz bis hin zum Diabetes einen gemeinsamen Pathomechanismus haben, nämlich eine Insulinresistenz[5, 6]. Diese führt, wie in den einzelnen Kapiteln dieses Buches beschrieben, zum gehäuften gleichzeitigen Auftreten von Glucose-Intoleranz, Fettstoffwechselstörung und Hypertonie. Dieses sogenannte „metabolische Syndrom" kommt normalerweise bei Übergewicht vor, das wohl als ein wesentlicher Auslöser betrachtet werden kann (siehe Kather in diesem Band).

Jeder kennt das Beispiel aus der Praxis, daß manchmal nur fünf Kilogramm Gewichtsverlust selbst bei massivem Übergewicht Diabetes, Hypertonie und Fettstoffwechselstörung verschwinden lassen und Medikamente wie orale Antidiabetika sowie Blutdruck- und Lipidsenker dadurch überflüssig werden. Die billigste, einfachste, rationellste weil effektivste und kausale Therapie ist deshalb die Gewichtsreduktion, der in diesem Buch ein eigenes Kapitel gewidmet wurde. Daneben stehen mit der Kochsalzbeschränkung (5-6g NaCl/Tag), der Reduktion des Alkoholkonsums (20g/Tag), und regelmäßiger körperlicher Bewegung klassische und bewährte, allerdings oft schwerer umsetzbare nicht-medikamentösen Maßnahmen zur Auswahl. Für die medikamentöse Therapie sind auf der Grundlage der genannten neuen Erkenntnisse folgende Richtlinien zu beachten:

Klassifikation der Hypertonie

Im 1993 veröffentlichten 5. Bericht des „Joint National Commitee on Detection, Evaluation and Treatment of High Blood Pressure“ (JNC-V[7]) wurde eine neue diagnostische Klassifikation der Hypertonie vorgeschlagen, die einerseits niedrigere Grenzwerte beinhaltet und andererseits erstmalig der systolischen Hypertonie und dem Vorliegen weiterer kardiovaskulärer Risikofaktoren sowie hypertensiver Endorganschäden die erforderliche Beachtung schenkt (Tab. **13.1**). Diese Sichtweise ist vor allem für das Hochrisikokollektiv der im prädiabetischen Stadium des metabolischen Syndroms befindlichen, nach herkömmlichen WHO-Kriterien Grenzwert-Hypertoniker von Bedeutung, die demnach ab einem Blutdruck von 140/90 mmHg als Hypertoniker im Stadium I (leicht) anzusehen und zu behandeln sind. Bei der Auswahl der Antihypertensiva steht heute nicht mehr allein der blutdrucksenkende Effekt im Vordergrund, vielmehr gewinnt die zusätzliche Betrachtung der Einflüsse auf das metabolische Syndrom mit seinen Stoffwechselveränderungen für differentialtherapeutische Überlegungen eine entscheidende Bedeutung.

Medikamentöse Therapie

Sie ist nur dann angezeigt, wenn die im Vorkapitel beschriebenen natürlichen Maßnahmen versagt haben, das heißt, daß nach der intensiven Schulung des Patienten eine wesentliche Gewichtsabnahme innerhalb eines angemessenen Zeitraums nicht erreicht wurde. Dies gilt um so mehr, wenn es sich um ein leichtes bis mittelschweres Stadium handelt, bei dem wir immer zunächst mit nichtmedikamentösen Maßnahmen beginnen, wenn nicht eine kardiale Erkrankung sowie hypertensive Endorganschäden vorliegen, die eine strikte Blutdrucksenkung erfordern. Intensiv ist der Patient nach unseren Erfahrungen in der Regel erst dann geschult, wenn er sich selbständig einen Wochenplan seiner Reduktionskost zusammenstellen kann.

Aber auch beim Stadium III und IV kann es passieren, wie schon oben erwähnt, daß unter

Tab. **13.1**

Klassifikation des Blutdrucks für Erwachsene ≥ 18 Jahren (nach JNC-V)

Kategorie	*systolischer Blutdruck (mmHg)*	*diastolischer Blutdruck (mmHg)*
Normal	< 130	< 85
Grenzwert	130-139	85-89
Hypertonie		
Stadium 1 (leicht)	140-159	90-99
Stadium 2 (mittelschwer)	160-179	100-109
Stadium 3 (schwer)	180-209	110-119
Stadium 4 (sehr schwer)	> 210	≥ 120

Die Werte gelten für Erwachsene, die nicht akut erkrankt sind und keine blutdrucksenkende Behandlung erhalten. Falls der diastolische und der systolische Druck in verschiedenen Kategorien liegen, bestimmt die höhere Kathegorie die Klassifikation des Blutdruckstatus. Eine isolierte systolische Hypertonie ist als systolischer Blutdruck ≥ 140 mmHg bei einem diastolischen Druck < 90 mmHg definiert.
Zusätzlich sollte das Vorliegen von Risikofaktoren und Endorganschäden berücksichtigt werden wie Nikotinabusus, übermäßiger Alkoholgenuß, Bewegungsmangel, Übergewicht, Fettstoffwechselstörung sowie das Vorliegen einer koronaren Herzerkrankung, linksventrikulären Hypertrophie, linksventrikulären Dysfunktion oder Herzinsuffizienz, transitorischen ischämischen Attacke oder eines Apoplex, einer peripheren arteriellen Verschlußkrankheit, Mikroalbuminurie oder Proteinurie und eines erhöhten Serum-Kreatinins (< 1,5 mg/dl) und das Vorliegen hypertensiver Augenhintergrundsveränderungen.

der begleitenden Reduktionskost bereits bei einer geringen Gewichtsreduktion, ein Absetzen der Antihypertensiva und oft auch der oralen Antidiabetika nötig ist, da der Patient hypoton bzw. hypoglykämisch wird. Auch dies sollte der Patient während eines Aufklärungsgespräches über seine Therapie erfahren. Darüber hinaus gibt es immer einen Teil der Patienten, die eine medikamentöse Behandlung ablehnen und die dadurch motiviert lieber mit natürlichen Maßnahmen beginnen wollen. Zeigt sich bei dem intensiv geschulten Patienten nach einem Versuchsintervall von drei Wochen, daß sich aus welchen Gründen auch immer sein Gewicht nicht senken läßt, schlagen wir ihm eine medikamentöse Therapie vor. Er wird aufgeklärt, daß diese nach moderner Auffassung den Glucose-, Fett- und Elektrolyt-Stoffwechsel sowie die Sexualfunktion nicht negativ beeinflussen darf. Bei Berücksichtigung der Empfehlungen der Fachgesellschaften, ergeben sich im wesentlichen fünf Wirkstoffgruppen (Tab. **13.2**):

1. Diuretika

Mit Thiaziden kann bereits in niedriger Konzentration (12,5-25 mg/die Hydrochlorothiazid oder Chlorthalidon) effektiv der Blutdruck gesenkt werden. Für diese Substanzen konnte in groß angelegten prospektiven Interventionsstudien eine Reduktion der kardiovaskulären Morbidität und Mortalität nachgewiesen werden, wenngleich die Myokardinfarkt-Rate nicht beeinflußt wurde[8]. Der Nachteil der Thiazide ist, daß sie Teilsymptome des metabolischen

Tab. **13.2**

Einfluß verschiedener blutdrucksenkender Substanzgruppen auf koronare Risikofaktoren und andere Begleiterkrankungen

Risikofaktor Begleiterkrankung	*Thiazid-Diuretikum*	*Beta-Blocker*	*Alpha-Blocker*	*Calcium-Antagonist*	*ACE-Hemmer*
Blutdruck	+	+	+	+	+
Cholesterin	–	±	+	±	±
HDL-Chol.	±	–	±	±	±
Triglyceride	–	–	+	±	±
Insulinresistenz	–	–	+	±	+
Glucose-Intoleranz	–	–	+	±	+
LVH	(+)	+	+	+	+
KHK	+	+	±	+	±
Herzinsuffizienz	+	k	±	–	+
Niereninsuffizienz	+≠	±	±	+	+§
Typ-II-Diabetes	–	–	+	±	+
AVK	±	–	±	+	+
Dyslipidämie	–	–	+	±	±
Asthma/COA	±	k	±	±	±

\+ positiver Effekt – negativer Effekt ± neutral k kontraindiziert
≠ Kreatinin-Grenzwert beachten § Vorsicht bei renovaskulären Erkrankungen

LVH: Linksventrikuläre Hypertrophie; KHK: Koronare Herzkrankheit; COA: Chronisch obstruktive Atemwegserkrankung; AVK: Arterielle Verschlußkrankheit

Syndroms wie Glucose-, Fett- und Elektrolyt-Stoffwechselstörung ungünstig beeinflussen[9]. Allerdings sind diese unerwünschten Nebenwirkungen dosisabhängig und können durch die oben genannten Dosierungen sowie die Kombination mit Kalium-sparenden Diuretika in Grenzen gehalten werden. Oft ist die Monotherapie mit Diuretika deshalb nicht ausreichend. Werden Kalium-sparende Diuretika bei niereninsuffizienten Patienten eingesetzt, so ist auf eine Hyperkaliämie zu achten. Liegt gleichzeitig eine Herzinsuffizienz mit Ödemen vor, kann mit Kalium-sparenden Diuretika das Risiko von Rhythmusstörungen begrenzt werden.

2. Sympathikolytika

Beta-Blocker

Für Beta-Blocker ohne intrinsische sympathomimetische Aktivität (ISA) ist ebenfalls in groß angelegten prospektiven Interventionsstudien eine Reduktion der kardiovaskulären Morbidität und Mortalität belegt. Allerdings blieb ebenso wie bei den Diuretika der erhoffte Effekt der Blutdrucksenkung hinsichtlich der Risikoreduktion weit hinter den Erwartungen zurück[3]. Sie beeinflussen ebenfalls die Dyslipoproteinämie, die Glucose-Toleranz, die Insulinsensitivität und vor allem das Körpergewicht ungünstig[10]. Darüber hinaus wird die periphere Organdurchblutung herabgesetzt und die Sexualfunktion gestört. Dagegen ist unstrittig, daß sie Mortalität und Reinfarktrate zumindest in den ersten beiden Jahren nach Myokardinfarkt günstig beeinflussen[11]. Allerdings sollten hier niedrige Dosen und selektive $Beta_1$-Rezeptoren-Blocker Verwendung finden. Kontraindikationen bestehen bei Asthma bronchiale, bei der peripheren arteriellen Verschlußkrankheit und einer klinisch relevanten Herzinsuffizienz.

Alpha-Blocker

Alpha-Blocker führen zu einer Gefäßerweiterung. Sie haben keine negativen Effekte auf den Elektrolytstoffwechsel oder die Sexualfunktion und verbessern den Glucose-, und Lipid-Stoffwechsel[12]. Bei ihrer Anwendung muß man in niedriger Dosierung beginnen und sich bis zum blutdrucksenkenden Effekt einschleichen. Es gibt einige Patienten, die sich durch die reaktive Tachykardie gestört fühlen.

Zentrale Sympathikolytika

Bei diesen Substanzen ist ebenso wie bei den Alpha-Blockern ein Einschleichen notwendig, um die drohende orthostatische Hypotonie und die Störung der Sexualfunktion zu vermeiden. Obwohl keine negativen Einflüsse auf den Glucose-, Lipid- und Elektrolyt-Stoffwechsel bekannt sind, sollten diese Substanzen in der Regel erst bei schwierig einzustellenden Patienten eingesetzt werden. Ein neuerdings verfügbares Imidazolin-Derivat soll gegenüber dem verwandten Clonidin wesentlich geringere Nebenwirkungen aufweisen[13].

3. Gefäßdilatatoren

Auch das Dihydralazin hat keine negativen Effekte auf Glucose-, Lipid- und Elektrolyt-Stoffwechsel. Allerdings muß auch hier wie bei den Alpha-Blockern die reflektorische Tachykardie beachtet werden, weshalb es auch nötig ist, langsam steigernd zu dosieren.

4. Calciumantagonisten

Calciumantagonisten gelten als stoffwechselneutral[14]. Allerdings scheint das nur für frequenzneutralen Benzothiazepine (z.B. Diltiazem) und Phenylalkylamine (z.B. Verapamil) zu gelten, während für herzfrequenzsteigernde Dihydropyridine ähnlich negative Einflüsse auf die Insulinsensitivität beschrieben sind, wie für Diuretika und Beta-Blocker[12]. In Arteriosklerose-Modellen konnten durch Langzeittherapie die Gefäßwandveränderungen deutlich vermindert werden[15]. Da sie am Herzen eine negativ inotrope Wirkung entfalten, ist bei Herzinsuffizienz Vorsicht geboten. Nebenwirkungen wie Flush und periphere Ödeme schränken ihre Anwendbarkeit ein. Für die Behandlung der bei Übernervosität und fortgeschrittener koronarer Herzerkrankung auftretenden Koronarspasmen sind sie besonders geeignet.

5. ACE-Hemmer

Für die Gruppe der ACE-Hemmer sind positive Stoffwechseleffekte nachgewiesen worden. Dies betrifft den Glucose-Stoffwechsel, während die Lipide nicht verändert werden und der Elektrolyt-Stoffwechsel nur in Ausnahmesituationen (s.u.) klinisch relevant beeinflußt wird[12, 16-18]. Neben der blutdrucksenkenden Wirkung wurde auch eine Verbesserung der Ökonomie des Herzens nachgewiesen, die zu einer Reduktion der Infarktgröße, zu einer Verminderung der Rhythmusstörungen und zu einer positiv inotropen Wirkung führt und letztendlich zu einer verbesserten Überlebensrate nach Infarkt[19]. Noch in diesem Jahr wird eine große Prospektivstudie veröffentlicht, die erweisen soll, ob das koronare Risiko des Hypertonikers mit bereits manifestem Typ-II-Diabetes durch ACE-Hemmer gesenkt werden kann. Allerdings erscheinen die ACE-Hemmer auch heute schon insbesondere für Patienten mit metabolischem Syndrom zu den Mitteln der ersten Wahl zu gehören, da sie mit der Insulinresistenz die pathogenetische Ursache des Syndroms verbessern. Während der ersten Behandlungswochen sollten Serum-Kreatinin und Serum-Kalium kontrolliert werden, um bei Patienten mit hyporeninämischen Hyperaldosteronismus sowie beim chronischen Nierenversagen eine Hyperkaliämie und bei einer hämodynamisch relevanten Nierenarterienstenose einen renalen Funktionsverlust wahrnehmen zu können. Kontraindikationen bestehen in der Schwangerschaft. Manchmal tritt Reizhusten auf, der zum Absetzen der Behandlung zwingt.

Da das ACE nicht nur Angiotensin-I aktiviert sondern auch Bradykinin abbaut, sind unter der Therapie mit ACE-Hemmem nicht nur erniedrigte Angiotensin-II- sondern auch lokal erhöhte Bradykinin-Spiegel zu erwarten. Im Pikogrammbereich gemessenen Bradykinin-Spiegel haben neben der gefäßerweiternden und damit blutdrucksenkenden Wirkung insulinähnliche Effekte auf den Kohlenhydratstoffwechsel der Skelettmuskulatur, die die Annahme rechtfertigen, daß Kinine wohl die positiven Effekte der ACE-Hemmer übertragen[16, 20]. Dies wurde mit einem β_2-Bradykinin-Rezeptorantagonisten sowohl für den Blutdruck, wie für die Stoffwechselwirkung bestätigt[21].

Zusammenfassung

Unter Berücksichtigung der vorhandenen Erkenntnisse kann man also schlußfolgern, daß alle Substanzen, die den Blutdruck effektiv genug senken und dabei Glucose-, Lipid- und Elektrolyt-Stoffwechsel nicht negativ beeinflussen, am besten für die blutdrucksenkende Therapie beim metabolischen Syndrom geeignet sind. Läßt man sich von dem Grundsatz leiten, daß das Bessere der Feind des Guten ist, so könnte man die ACE-Hemmer für das Mittel der Wahl halten, vorausgesetzt, die laufenden Prospektivstudien zeigen tatsächlich eine Reduktion der Infarktrate. In der Praxis wird man unter Berücksichtigung der Wahl des Medikamentes und der Dosis zum Beispiel bei einem Patienten, der nach einem Myokardinfarkt unter Rhythmusstörungen leidet, auch einen Beta-Blocker zur Blutdrucksenkung verabreichen, ebenso wie ein Saluretikum bei einem Patienten mit Niereninsuffizienz. Obwohl der ACE-Hemmer gegenüber den stoffwechselinerten Calciumantagonisten einen positiven Effekt auf die Glucose-Verwertung hat, wird man einen Hypertoniker mit einer Angina pectoris eher auf einen Calciumantagonisten einstellen, da die antianginöse Wirkung der Calciumantagonisten bisher besser dokumentiert ist. Anders ist es bei einem Patienten mit Herzinsuffizienz, bei dem der ACE-Hemmer das Mittel der Wahl darstellt, da er die Prognose bei Herzinsuffizienz deutlich verbessern kann.

Literatur

1) Kannel WB: Status of risk factors and their consideration in antihypertensive therapy. Am J Cardiol 59:80-90 (1987)

2) The Scandinavian Simvastatin Survival Study Group: Randomized trial of cholesterol lowering in 4444 patients with coronary heart disease: the Scandinavian Simvastatin Survival Study (4S). Lancet 344:1383-1389 (1994)

3) MacMahon S, Cutler JA, Stamler J: Antihypertensive drug treatment: potential, expected, and observed effects on stroke and on coronary heart disease. Hypertension 13 (Suppl. I):45-50 (1989)

4) Bengtsson C, Blohme G, Lapidus L, Lissner L, Lundgren H: Diabetes incidence in users and non-users of antihypertensive drugs in relation to serum insulin, glucose tolerance and degree of adiposity in a 12-year prospective population study of women in Gothenburg, Sweden. J Int Med 231:583-588 (1992)

5) Reaven GM: Role of insulin resistance in human disease. Diabetes 37:1595-1607 (1988)

6) Black HR: The coronary artery disease paradox: the role of hyperinsulinemia and insulin resistance and implications for therapy. J Cardiovasc Pharmacol 15 (Suppl. 15):26-38 (1990)

7) Joint National Committee on Detection, Evaluation and Treatment of High Blood Pressure: The fifth report of the Joint National Committee on Detection, Evaluation and Treatment of High Blood Pressure (JNC-V). Arch Intern Med 53:154-183 (1993)

8) SHEP Cooparative Research Group: Prevention of stroke by antihypertensive drug treatment in older persons with isolated systolic hypertension. Final results of the Systolic Hypertension in the Elderly Program (SHEP). JAMA 265:3255-3264 (1991)

9) Ames RP: Coronary heart disease and the treatment of hypertension: impact of diuretics on serum lipids and glucose. J Cardiovasc Pharmacol 6 (Suppl. 3):466-473 (1984)

10) The Hypertension in Diabetes Study Group: Hypertension in Diabetes Study III. Prospective study of therapy of hypertension in type 2 diabetic patients: Efficacy of ACE inhibition and ß-blockade. Diab Med 11:773-782 (1994)

11) Norwegian Multicentre Study Group: Timolol induced reduction in mortality and reinfarction in patients surviving acute myocardial infarction. N Engl J Med 304:801-807 (1981)

12) Berne C, Pollare T, Lithell H: Effects of antihypertensive treatment on insulin sensitivity with special reference to ACE inhibitors. Diabetes Care 14 (Suppl.4):39-47 (1991)

13) Dominiak P: Profil eines neuen Antihypertensivums: Moxonidin. Münch Med Wschr 48:795-798 (1992)

14) Trost BN, Weidmann P: Effects of calcium antagonists on glucose homeostasis and serum lipids in nondiabetic and diabetic subjects: a review. J Hypertens 5:81-104 (1987)

15) Fleckenstein A: History and prospects in calcium antagonist research. J Mol Cell Cardiol 22:241-251 (1990)

16) Rett K, Lotz N, Wicklmayr M, Fink E, Jauch KW, Günter B, Dietze G: Verbesserte Insulinwirkung durch ACE-Hemmung beim Typ-II-Diabetiker. Dtsch Med Wschr 113:243-249 (1988)

17) Pollare T, Lithell H, Berne C: A comparison of the effects of hydrochlorothiazide and captopril on glucose and lipid metabolism in patients with hypertension. N Engl J Med 321:868-873 (1989)

18) Torlone E, Rambotti AM, Perriello G, Botta G, Santeusanio F, Brunetti P, Bolli GB: ACE-inhibition increases hepatic and extrahepatic sensitivity to insulin in patients with type 2 (non-insulin-dependent) diabetes mellitus and arterial hypertension. Diabetologia 34:119-125 (1991)

19) SOLVD Investigators: Effect of enalapril on survival in patients with reduced left ventricular ejection fractions and and congestive heart failure. N Engl J Med 325:293-302 (1991)

20) Bönner G, Döring R, Baumanns J, Toussaint C, Chrosch R, Krone W: ACE-Hemmer wirken über endogene Kinine auf den Zuckerstoffwechsel. Hochdruck 11:28-29 (1992)

21) Henriksen EJ, Jacob S: Effects of captopril on glucose transport activity in skeletal muscle of obese Zucker rats. Metabolism 44:267-272 (1995)

ANDANTE®

Moderne Hochdrucktherapie
durch Blockade der peripheren $Alpha_1$-Rezeptoren

ANDANTE® im Überblick

- moderner, selektiver $Alpha_1$-Rezeptorenblocker
- schonende Blutdrucksenkung
- gute Verträglichkeit
- einfache Dosierung (1x täglich)
- Verbesserung des Lipidprofils
- Verbesserung des Glukosestoffwechsels
- keine Dosistitration
- zur Monotherapie der Hypertonie empfohlen
- breite Einsetzbarkeit bei Begleiterkrankungen

Andante® - Produktinformation

Inhaltsverzeichnis Seite

1. Einleitung

Immer noch sterben die meisten Hypertoniker an einer koronaren Herzkrankheit. Dabei sollte die Behandlung der Hypertonie auch das kardiovaskuläre Risiko mindern. Zwar konnten zahlreiche prospektive Studien in den letzten 25 Jahren die Senkung des Risikos für einen Schlaganfall durch eine gute Blutdruckeinstellung belegen. Die Ergebnisse in bezug auf die koronare Herzkrankheit sind aber vielfach enttäuschend.

Auf der Suche nach der Ursache für dieses Paradoxon verdichteten sich Hinweise auf negative metabolische Wirkungen vieler, ansonsten sehr effektiv wirkender, Antihypertonika, wie Betablocker und Thiazid-Diuretika. Die Anwendung dieser Substanzen hat mitunter einen sehr ungünstigen Einfluß auf das Lipidprofil und den Glukosestoffwechsel. Die Folgen sind vermehrte arteriosklerotische Veränderungen im Gefäßsystem und die Begünstigung einer koronaren Herzkrankheit.

Es ist auch schon lange bekannt, daß viele Hypertoniker fettleibig sind. Diese adipösen Hypertoniker weisen zudem häufig eine Glukoseintoleranz auf[6]. Die erstaunlich starke Assoziation von Hypertonie und Glukoseintoleranz wurde inzwischen in Studien mit großen Populationen bestätigt.

Die Forschungsergebnisse der letzten Jahre vermögen die zunächst rätselhaften Zusammenhänge zu erklären. Bindeglied zwischen Hypertonie, Fettsucht, Fettstoffwechselstörung und Diabetes mellitus vom Typ II ist die Hyperinsulinämie auf der Basis einer peripheren Insulinresistenz. Die beim metabolischen Syndrom miteinander vernetzten Faktoren und die zentrale Bedeutung der Insulinresistenz sind zum Teil schon lange bekannt (**Abb. 1**). Die Hyperinsulinämie wird heute als unabhängi-

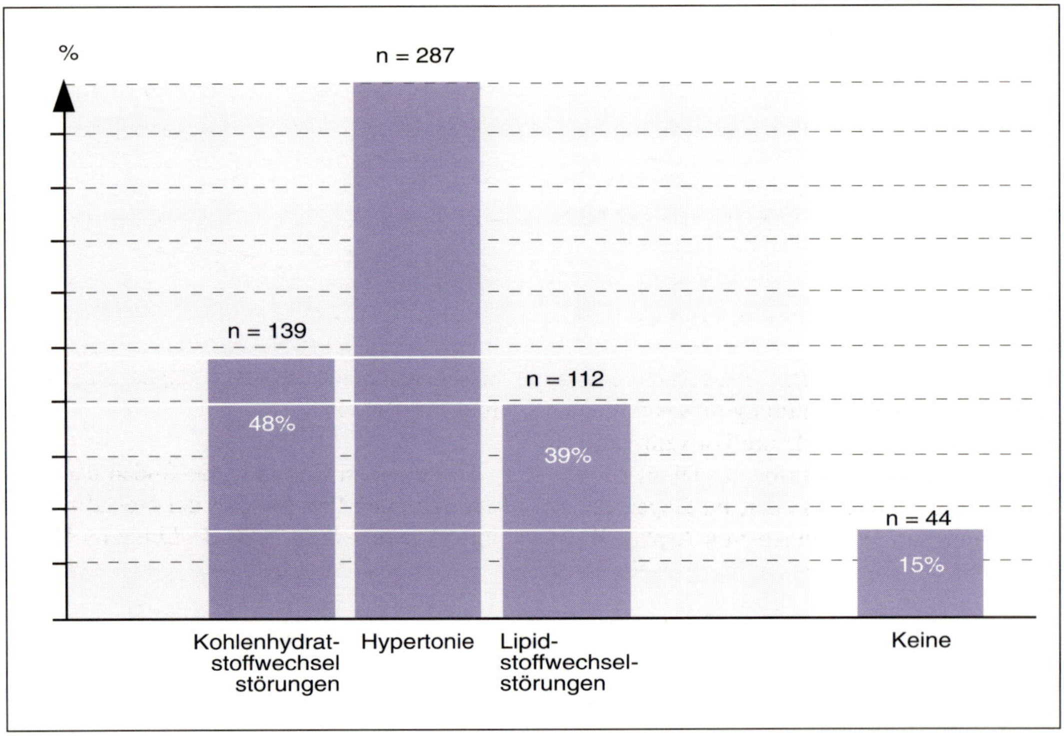

Abb. 1: Vergesellschaftung der arteriellen Hypertonie mit metabolischen Störungen (nach 6)

1922	Hypertonie: ein prädiabetischer Zustand
1968	Wohlstandssystem
1973	Metabolisches Syndrom
1988	Syndrom X bzw. Reaven-Syndrom
1989	„Tödliches Quartett" • Adipositas • essentielle Hypertonie • Glukose-Intoleranz • Dyslipoproteinämie

Abb. 2: Historischer Rückblick (nach 7)

ger kardiovaskulärer Risikofaktor angesehen. Das Zusammentreffen mehrerer dieser vier Faktoren des metabolischen Syndroms potenziert das kardiovaskuläre Risiko. Die entsprechenden Untersuchungen führten zur Begriffsprägung des „Tödlichen Quartetts". (**Abb. 2**)

Die Wechselbeziehungen zwischen den genannten Risikofaktoren werden immer noch zu wenig beachtet. Häufig bemerkt der Arzt bei einem Patienten zunächst den erhöhten Blutdruck. Bei einer Behandlung dieses Patienten mit Betablockern und Diuretika kann bei entsprechender Prädisposition ein Diabetes mellitus ausgelöst werden oder, im Gegensatz zu den günstigen Wirkungen von Alpha$_1$-Blokkern, eine verminderte Insulinsensibilität noch weiter verschlechtert werden.

Die antihypertensive Behandlung muß über die reine Blutdrucksenkung hinausgehen. Es wird von vielen Kardiologen als unverantwortlich angesehen, „allein die Quecksilbersäule zu behandeln". Ziel ist eine Reduktion der zerebro- und kardiovaskulären Morbidität und Mortalität. Dabei muß das individuelle Risikoprofil des Patienten berücksichtigt und eine Organprotektion oder Organreparation angestrebt werden. Antihypertensiva, die sich stoffwechselneutral verhalten oder sogar einen günstigen Einfluß auf den Kohlenhydrat- und Fettstoffwechsel ausüben, sollen bevorzugt werden. Umgekehrt ist bei Substanzen mit ungünstigen metabolischen Wirkungen Zurückhaltung angebracht.

Diese neuen Erkenntnisse finden bereits in der aktuellen Empfehlung der Hochdruckliga ihren Niederschlag (**Abb. 3**). Moderne Alpha$_1$-Blocker wie Andante® sind gleichwertig als Therapeutika der ersten Wahl – sowohl für die Monotherapie als auch in Kombination – im Stufenschema vorgesehen[4].

Bunazosin retard, der Wirkstoff von Andante®, stellt einen hochselektiven Alpha$_1$-Rezeptorenblocker dar. Neben den blutdrucksenkenden Eigenschaften verfügt Andante® über günstige Wirkungen auf den Lipidstoffwechsel sowie die Glukoseverwertung und mindert so nachhaltig das kardiovaskuläre Risiko.

Die Entwicklung einer Retardform ermöglicht zudem die Kontrolle erhöhter Blutdruckwerte bei täglicher Einmalgabe. Das günstige pharmakokinetische Profil von Andante® erlaubt eine optimale blutdrucksenkende Wirksamkeit und Organprotektion über 24 Stunden. Dabei kommt es nur selten zu nachteiligen orthostatischen Effekten am Tag. Diese Vorteile gehen aus Untersuchungen mit ambulanten 24-Stunden-Blutdruckmessungen und aus dem Vergleich der blutdrucksenkenden Effekte am Ende des Dosierungsintervalls mit den Maximalwirkungen zirka 5 Stunden nach Einnahme von Andante® hervor. Die 24-Stunden-Messungen zeigen eine adäquate Senkung des Blutdruckes rund um die Uhr. Die Messungen 24 Stunden nach Einnahme zeigen eine noch größer als halbmaximale Wirkung auf den Blutdruck und rechtfertigen in jedem Fall die Einmalgabe. Das langsame Anfluten der Substanz – maximale Plasmaspiegel werden erst nach 5 Stunden erreicht – erklärt, daß orthostatische Dysregulationen sehr selten auftreten. Wegen der guten Verträglichkeit ist eine Dosistitration zu Beginn der Behandlung nicht erforderlich. Somit nimmt Andante® unter den $Alpha_1$-Rezeptorenblockern eine Vorzugsstellung ein.

2. Chemie

Bunazosin stellt chemisch ein Chinazolinderivat dar und wird in Andante® als Hydrochlorid

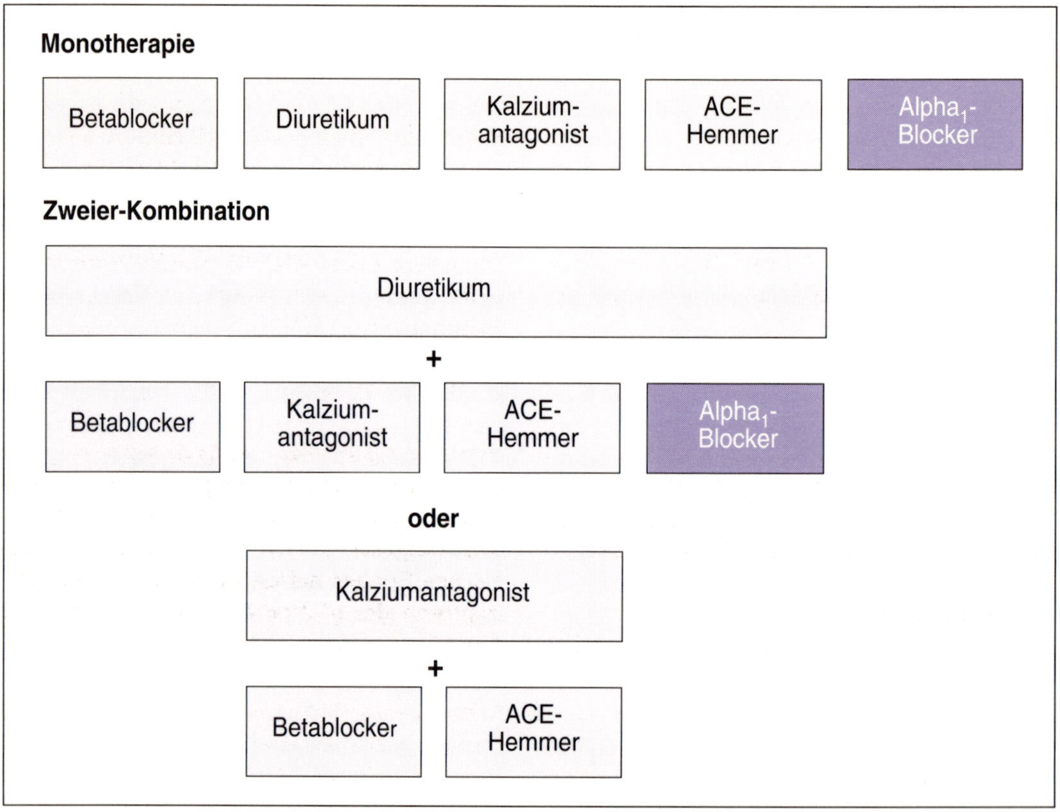

Abb. 3: Empfehlung der Hochdruckliga zur Bekämpfung der arteriellen Hypertonie

eingesetzt. Die Abbildung 4 zeigt die Strukturformel von Bunazosin Hydrochlorid. Die Summenformel lautet C_{19}-$H_{27}N_5O_3$-HCl, das Molekulargewicht beträgt 409,91. Bunazosin besitzt sowohl lipophile als auch hydrophile Eigenschaften.

Bunazosin Hydrochlorid ist chemisch stabil gegenüber dem Einfluß von Hitze, Feuchtigkeit und Licht. Es kann ohne nennenswerten Wirkungsverlust über Jahre aufbewahrt werden.

Bei Andante® handelt es sich um Retardtabletten mit einem Wirkstoffgehalt von 3 beziehungsweise 6 mg. Außer dem Wirkstoff enthalten sie Calciumstearat, Croscarmellose-Natrium, Hydroxypropylcellulose, Lactose 1 H_2O, Macrogol 6000, Methylhydroxypropylcellulose, mittelkettige Triglyzeride, Poly(0-ethyl)-cellulose, Saccharosepoly-(palmitat, stearat), Schellack, Talkum und den Farbstoff E 171.

3. Toxikologie

Toxikologische Untersuchungen wurden an Mäusen, Ratten, Kaninchen und Hunden vorgenommen. Insgesamt ergaben die Resultate keinen Anhaltspunkt für toxische Wirkungen bei für den Menschen therapeutisch relevanten Dosierungen.

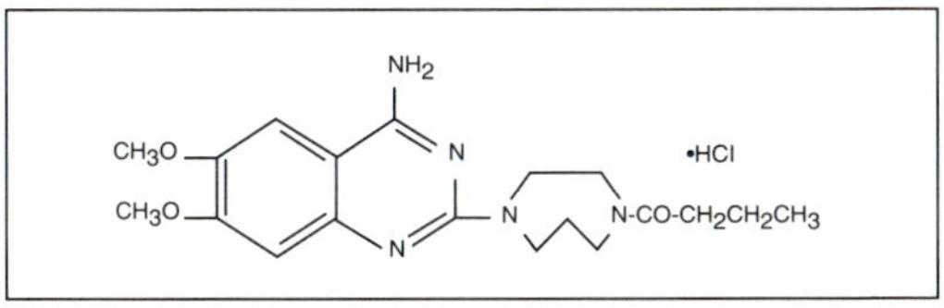

Abb. 4: Strukturformel von Bunazosin Hydrochlorid (4)

Akute Toxizität

Bei den Untersuchungen zur akuten Toxizität lagen die LD_{50}-Werte von Bunazosin (halbmaximale letale Dosierungen) bei Nagern zwischen 0,05 g/kg (i.v.-Gabe) und zirka 1 g/kg (orale Applikation). Die Intoxikationssymptome bei den hohen Dosierungen waren nicht arzneimittelspezifisch.

Toxizität bei wiederholter Verabreichung

Nach chronischer oraler Gabe von Bunazosin kam es bei der Ratte ab 30 mg/kg/Tag, beim Hund ab 35 mg/kg/Tag zu Steigerungen des Lebergewichts. Ab 30 mg/kg/Tag verursachte Bunazosin bei der Ratte diuretische Effekte. Da die therapeutische Dosierung von Bunazosin beim Menschen, bezogen auf das Körpergewicht, zirka 0,1 mg/kg/Tag beträgt, haben diese Befunde für den Menschen keine Relevanz.

Reproduktionstoxikologie

Bunazosin passiert die Plazentaschranke und tritt in die Muttermilch über. Untersuchungen an Mäusen, Ratten und Kaninchen ergaben keine Hinweise auf ein embryotoxisches oder teratogenes Potential. Weiterhin wurde keine Beeinträchtigung der Fertilität durch Bunazosin beobachtet.

Mutagenität und Kanzerogenität

Zur Abklärung eventueller mutagener Wirkungen wurden Tests zur Genmutagenität in vitro und zur Chromosomenaberration in vivo durchgeführt. Bei therapeutischer Anwendung kann eine mutagene Wirkung am Menschen hinreichend sicher ausgeschlossen werden. In den Kanzerogenitätsstudien an Ratte und Maus traten keine für den Menschen relevanten Befunde auf.

4. Pharmakologie

Wirkmechanismus von Andante®

Aus den Vesikeln der sympathischen Nervenfaserendigungen werden Noradrenalin-Moleküle freigesetzt. Nach Überwinden des synaptischen Spaltes haften sie an den $Alpha_1$-Rezeptoren der glatten Gefäßmuskelzelle und bewirken damit eine Vasokonstriktion.

Bunazosin Hydrochlorid ist ein selektiver und kompetitiver Antagonist des Noradrenalins an postsynaptischen $Alpha_1$-Rezeptoren (**Abb. 5**). Es besitzt kaum eine Affinität zu präsynaptischen $Alpha_2$-Rezeptoren. Dadurch bleibt die Feed-back-Wirkung von Noradrenalin am präsynaptischen Alpha$_2$-Rezeptor erhalten. Deshalb ist mit einer Toleranzentwicklung auch bei Langzeitgabe nicht zu rechnen.

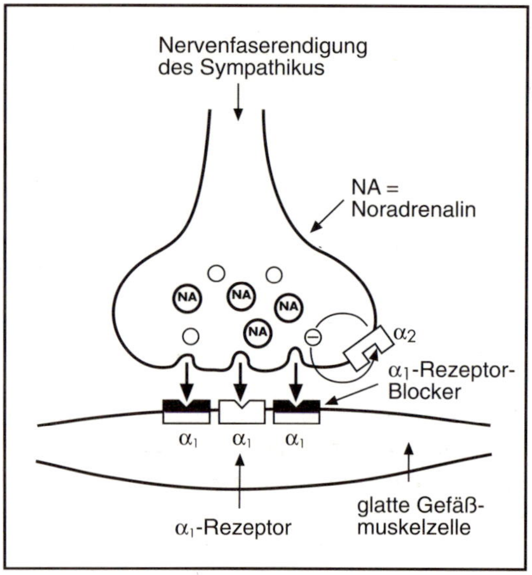

Abb. 5: Wirkungsmechanismus von Bunazosin Hydrochlorid an Alpha$_1$-Rezeptoren. Quelle: Flörkemeier V. Das metabolische Syndrom. Wie erkennen? Wie behandeln? MEDI DIDAC-Colleg 9, 1994 (nach 7)

Die Blockade der Alpha$_1$-Rezeptoren führt zu einer Dilatation der peripheren Widerstandsgefäße und in der Folge zu einer Blutdrucksenkung. Bei einmal täglicher Gabe von Andante® ist diese Wirkung noch 24 Stunden nach Medikation nachweisbar.

Pharmakodynamik

Spezifische Hemmung

In vitro Untersuchungen an Gefäßstreifen sowie tierexperimentelle Befunde belegen die potente Alpha-Rezeptoren blockierende Wirkung von Bunazosin Hydrochlorid. Die Wirkstärke von Bunazosin Hydrochlorid entspricht dabei nahezu der von Prazosin und ist zehnfach höher als die von Phentolamin. Dabei zeigt Bunazosin Hydrochlorid eine starke selektive Hemmung des Alpha$_1$-Rezeptor-Subtyps, wogegen die Affinität zu Alpha$_2$-Rezeptoren nur sehr schwach ausgeprägt ist.

Die hohe Alpha$_1$-Selektivität von Bunazosin Hydrochlorid ist von großer klinischer Relevanz. Zum einen stellt die Blockade der Alpha$_1$-Rezeptoren die Grundlage für die antihypertensive Wirkung von Bunazosin Hydrochlorid dar. Zum anderen würde die Alpha$_2$-Blockade die Noradrenalin-Freisetzung stimulieren und zu einem Anstieg der Noradrenalin-Plasmakonzentration und der Reninaktivität führen. Diese unerwünschten Folgen der Alpha$_2$-Blockade sind unter Bunazosin Hydrochlorid praktisch nicht vorhanden.

In einer doppelblinden, Plazebo-kontrollierten Cross-over-Studie wurden die Effekte der beiden Alpha$_1$-Antagonisten Bunazosin retard 6 mg und Prazosin retard 2 mg auf die Plasmaspiegel von Noradrenalin, Adrenalin, Renin und Aldosteron bei 9 gesunden Probanden verglichen. Die gewählten Dosierungen gelten hinsichtlich der blutdrucksenkenden Wirksamkeit von Bunazosin retard und Prazosin retard als äquipotent.

Unter Bunazosin retard kam es im Vergleich zu Prazosin retard zu einem signifikant geringeren Plasma-Noradrenalin-Anstieg. Prazosin retard führte zu einer deutlichen Erhöhung der Adrenalin-Konzentration. Unter Bunazosin retard lagen die Veränderungen der Adrenalin-Konzentration im Bereich der Effekte unter Plazebo. Beide Alpha$_1$-Antagonisten zogen eine Erhöhung der Plasmarenin-Aktivität nach sich, wobei dieser Effekt unter Bunazosin retard deutlich geringer ausgeprägt war. Eine signifikante Veränderung der Plasmaaldosteron-Konzentration war nicht zu beobachten. Zusammenfassend induzierte Prazosin retard bei äquipotenter Blutdrucksenkung eine wesentlich stärkere neurohumorale Gegenregulation als Bunazosin retard, die sich als Konzentrationsänderung verschiedener Plasmahormone äußerte[8].

Die hohe Alpha$_1$-Selektivität von Bunazosin Hydrochlorid zeichnet sich auch durch die fehlende Affinität zu anderen Rezeptoren aus. Insbesondere beeinflußt Bunazosin Hydrochlorid weder Angiotensin II- noch Beta-Rezeptoren. Weiterhin konnte eine zentrale sympatholytische Aktivität für Bunazosin Hydrochlorid ausgeschlossen werden.

Antihypertensive Wirkung
Die antihypertensive Wirksamkeit wurde in verschiedenen wissenschaftlich anerkannten Tiermodellen sowie humanpharmakologisch nachgewiesen. Eine Blutdrucksenkung konnte an spontan hypertensiven Ratten ab einer oralen Dosis von 0,1 mg/kg erzielt werden. Die durch Cholesterin- und Salzbelastung geförderte Hypertonie-Entwicklung bei Jungtieren wurde durch Bunazosin weitgehend antagonisiert. Des weiteren zeigte Bunazosin einen starken antihypertensiven Effekt auf den durch DOCA (Deoxycorticosteronacetat) induzierten Hochdruck bei Ratten und auf die experimentelle renale Hypertonie durch den Goldblatt-Versuch beim Hund.

Die antihypertensive Wirkung von Bunazosin geht ausschließlich auf die unveränderte Substanz zurück. Die beim Abbau entstehenden Metaboliten tragen nicht zur Blutdrucksenkung bei.

Pharmakodynamische Untersuchungen an Hypertonie-Patienten zeigen, daß Bunazosin über eine Senkung des peripheren Widerstandes zu einer Blutdrucksenkung führt. In einer offenen Studie wurden 15 hypertensive Patienten über zwei Wochen mit 6 mg Bunazosin behandelt. Die hämodynamischen Parameter wurden mittels Radionuklidangiographie bestimmt.

Bunazosin führte über eine Senkung des peripheren Gefäßwiderstandes zu einer Abnahme der Nachlast und zu einer Blutdrucksenkung, im Mittel um zirka 20 Prozent. Gleichzeitig steigerte Bunazosin das Herzminutenvolumen geringfügig, jedoch nicht in einem klinisch bedeutsamen Ausmaß. Diese Befunde fanden sich sowohl in körperlicher Ruhe als auch bei submaximaler körperlicher Belastung.

Pharmakodynamik bei Herzinsuffizienz
Zur Ermittlung der pharmakodynamischen Eigenschaften von Bunazosin bei Patienten mit Herzinsuffizienz wurden mehrere Untersuchungen mit der nichtretardierten Form durchgeführt. Die hämodynamischen Parameter wurden hierbei invasiv gemessen.

Insgesamt führt der Einsatz von Bunazosin bei Herzinsuffizienz im Akutversuch zu einem typischen Unloading mit starker Nachlastsenkung. Das Herzminutenvolumen bleibt dabei voll erhalten. Hinweise für eine negative Inotropie, die sich insbesondere bei Patienten mit Herzinsuffizienz nachteilig auswirken könnte, bestehen nicht. Bei diesem primär nicht hypertensiven Patientenkollektiv kam es zu einer nur milden bis mäßigen Blutdrucksenkung. Dieses günstige hämodynamische Profil von Bunazosin wurde sowohl in Ruhe als auch unter Belastungsbedingungen gefunden.

Pharmakodynamische Wirkungen auf verschiedene Organsysteme
ZNS: Bunazosin passiert die Blut-Hirn-Schranke nicht. In therapeutischen Konzentrationen sind keine zentralen Nebenwirkungen zu erwarten.

Herz, Kreislauf: Die myokardiale Kontraktilität wird durch Bunazosin nicht beeinflußt. Die Blutdrucksenkung durch Bunazosin hat keinen negativen Einfluß auf die Perfusion von Gehirn, Herz, Nieren, Magen-Darm-Trakt und Muskulatur. Veränderungen der Erregungsbildung und -ausbreitung konnten anhand von EKG-Messungen, auch bei Langzeitgabe, ausgeschlossen werden.

Atmung: Bunazosin beeinflußt weder den Atemwegswiderstand noch die Reagibilität der Atemwege. Die Wirkung auf bronchiale Alpha-Rezeptoren läßt eher einen positiven Effekt erwarten. Bunazosin kann bei Asthma-Patienten sicher eingesetzt werden.

Nierenfunktion: Eine starke Vasodilatation in den Nierengefäßen geht normalerweise mit einer verminderten Wasser- und Elektrolytausscheidung einher. Diese renalen Wirkungen werden unter Bunazosin weitgehend durch den verbesserten renalen Blutfluß kompensiert. Es kommt zu einer Steigerung der glomerulären Filtrationsrate.

Uterus: Bunazosin hatte selbst bei hohen Konzentrationen keinen Einfluß auf Ruhespannung, spontane Kontraktionen und die Wirkung von Oxytozin am Rattenuterus.

Auge: Unter dem Einfluß von Bunazosin auf den M. dilatator pupillae kommt es zu einer Erweiterung des Kammerwinkels. Das Kammerwasser fließt besser ab. Damit entfaltet Bunazosin beim Glaukom eine günstige Wirkung.

Prostata und Blasenhals: Die Blockade der Alpha-Rezeptoren an der glatten Muskulatur von Prostata und Blasenhals führt zu einer günstigen Beeinflussung der dynamischen Komponente der Obstruktion bei der benignen Prostatahyperplasie und somit zu einer Verbesserung der Flußrate und Verminderung der Restharnmenge.

Die Ergebnisse der allgemeinen pharmakodynamischen Untersuchungen ergaben keine Anhaltspunkte für unerwartete Nebenwirkungen, ausgenommen in extrem hohen Dosierungen, die für die therapeutische Anwendung am Menschen irrelevant sind. Die wesentlichen Nebenwirkungen, die unter Behandlung mit Bunazosin zu erwarten sind, lassen sich durch eine übersteigerte pharmakologische Wirkung erklären.

Pharmakokinetik

Nach oraler Gabe von Andante® wird der Wirkstoff gut resorbiert. Maximale Plasmakonzentrationen von Bunazosin werden nach etwa fünf Stunden erreicht. Daher ist das Wirkungsmaximum fünf Stunden nach Einnahme von Andante® zu erwarten. Hierin unterscheidet sich Andante® deutlich von den übrigen $Alpha_1$-Blockern, bei denen maximale Plasmaspiegel nach ca. 2 Stunden erreicht sind. Die Spitzenkonzentrationen und die bioverfügbare Gesamtmenge, gemessen an der AUC (area under curve), korrelieren linear mit der applizierten Dosis bei Gaben bis zu 18 mg Bunazosin Hydrochlorid oral. Die absolute Bioverfügbarkeit von Bunazosin Hydrochlorid aus Andante® Retardtabletten beträgt zirka 45 Prozent. Die relative Bioverfügbarkeit im Vergleich zu einer nicht retardierten Tablette beläuft sich auf 81 Prozent. Die Bioverfügbarkeit von Bunazosin aus Andante® wird durch gleichzeitige Nahrungsaufnahme nicht beeinträchtigt[16].

Die Eliminationshalbwertzeit beträgt zirka 12 Stunden. Steady-state Plasmakonzentrationen werden mit Andante® zwischen dem fünften und achten Tag nach Therapiebeginn erreicht.

Bunazosin wird im Blut zu 97 Prozent an Plasmaproteine gebunden. Bunazosin ist aufgrund dieser starken Plasmaeiweißbindung nicht dialysierbar. Interaktionen an der Eiweißbindung mit Cumarinen, Glibenclamid, Propranolol, Hydrochlorothiazid, Diltiazem und Nicardipin konnten ausgeschlossen werden. Dagegen reduziert die gleichzeitige Gabe von Rifampicin die Werte für die AUC und die maximale Plasmakonzentration um mehr als 80 Prozent. Eine gemeinsame Verabreichung von Andante® und Rifampicin kann daher nicht empfohlen werden.

Bunazosin wird in der Leber nahezu vollständig metabolisiert. Weniger als zehn Prozent der Dosis werden unverändert ausgeschieden. Die wichtigsten Stoffwechselwege beim Menschen stellen die Demethylierung der Methoxy-Gruppe in Position 6 und 7 des Chinazolin-Ringes, die Alpha- oder Beta-Hydroxylierung der Butyrylgruppe und die Hydroxylierung an den Positionen 3 und 5 des Homopiperazin-Ringes dar. Etwa 60 Prozent der verabreichten Dosis werden über die Faeces, 40 Prozent über den Urin ausgeschieden.

Pharmakokinetik bei älteren Patienten
Die Ergebnisse pharmakokinetischer Untersuchungen am gesunden jüngeren und älteren Probanden nach einmaliger Gabe sowie nach Mehrfachverabreichung von 6 mg Bunazosin retard täglich zeigen hinsichtlich des pharmakokinetischen Verhaltens von Andante® deutliche altersbedingte Unterschiede. Die im Vergleich zu jüngeren Patienten signifikant höheren Werte der Plasmaspitzenkonzentration von Bunazosin und die ebenfalls signifikant höhere AUC von 0 bis 48 Stunden sprechen für eine verminderte Bunazosin-Clearance bei älteren Menschen[17]. Dies ist bei der initialen Dosis zu berücksichtigen.

Pharmakokinetik bei Patienten mit eingeschränkter Nieren- oder Leberfunktion
Andante® erwies sich beim Nierengesunden wie auch bei Patienten mit eingeschränkter Nierenfunktion als sehr gut verträglich und führte zu keiner weiteren Verschlechterung der Nierenfunktion. Pharmakokinetische Untersuchungen weisen darauf hin, daß die Bunazosin-Plasmakonzentrationen bei Patienten mit Einschränkung der Leber- und insbesondere der Nierenfunktion aufgrund einer verzögerten Elimination von Bunazosin erhöht sein können[9,14].

Es besteht eine enge Korrelation zwischen den hämodynamischen Effekten, vor allem der Blutdrucksenkung, und den Plasmakonzentrationen von Bunazosin. Bei der Behandlung von Patienten mit eingeschränkter Nieren- oder Leberfunktion sollte daher im Hinblick auf die höheren Plasmakonzentrationen generell mit der niedrigeren Tagesdosis von 3 mg Andante® begonnen werden. Die Erhaltungsdosis bei einer Langzeitanwendung richtet sich nach dem klinischen Erfolg.

5. Klinische Untersuchungen

Die therapeutische Wirksamkeit von Andante® wurde durch eine Reihe von Studien mit unterschiedlichem Design und von einer Dauer bis zu einem Jahr belegt. Bei den meisten Untersuchungen handelte es sich um Doppelblindstudien mit parallelen Gruppen. Dabei wurde Andante® mit Plazebo oder mit anderen Antihypertensiva verglichen.

Dosis-Wirkungs-Beziehungen

Andante® senkt im Vergleich zu Plazebo den erhöhten Blutdruck dosisabhängig. Im Dosisbereich zwischen 3 und 18 mg einmal täglich nimmt sowohl die Wirkstärke als auch die Häufigkeit der erfolgreichen Therapie, gemessen an der diastolischen Blutdrucknormalisierung ($\leq$ 90

Tab. 1

Pharmakokinetische Daten von Andante®	
T_{max}	5,3 $\pm$ 1,9 Stunden
AUC, C_{max}	Dosis-proportional
Bioverfügbarkeit – absolut	zirka 45%
Bioverfügbarkeit – relativ	
- (im Vergleich zur nichtretardierten Form)	81%
Proteinbildung	97%
Metabolismus	<90%, in der Leber
Halbwertzeit	11,9 $\pm$ 7,2 Stunden
Ausscheidung nach oraler Gabe	Urin/Faeces ca. 40%/60%

mm Hg), stetig zu. Für die meisten Patienten liegt das Dosisoptimum bei 6 mg, gegebenenfalls mit einer Steigerung auf 12 mg Andante® täglich. Diese Ergebnisse wurden im Rahmen von vier doppelblinden, Plazebo-kontrollierten Untersuchungen an 216 Patienten gewonnen.

In einer Studie mit 40 auswertbaren Patienten erhielten 31 essentielle Hypertoniker Bunazosin, neun Patienten wurden mit Plazebo behandelt. Die Therapiedauer betrug bis zu acht Wochen. Die Dosierung von Bunazosin betrug 6 mg und konnte bei Bedarf erhöht werden. Bei nicht ausreichender Wirksamkeit nach 6 Wochen war die zusätzliche Gabe von Hydrochlorothiazid in beiden Gruppen empfohlen.

Eine ausreichende Blutdrucksenkung konnte bei einer Dosierung von 6 mg, gegebenenfalls mit einer Dosissteigerung und Kombination mit Hydrochlorothiazid erreicht werden. Die Überprüfung der orthostatischen Toleranz vier Stunden nach Einnahme von Andante® zeigte, verglichen mit der Plazebogruppe, eine nur leichte Zunahme orthostatischer Symptome unter Bunazosin retard. Das Blutdruckverhalten beim Wechsel der Körperposition vom Liegen zum Stehen im Schellong-Test war mit dem in der Plazebogruppe vergleichbar.

In einer anderen Untersuchung wurden die Wirksamkeit und Sicherheit einer Startdosis von 6 mg Andante® mit der Gabe von 12 mg einmal täglich verglichen. Insgesamt nahmen 58 auswertbare Patienten an dieser Studie teil. Bei allen Patienten bestand vor Gabe von Bunazosin retard ein diastolischer Bluthochdruck von über 100 mm Hg.

Dennoch war eine Normalisierung des Blutdrucks (diastolischer Blutdruck im Sitzen $\leq$ 90 mm Hg) in beiden Gruppen bereits nach etwa zwei Wochen nachweisbar. Bei den initial mit 12 mg behandelten Patienten fanden sich mehr Nebenwirkungen und mehr Toleranzprobleme als in der initial mit 6 mg behandelten Patientengruppe. Insgesamt geht aus dieser Studie hervor, daß eine Initial-Dosierung von 6 mg eine gute Verträglichkeit besitzt, wogegen eine Initialdosierung von 12 mg als zu hoch angesehen werden muß.

Im Rahmen einer weiteren Studie wurde ebenfalls die antihypertensive Wirkung von Bunazosin im doppelblinden Vergleich zu Plazebo bei Patienten mit leichter bis mittelschwerer Hypertonie überprüft. Hierzu wurde die Andante®-Dosis in zweiwöchigen Abständen, beginnend mit 3 mg auf 6 mg, 12 mg und 18 mg, je nach Blutdruckverhalten titriert. Insgesamt nahmen 32 auswertbare Patienten an dieser Untersuchung teil.

Unter Plazebo blieb sowohl der im Sitzen wie auch der im Stehen gemessene systolische und diastolische Blutdruck weitgehend unverändert. Dagegen kam es unter Bunazosin retard zu einer signifikanten Blutdrucksenkung. Die Herzfrequenz stieg im Mittel nur leicht um zwei bis drei Schläge pro Minute an. Die optimale Dosierung war für 58 Prozent der Patienten 6 mg, für weitere 34 Prozent der Patienten 12 mg und für nur je 4 Prozent der Patienten 3 oder 18 mg Andante® pro Tag.

In einer Titrationsstudie wurde eine rasche Dosissteigerung in jeweils dreitägigen Abständen vorgenommen. Bei der Auswertung der Ergebnisse zeigte es sich, daß Dosissteigerungen in derart kurzen Abständen für Bunazosin retard nicht sinnvoll sind. Die therapeutische Effektivität läßt sich, begründet durch die pharmakokinetischen Daten, frühestens zwei Wochen nach Therapiebeginn beurteilen.

Zusammenfassend ergaben die Untersuchungen zur Dosis-Wirkungs-Beziehung, daß die effektivste therapeutische Dosis 6 mg täglich beträgt.

Wirkdauer
Andante®, die Retardformulierung von Bunazosin, senkt den Blutdruck über 24 Stunden. In den meisten Studien wurde die blutdruck-

senkende Wirksamkeit von Andante® 24 Stunden nach der letzten Tabletteneinnahme gemessen („Talwert", engl. trough). Andante® zeigt auch am Ende des Dosierungsintervalles einen zufriedenstellenden Effekt.

Der direkte Vergleich der blutdrucksenkenden Wirkung 24 Stunden (trough) und vier Stunden nach der Medikation (Maximaleffekt, engl. peak) zeigte, daß vor der morgendlichen Einnahme von Andante® noch 79 Prozent der maximalen Wirkung vorhanden waren. Dieses trough/peak-Verhältnis rechtfertigt eindeutig die einmal tägliche Gabe von Andante®.

Auch in Studien mit ambulanter Blutdruckmessung über 24 Stunden konnte der kontinuierliche antihypertensive Effekt von Andante® dokumentiert werden.

Hämodynamik
Die antihypertensive Wirkung von Bunazosin retard läßt sich im wesentlichen auf die Blokkade postsynaptischer $Alpha_1$-Rezeptoren zurückführen. Dieses blutdrucksenkende Prinzip ist bei Bunazosin retard von einer ausgezeichneten hämodynamischen Verträglichkeit in Ruhe sowie unter körperlicher Belastung begleitet. In einer Untersuchung an 15 Patienten mit essentieller Hypertonie wurden die hämodynamischen Parameter mittels Radionuklidventrikulographie bestimmt.

Sowohl in Ruhe als auch unter Ergometrie-Bedingungen senkte Bunazosin retard den Blutdruck um rund 20 mm Hg systolisch und 7 mm Hg diastolisch nach zwei Wochen. Arterieller Mitteldruck, peripherer Widerstand und linksventrikuläres endsystolisches Volumen waren signifikant reduziert. Parallel hierzu zeigte sich eine signifikante Steigerung der Auswurffraktion und des Schlagvolumens. Die Nachlast nahm um 17 Prozent ab bei einer Steigerung des Herzminutenvolumens um 8 Prozent. Die Untersuchung bestätigt den günstigen Einfluß von Bunazosin retard auf die kardiale und periphere Hämodynamik[5].

Langzeitergebnisse
Die blutdrucksenkende Wirksamkeit von Andante® bei Langzeittherapie ist gut dokumentiert. In einer Multicenterstudie wurden 654 Patienten mit milder bis mittelschwerer essentieller Hypertonie über ein Jahr mit Andante® behandelt[2]. Die Anfangsdosis von 6 mg täglich konnte bei unzureichender Blutdrucksenkung erhöht und dann gegebenenfalls mit 25 mg Hydrochlorothiazid kombiniert werden.

Ein hoher Anteil von 80 Prozent der Patienten war unter Andante®-Monotherapie gut eingestellt.

Andante® führte zu einer signifikanten Senkung des diastolischen Blutdrucks im Sitzen von 102,8 $\pm$ 4,9 mm Hg auf 88,6 $\pm$ 7,7 mm Hg am Ende der Phase der Dosiseinstellung und auf 85,5 $\pm$ 7,3 mm Hg nach einem Jahr. Eine Normalisierung des diastolischen Blutdrucks ($\leq$ 90 mmHg) wurde bei 77 beziehungsweise 88 Prozent der behandelten Patienten in der 14. und 52. Woche erreicht. Der Anteil der Responder (diastolischer Blutdruck $\leq$ 90 mm Hg oder Abnahme um $\geq$ 10 mm Hg) lag in Woche 14 bei 89 Prozent und in Woche 52 bei 92 Prozent.

Auch die systolischen Blutdruckwerte im Sitzen nahmen von eingangs 164,8 $\pm$ 14,8 mm Hg auf 147,7 $\pm$ 15,8 mm Hg (Woche 14) sowie auf 144,7 $\pm$ 15,4 mm Hg in Woche 52 ab. Während der Dosiseinstellung kam es zu einem minimalen Anstieg der mittleren Herzfrequenz, der sich jedoch im späteren Studienverlauf etwa im gleichen Ausmaß wieder umkehrte. Langfristig ergab sich keine klinisch relevante Beeinflussung der Herzfrequenz. Eine Tachyphylaxie trat nicht auf.

Die antihypertensive Therapie mit Andante® war im allgemeinen gut verträglich. Die unerwünschten Begleiterscheinungen war überwiegend mild bis mäßig stark ausgeprägt und standen in der Mehrzahl in keinem oder nur in einem entfernten Zusammenhang mit der Studienmedikation. Synkopen traten lediglich bei einem Prozent der Patienten auf. Eine Korrelation zwischen der Höhe der Dosierung und dem Auftreten von Nebenwirkungen konnte nicht gefunden werden.

Zusätzlich wurden Wirksamkeit und Verträglichkeit von Andante® bei 107 Patienten im mittleren Alter von 71,5 Jahren in einer Langzeitstudie untersucht[12]. Bei diesen älteren Patienten mit leichter bis mittelschwerer arterieller Hypertonie wurde Andante® ebenfalls in einem eskalierenden Dosisschema, beginnend mit 3 mg, titriert und erforderlichenfalls noch mit 25 mg Hydrochlorothiazid kombiniert.

Andante® senkte den mittleren diastolischen Blutdruck im Sitzen von 103,2 ± 5,3 mm Hg auf 88,2 ± 7,8 mm Hg am Ende der Titrationsphase (Woche 14) und auf 86,4 ± 6,1 mm Hg in Woche 52 (**Abb. 6**). Am Ende der Dosistitration wiesen 79 Prozent der Patienten einen diastolischen Blutdruck unter 90 mm Hg auf, in der 52. Woche waren es 88 Prozent. Insgesamt betrug der Anteil der Responder (diastolischer Blutdruck ≤ 90 mm Hg oder Abnahme um ≥ 10 mm Hg) in der 14. Woche 84 Prozent und stieg bis Woche 52 auf 92 Prozent an.

Für die mittleren systolischen Blutdruckwerte ergab sich ebenfalls eine signifikante Abnahme von eingangs 173,8 ± 18,9 mm Hg auf 159,7 ± 17,2 mm Hg in Woche 14 und auf 155,1 ± 15,7 mm Hg nach einem Jahr (**Abb. 6**). Die Herzfrequenz blieb während der gesamten Studiendauer unverändert.

Die Verträglichkeit von Andante® war insgesamt gut. Im Studienverlauf wurden bei diesen älteren Patienten keine Synkopen beobachtet. Die in der aktiven Therapiephase aufgetretenen Nebenwirkungen waren überwiegend mild oder mäßig stark ausgeprägt und standen in der Mehrzahl in keinem oder nur in einem entfernten Zusammenhang mit der Studienmedikation. Als häufigste unerwünschte Begleiterscheinungen wurden Kopfschmerzen und Schwindel angegeben.

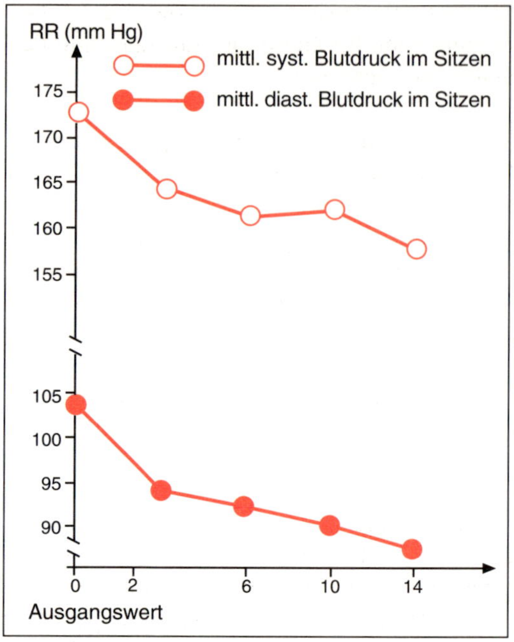

Abb. 6: Senkung des mittleren systolischen und diastolischen Blutdrucks im Sitzen im Verlauf der Dosistitration. (nach 12)

Andante® ist sowohl als Monotherapie wie auch in der Kombination mit Hydrochlorothiazid in der antihypertensiven Langzeittherapie von jüngeren sowie von älteren Patienten mit milder bis mäßiger essentieller Hypertonie wirksam und gut verträglich.

Eine Steigerung der Andante®-Dosierung war nicht mit einem Anstieg der Inzidenz von Nebenwirkungen oder von Therapieabbrüchen wegen unerwünschten Wirkungen assoziiert. Alle biochemischen und hämatologischen Laborparameter blieben im Studienverlauf innerhalb ihres jeweiligen Referenzbereichs. Nachteilige Einflüsse auf den Elektrolythaushalt wurden nicht beobachtet. Weiterhin ergaben sich keine Hinweise auf eine Toleranzentwicklung.

Das günstige hämodynamische und metabolische Wirkprofil von Andante® unter Langzeitbedingungen ist für die kardiovaskuläre

Prognose als positiv zu bewerten und insbesondere auch für ältere, oft multimorbide Patienten von Interesse.

Vergleich mit anderen Antihypertensiva
In einer dreiarmigen Studie wurden Wirksamkeit und Verträglichkeit von Andante® mit der von Atenolol und Plazebo verglichen. Unter beiden aktiven Behandlungen kam es zu einer signifikanten Senkung des systolischen sowie des diastolischen Blutdrucks im Vergleich zu Plazebo. Dabei erwiesen sich Atenolol und Andante® in der jeweiligen Standard-Dosierung als in etwa gleich stark antihypertensiv wirksam.

In einem doppelblinden Vergleich zeigte sich Andante® 6 mg als dosisäquivalent zu Prazosin 2 mg im Hinblick auf die Blutdrucksenkung[18]. Unerwünschte Arzneimittelwirkungen traten in der Prazosingruppe fast doppelt so häufig auf wie unter Andante®. Insbesondere waren Orthostase-Symptome unter Prazosin signifikant öfter zu verzeichnen als unter Andante® (**Abb. 7**). Zur Überprüfung der antihypertensiven Wirksamkeit sowie der Orthostasetoleranz von Andante® im Vergleich zu Kalziumantagonisten erhielten Patienten mit milder bis mittelschwerer Hypertonie entweder 6 mg Andante® oder 20 mg Nitrendipin täglich. In beiden Gruppen war bei etwa 75 Prozent der Patienten eine Dosissteigerung auf 12 mg Andante® beziehungsweise auf 40 mg Nitrendipin zur effizienten Blutdrucksenkung erforderlich. Die gewählten Dosierungen erwiesen sich als äquipotent. Nennenswerte orthostatische Probleme während des Schellong-Tests traten nur nach der ersten Einnahme der Medikamente auf, wobei dies häufiger unter Andante® als unter Nitrendipin der Fall war. Andere, nicht Orthostase-bedingte Nebenwirkungen waren dagegen vermehrt unter Nitrendipin zu verzeichnen und führten zu einer deutlich höheren Abbruchrate unter dem Kalziumantagonisten (13,6 Prozent) im Vergleich zu Andante® (1,3 Prozent).

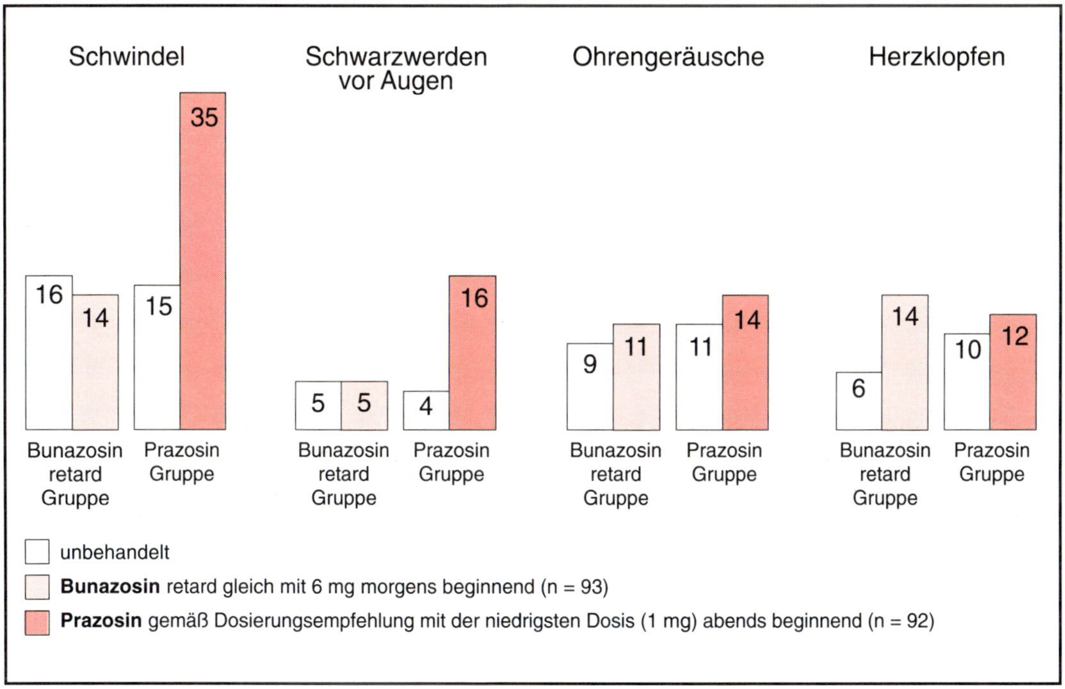

Abb. 7: Häufigkeit (%) der Orthostasesymptomatik beim Schellong-Test nach Ersteinnahme von Bunazosin retard im Vergleich zu Prazosin (nach 18)

In zwei weiteren kontrollierten Studien wurden die Wirksamkeit und Verträglichkeit von Andante® und Hydrochlorothiazid verglichen. Entsprechend dem Blutdruckverhalten wurden jeweils 6 bis 12 mg Andante® und 25 bis 50 mg Hydrochlorothiazid täglich verabreicht. Beide Behandlungen führten zu einer effektiven Blutdrucksenkung.

Unerwünschte Wirkungen wurden ebenfalls in gleicher Größenordnung beobachtet. Wie für Thiaziddiuretika zu erwarten ist, kam es unter Hydrochlorothiazid zu einem Abfall des Kaliumspiegels, zum Anstieg der Harnsäure und der Triglyzeride sowie zu einer Zunahme des Cholesterinspiegels. Diese ungünstigen Wirkungen auf Laborparameter wurden unter Behandlung mit Andante® nicht beobachtet[10].

Eine Vergleichsuntersuchung zwischen Andante® in einer festen Dosierung von 6 mg und Doxazosin in einem individuellen Titrationsschema von 1 mg über 2 mg auf 4 mg täglich an insgesamt 197 Patienten ergab eine Dosisäquivalenz von 6 mg Andante® und 2 mg Doxazosin hinsichtlich der Blutdrucksenkung. Unerwünschte Wirkungen, vornehmlich Kopfschmerz und Schwindel, traten bei 25 Prozent der Patienten unter Andante® und bei 31 Prozent unter Doxazosin auf. Die Testung der Orthostasetoleranz mußte unter Doxazosin insgesamt achtmal, unter Andante® nur viermal, wegen präkollaptischer Zustände vorzeitig abgebrochen werden. Ein Kollaps trat in der Doxazosin-Gruppe zweimal auf, bei den mit Andante® behandelten Patienten dagegen nicht. Insgesamt war bei guter Wirksamkeit ein gute Verträglichkeit, insbesondere im Hinblick auf die Orthostasetoleranz, bei Andante® festzustellen[13].

Andante® in der Kombinationstherapie
In einer Reihe klinischer Untersuchungen, insbesondere auch zur Langzeitanwendung, konnte durch die zusätzliche Gabe von Hydrochlorothiazid die Wirksamkeit von Andante® signifikant gesteigert werden. Dies gilt sowohl im Sinne einer stärker ausgeprägten Senkung des Blutdrucks als auch hinsichtlich einer Zunahme der Responderrate unter den jeweiligen Therapiebedingungen[2,12].

Tab. 2

Orthostase-Symptome und Studienabbrüche wegen nicht-Orthostase-Nebenwirkungen (n = 358)

	Andante®	**Nitrendipin**
Orthostase-Symptome		
• Kollaps	1,7%	0,8%
• Abbruch des Schellong-Tests	8,3%	1,7%
• Schwindel	10,0%	6,0%
Studienabbruch wegen nicht-Orthostase-Nebenwirkungen	1,3%	13,6%

Darüber hinaus ist Andante® mit Beta-Rezeptorenblockern, Kalziumantagonisten und ACE-Hemmern sicher kombinierbar. Die Auswahl des Kombinationspartners sollte sich nach dem individuellen Gesamtrisikoprofil des Patienten und nach seinen Begleiterkrankungen richten.

Günstige metabolische Wirkungen
Glukose-Stoffwechsel
Die Insulinresistenz wird als gemeinsames ätiologisches Prinzip für verschiedene kardiovaskuläre Risikofaktoren angesehen. Insulin besitzt eine atherogene Wirkung. Es beeinflußt die Lipidparameter negativ und stimuliert die Proliferation glatter Muskelzellen in der Gefäßwand. In verschiedenen Untersuchungen wurde ein direkter Einfluß von Insulin auf die Blutdruckregulation gezeigt. Unter Insulin kommt es konzentrationsabhängig zu einer vermehrten renalen Rückresorption von Natrium und Wasser. Darüber hinaus stimuliert Insulin auch die Sympathikusaktivität. Beide Mechanismen führen zu einem Blutdruckanstieg. Diese negativen Insulinwirkungen unterstreichen die Bedeutung einer blutdrucksenkenden Therapie mit Alpha$_1$-Rezeptorenblokkern wie Andante®, das einen günstigen Einfluß auf die Insulinresistenz ausübt.

In einer Untersuchung zum Einfluß von Andante® auf die Insulinresistenz wurden 10 normalgewichtige Patienten mit essentieller Hypertonie und normaler Glukosetoleranz mit Andante® behandelt. Als Ausdruck der verminderten peripheren Insulinwirkung wiesen diese Patienten gegenüber einer Kontrollgruppe

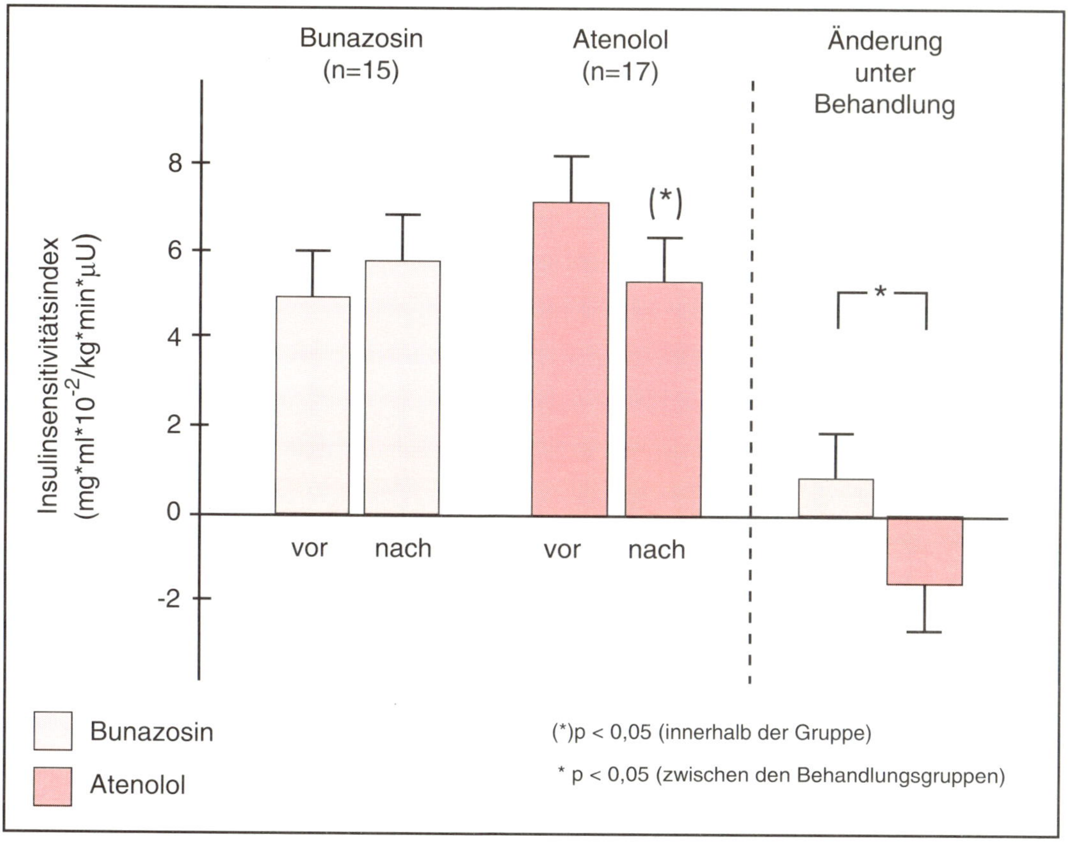

Abb. 8: Insulinsensitivität unter Bunazosin und Atenolol

signifikant höhere Werte der Steady-state-Plasmaglukose auf[22].

Bunazosin führte zu einer signifikanten Abnahme der Fläche unter der Glukosekurve. Dahingegen zeigten sich keine Veränderungen der Insulinkurve. Dieses Ergebnis läßt sich im Sinne einer effektiveren Kontrolle des Glukosespiegels durch vorhandenes Insulin unter Andante® interpretieren. Die Befunde entsprechen einer Verbesserung der Insulinresistenz.

Weiterhin wurde der Einfluß von Andante® auf den Glukosestoffwechsel bei übergewichtigen, nicht diabetischen Patienten mit milder bis mittelschwerer essentieller Hypertonie mit dem von Atenolol verglichen[3]. Die eingesetzten Dosierungen von Andante® 6 bis 12 mg und von Atenolol 50 bis 100 mg täglich führten zu einer vergleichbar guten Blutdrucksenkung. Hingegen waren die Effekte auf den Zuckerstoffwechsel signifikant gegenläufig.

Andante® verbesserte die Glukosetoleranz, senkte die Insulinausschüttung und erhöhte die Insulinsensitivität der Zielzellen (**Abb. 8**). Insgesamt nahm die metabolische Glukose-Clearance-Rate unter Andante® zu. Somit kann der Einsatz von Andante® selbst bei adipösen Hypertonikern als wirksam und für den Glukosestoffwechsel unproblematisch empfohlen werden.

Außerdem wurde der Einfluß von Andante® auf den Glukosestoffwechsel in einer Plazebo-kontrollierten Studie an 33 Typ II-Diabetikern mit stabiler Glibenclamid-Dosierung untersucht. Über 10 Tage wurde täglich das Glukose-Tagesprofil bestimmt. Die Konzentrationen von HbA_1, Fruktosamin und C-Peptid wurden vor und nach Behandlung mit Andante® analysiert. Insgesamt konnten die beim Zuckergesunden beobachteten Befunde auch für den Typ II-Diabetiker bestätigt werden. Andante® hatte keinen negativen Einfluß auf den Glukosemetabolismus. Klinische Hinweise auf eine Interaktion mit Glibenclamid waren ebenfalls nicht festzustellen.

Lipidstoffwechsel

Zur Risikosenkung der koronaren Herzerkrankung bei Patienten mit metabolischem Syndrom bedarf es einer antihypertensiven Therapie, die das gesamte Risikoprofil des Patienten berücksichtigt. Hier haben sich Substanzen wie der $Alpha_1$-Blocker Andante® durch ihren günstigen Effekt auf den Lipidstoffwechsel bewährt.

Die Wirkungen von Andante® auf den Lipidstoffwechsel wurden mit denen von Atenolol bei 174 Patienten mit leichter bis mittelschwerer Hypertonie verglichen[21]. Andante® zeigte in einer Dosierung von 6 bis 12 mg eine ebenso effiziente Blutdrucksenkung wie Atenolol 50 bis 100 mg täglich. Nach sechsmonatiger Behandlung fand sich unter Andante® eine signifikante Zunahme der HDL-Cholesterinfraktion. Die Behandlung mit Atenolol dagegen führte zu einem signifikanten Anstieg des Gesamt-Cholesterins, der LDL-Fraktion, der Triglyzeride, des Apolipoproteins E, des VLDL-Cholesterins und der VLDL-Triglyzeride (**Tab. 3**). Dementsprechend veränderten beide Substanzen den atherogenen Cholesterin-Index signifikant gegenläufig (**Abb. 9**).

Insgesamt zeigte Andante® bei gleich starker Blutdrucksenkung ein vorteilhafteres metabolisches Wirkprofil im Hinblick auf das koronare Risiko. Eine weitere Vergleichsuntersuchung von Andante® und Metoprolol an 43 Hypertonikern kommt zu denselben Resultaten. Bei 10 hypertensiven Patienten wurden vor und nach zwölfwöchiger Behandlung mit Bunazosin die Cholesterin- und Triglyzeridfraktionen sowie die Apolipoproteine bestimmt. Unter Behandlung mit Bunazosin kam es zu einem gesteigerten Abbau von Triglyzeriden in den Lipoproteinen. Gleichzeitig wird der Cholesterinkatabolismus in der Leber gefördert[23].

In einer anderen doppelblinden Untersuchung wurden die Wirkungen von Bunazosin und Propranolol auf Serumlipide und Apolipoproteine bei

Tab. 3 (nach 21)

Mittlere Änderung der Lipoproteinkonzentrationen in Woche 26 gegenüber Vorwert unter Behandlung mit Bunazosin retard (B) und Atenolol (A)			
Parameter	**Behandlung**	**Ausgangs-wert**	**Veränderung nach 26 Wochen**
Cholesterin (mg/dl)	B	217,6	4,82
	A	213,0	16,96 (a)
HDL-Cholesterin (mg/dl)	B	39,3	5,5 (a)
	A	38,8	2,5
LDL-Cholesterin (mg/dl)	B	158,5	-2,6
	A	156,9	16,3 (a) (b)
Triglyzeride (mg/dl)	B	143,8	-7,3
	A	149,3	16,6 (a) (b)
ApoA-I (mg/dl)	B	147,7	-1,3
	A	147,1	-1,8
ApoB (mg/dl)	B	121,9	-6,5
	A	117,4	11,6 (a) (b)
ApoE (mg/dl)	B	7,0	-0,4
	A	6,9	0,5 (b)
Lipoprotein (a) (mg/dl)	B	9,6	3,8
	A	15,1	1,7
VLDL-Cholesterin (mg/dl)	B	13,3	-1,8
	A	13,3	1,4 (a)
VLDL-Triglyzeride (mg/dl)	B	73,3	-7,9
	A	78,1	6,5
Fibrinogen (g/l)	B	2,3	0,24 (a)
	A	2,4	0,05
(a) $p \leq 0{,}05$ gegenüber Vorwert, (b) $p \leq 0{,}05$ zwischen den Gruppen			

48 Patienten mit milder bis mäßiger Hypertonie über 12 Wochen verglichen[19].

Beide Substanzen bewirkten eine signifikante Abnahme der systolischen und diastolischen Blutdruckwerte. Deutliche Unterschiede zeigten sich jedoch hinsichtlich der Wirkung auf den Lipoproteinstoffwechsel. Unter Bunazosin kam es zu einer Verminderung von Apolipoprotein B. Zudem wurde eine Verbesserung des Apolipoprotein B/Apolipoprotein A-I-Verhältnisses als einem wichtigen atherogenen Index beobachtet. Beide Befunde waren von statistischer Signifikanz. Bei Patienten der Propranolol-Gruppe war diese günstige Wirkung auf den Lipoproteinstoffwechsel nicht nachzuweisen.

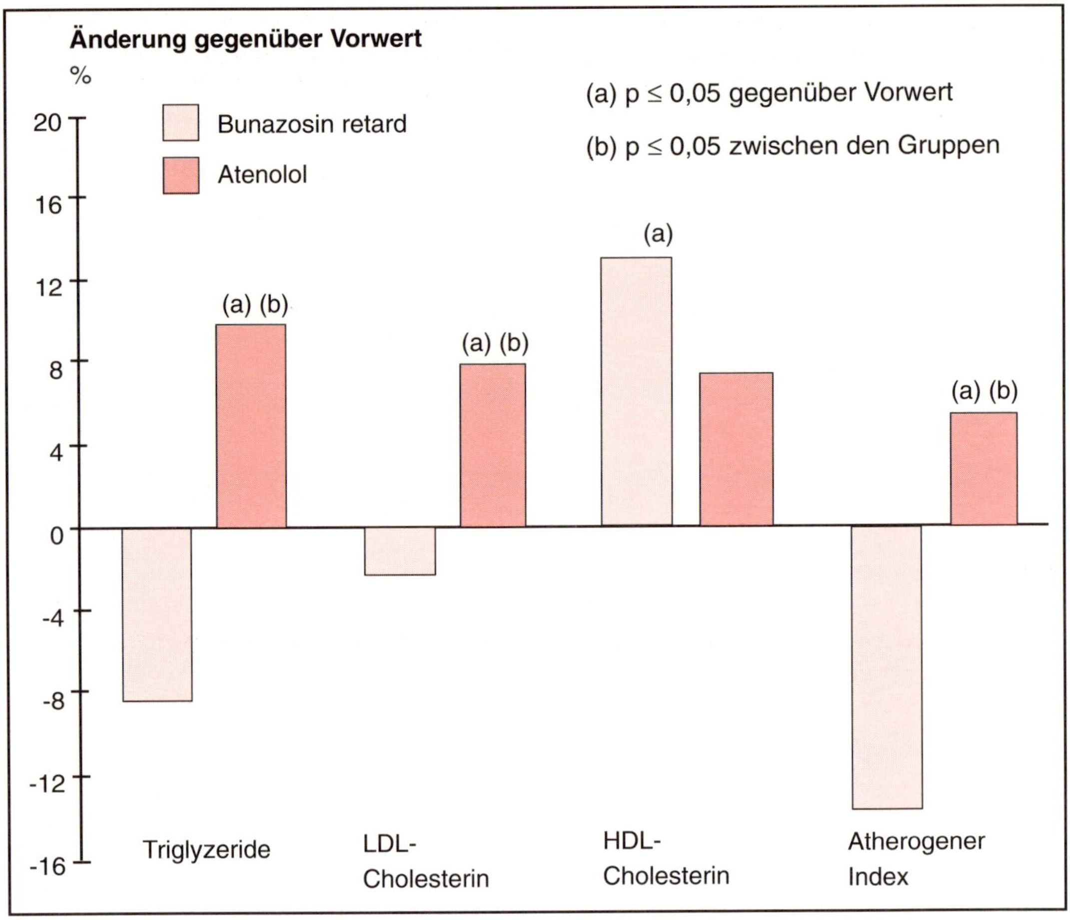

Abb. 9: Einfluß von Andante® und Atenolol auf die Triglyzeride, LDL- und HDL-Cholesterin sowie auf den atherogenen Index (nach 21)

Hypertone Patienten mit gleichzeitig bestehendem Diabetes mellitus sind durch eine erhöhte kardiovaskuläre Mortalität stark gefährdet. In der antihypertensiven Behandlung diabetischer Patienten ist der Einsatz stoffwechselneutraler Substanzen in besonderem Maße geboten. Gerade beim Diabetiker ist die günstige Beeinflussung des Lipidstoffwechsels und des Glukosemetabolismus durch Andante® besonders attraktiv.

Ein Kollektiv von 25 Diabetikern mit essentieller Hypertonie wurde über 24 Wochen mit 3 mg Bunazosin täglich behandelt[24]. Bereits nach zwei Wochen fand sich eine deutliche Senkung der systolischen und diastolischen Blutdruckwerte bei unveränderter Herzfrequenz. Nach Abschluß der Studie war unter Bunazosin eine tendenzielle Abnahme der Gesamt-Cholesterin- und Triglyzeridwerte zu verzeichnen. Gleichzeitig nahm die protektive HDL-Cholesterinfraktion zu.

Regression hochdruckbedingter Organschädigungen

Andante® führt zu einer Rückbildung hochdruckbedingter Organschäden.

Hypertonie und eingeschränkte Nierenfunktion
Bei Hypertonie-Patienten mit eingeschränkter

Nierenfunktion ist eine Blutdrucksenkung ohne gleichzeitige Verschlechterung der Nierenparameter anzustreben. Die Aufhebung der infolge der Stimulation renaler Alpha$_1$-Rezeptoren bestehenden Vasokonstriktion in den Nierenarteriolen kann durch Alpha$_1$-Rezeptorenblokker erreicht werden.

In einer klinischen Prüfung an 27 nierengesunden Hypertonikern (Kreatinin-Clearance > 80 ml/min) und 26 Hypertonikern mit eingeschränkter Nierenfunktion (Kreatinin-Clearance 20 bis 25 ml/min) wurde der Einfluß von Andante® auf die renale Hämodynamik mit dem von Prazosin verglichen[1]. Unter Andante® blieben bei den nierengesunden Patienten sowohl der effektive renale Plasmafluß als auch die glomeruläre Filtrationsrate unverändert. Bei Patienten mit eingeschränkter Nierenfunktion verbesserte Andante® beide Funktionsparameter signifikant. Dagegen hatte Prazosin in beiden Gruppen eher ungünstige Wirkungen (**Tab. 4**).

In einer anderen Vergleichsuntersuchung erhielten 43 Patienten mit milder bis mittelschwerer essentieller Hypertonie täglich 6 bis 12 mg Andante® oder 100 bis 200 mg Metoprolol über 26 Wochen. Beide Substanzen führten zu einer zufriedenstellenden Blutdruckeinstellung. Andante® bewirkte aber einen günstigen Einfluß auf die renale Hä-

Tab. 4 (nach 1)

Einfluß von Andante® und Prazosin auf die Nierendurchblutung, gemessen am effektiven renalen Plasmafluß (ERPF), und auf die glomeruläre Filtrationsrate (GFR) bei hypertensiven Patienten mit normaler und eingeschränkter Nierenfunktion.

Behandlungsgruppe	Ausgangswerte	Ende der Dosiserhaltungsphase	Änderung (%)	statistisch signifikant
		ERPF (ml/min)		
Bunazosin retard				
• normale RF	445,0 ± 38,20	450,6 ± 45,40	+ 1,3	n.s.
• eingeschr. RF	118,2 ± 42,48	125,4 ± 45,06	+ 6,1	< 0,005
Prazosin				
• normale RF	490,0 ± 45,62	483,5 ± 35,87	- 1,3	n.s.
• eingeschr. RF	145,6 ± 60,24	137,7 ± 57,81	- 5,4	0,04
		GFR (ml/min)		
Bunazosin retard				
• normale RF	101,8 ± 15,15	102,9 ± 14,75	+ 1,1	n.s.
• eingeschr. RF	28,9 ± 8,14	32,5 ± 8,51	+ 12,5	0,0003
Prazosin				
• normale RF	114,7 ± 13,57	109,6 ± 11,19	- 4,4	< 0,05
• eingeschr. RF	33,2 ± 12,10	31,4 ± 10,74	- 5,4	n.s.

RF = renale Funktion
ERPF = effektiver renaler Plasmafluß
GFR = glomeruläre Filtrationsrate

modynamik. Während es unter Metoprolol zu einer für Beta-Rezeptorenblocker typischen Abnahme der renalen Perfusion kam, führte Andante® zu einer Zunahme der glomerulären Filtrationsrate bei gleichbleibender Nierendurchblutung. Diese positive Veränderung der renalen Hämodynamik unter Andante® korrelierte mit einem Abfall des Serum-Kreatinins.

Die $Alpha_1$-Blockade durch Andante® ist zwar von einer Stimulation der Plasma-Renin-Aktivität gefolgt; diese geht aber mit keiner nennenswerten Veränderung der Angiotensin II- und der Aldosteronkonzentration einher.

Hypertonie und linksventrikuläre Hypertrophie
Andante® bewirkt eine Regression der linksventrikulären Hypertrophie und senkt so das kardiale Risiko.

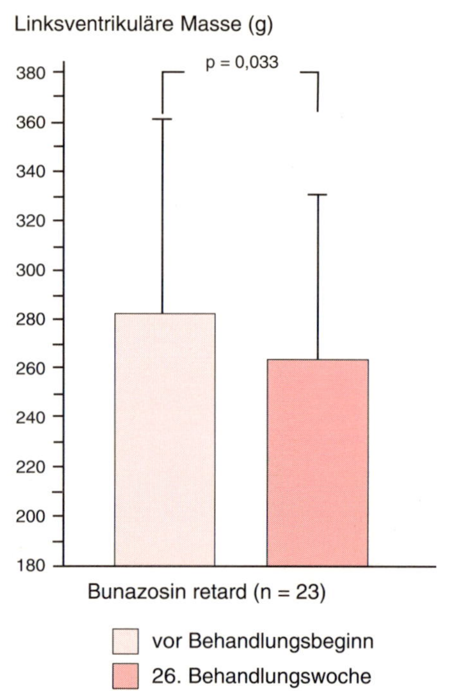

Abb. 10: Abnahme der linksventrikulären Masse unter Andante®

Unter Andante® 6 bis 12 mg beziehungsweise Metoprolol 100 bis 200 mg täglich kam es nach 26 Wochen Behandlung zu einer signifikanten Abnahme der linksventrikulären Masse von 282 ± 78,7 g auf 262 ± 66,9 g beziehungsweise von 283 ± 75,7 g auf 251 ± 69,3 g (**Abb. 10**). Andante® zeigte günstige hämodynamische Wirkungen. Unter Therapie kam es zur signifikanten Abnahme des peripheren Widerstandes bei erhaltenem Schlagvolumen und Herzminutenvolumen. Dagegen führte Metoprolol zu einem deutlichen Abfall des Herzzeitvolumens und zu einem Anstieg des peripheren Widerstandes[20].

6. Verträglichkeit

Nebenwirkungen
Zur Beurteilung der Verträglichkeit von Andante® konnten 1326 Patienten aus 11 klinischen Studien ausgewertet werden, darunter 681 Patienten unter einer einjährigen Langzeittherapie. Das mittlere Alter lag bei 55 Jahren, Männer und Frauen waren gleichmäßig vertreten. Bei 376 Patienten (28,4 Prozent) traten unerwünschte Wirkungen auf (**Tab. 5**). Ein wahrscheinlicher Zusammenhang mit Andante® bestand bei 18,0 Prozent dieser Patienten.

Tab. 5

Häufigkeit unerwünschter Wirkungen nach Organsystemen	
ZNS, peripheres Nervensystem	14,2%
Herz, Kreislauf	7,8%
Magen-Darm-Trakt	5,1%
Psyche	4,2%
Atemwege	3,8%
Haut	3,0%
Augen	1,2%
Urogenitalsystem	1,0%
andere Organe	11,2%

Von besonderer klinischer Relevanz hierunter sind 12 Fälle von Synkopen (0,9 Prozent) und 6 Patienten mit deutlicher orthostatischer Dysregulation oder Hypotension (0,5 Prozent). Eine Beziehung zur angewandten Andante®-Dosierung war nicht nachweisbar. Diese für Alpha-Rezeptorenblocker typischen Nebenwirkungen sind im Vergleich zu älteren oder nicht retardierten Präparaten derselben Klasse bei Andante® mild ausgeprägt. Auch eine Tachykardie trat nur selten auf.

Die Ergebnisse einer Andante®-Anwendungsbeobachtung an 4599 Patienten bestätigen die ausgezeichnete Verträglichkeit von Bunazosin in der vorliegenden Retardform. Unerwünschte Ereignisse traten bei lediglich 92 (2 Prozent) der behandelten Patienten auf. Die Verträglichkeit wurde bei 98 Prozent der Patienten mit sehr gut bis gut bewertet. Nur bei 5 von 4599 Patienten war ein Kreislaufkollaps berichtet worden[15].

Laborparameter
Klinisch relevante Veränderungen der Laborparameter unter Andante® wurden in offenen und doppelblinden Studien nicht beobachtet. Die Behandlung mit Andante® hatte einen günstigen Einfluß auf orientierende metabolische Kenndaten wie Nüchtern-Glukose, Triglyzeride, Gesamt-Cholesterin sowie Harnsäure. Andante® beeinflußte den Elektrolythaushalt nicht.

Unter den 4599 Patienten in einer Andante®-Anwendungsbeobachtung waren immerhin 583, bei denen die fakultativ zu erhebenden

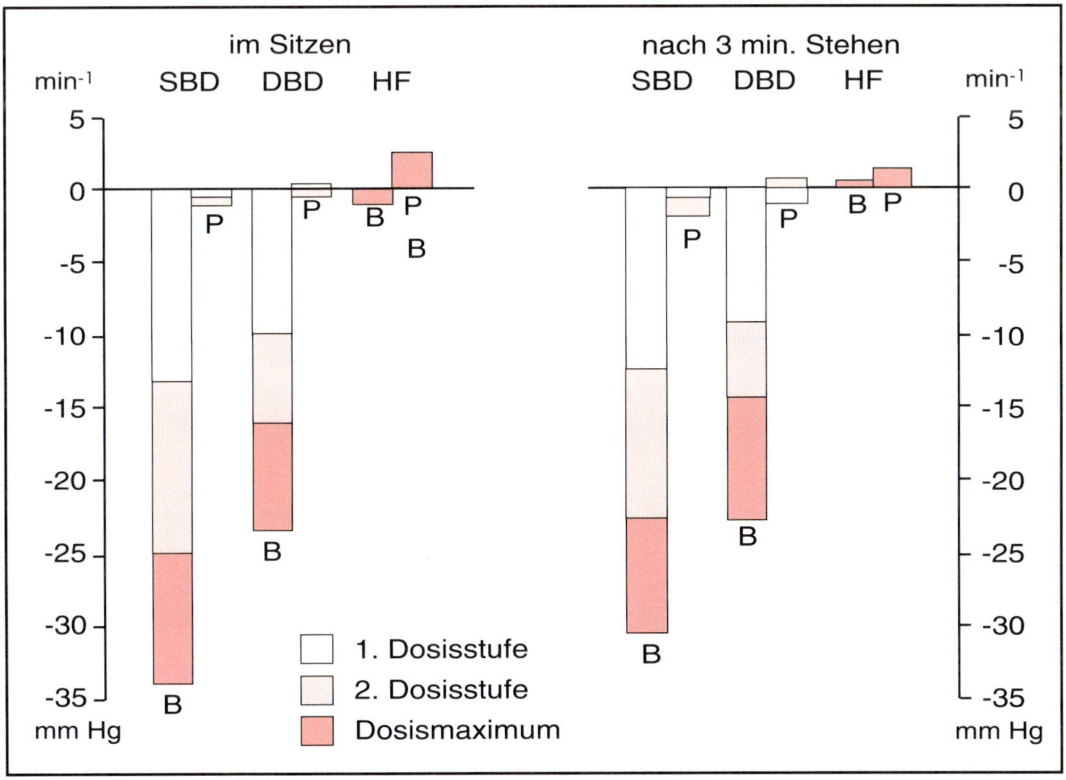

Abb. 11: Orthostase-Test nach Schellong: Reduktion des systolischen (SBD) und diastolischen (DBD) Blutdrucks sowie Herzfrequenzverhalten (HF) im Sitzen (links) sowie nach dreiminütigem Stehen (rechts) durch Bunazosin (B) oder Plazebo (P). (nach 11)

Laborparameter wie Lipidprofil, Glukose und Harnsäure sowohl zu Beginn als auch am Ende des Beobachtungszeitraumes vorlagen. Bei diesen nicht selektionierten Patienten konnte unter Praxisbedingungen eine positive Veränderung der Lipidparameter sowie der Glukose- und Harnsäurewerte unter Andante® gezeigt werden.

Orthostasetoleranz

Im Unterschied zu anderen antihypertensiv wirksamen Substanzgruppen üben Alpha$_1$-Rezeptorenblocker günstige Einflüsse auf den Glukose- und Lipidstoffwechsel aus. Die Anwendung der ersten Vertreter dieser Substanzklasse wurde jedoch durch orthostatische Regulationsprobleme limitiert. Andante®, ein Alpha$_1$-Blokker der zweiten Generation, hat in umfangreichen Untersuchungen eine ausgezeichnete hämodynamische Verträglichkeit gezeigt.

Bei Hypertonie-Patienten wurde mit Hilfe des Orthostasetests nach Schellong die Orthostasetoleranz überprüft. Andante® erwies sich, selbst in hohen Dosierungen von 18 mg täglich und in Kombination mit 25 mg Hydrochlorothiazid, als hämodynamisch gut tolerabel. Der Vergleich zwischen den Blutdruckwerten im Sitzen und im Stehen zeigte, daß Andante® keinen Blutdruckabfall beim Lagewechsel induziert[11]. (**Abb. 11**)

Bei vergleichbar guter Blutdruckkontrolle zeichnete sich Andante® im direkten Vergleich mit retardiertem Prazosin durch eine signifikant bessere Orthostasetoleranz aus[18]. Aufgrund der guten Verträglichkeit wurde für Andante® ein einfaches Dosierungsschema von 6 mg täglich empfohlen. Eine einschleichende Dosierung wie bei anderen Alpha$_1$-Blockern ist bei Andante® nicht nötig. **(Abb. 12)**

7. Wechselwirkungen

Die gleichzeitige Anwendung anderer Antihypertensiva verstärkt den blutdrucksenkenden Effekt von Andante®.

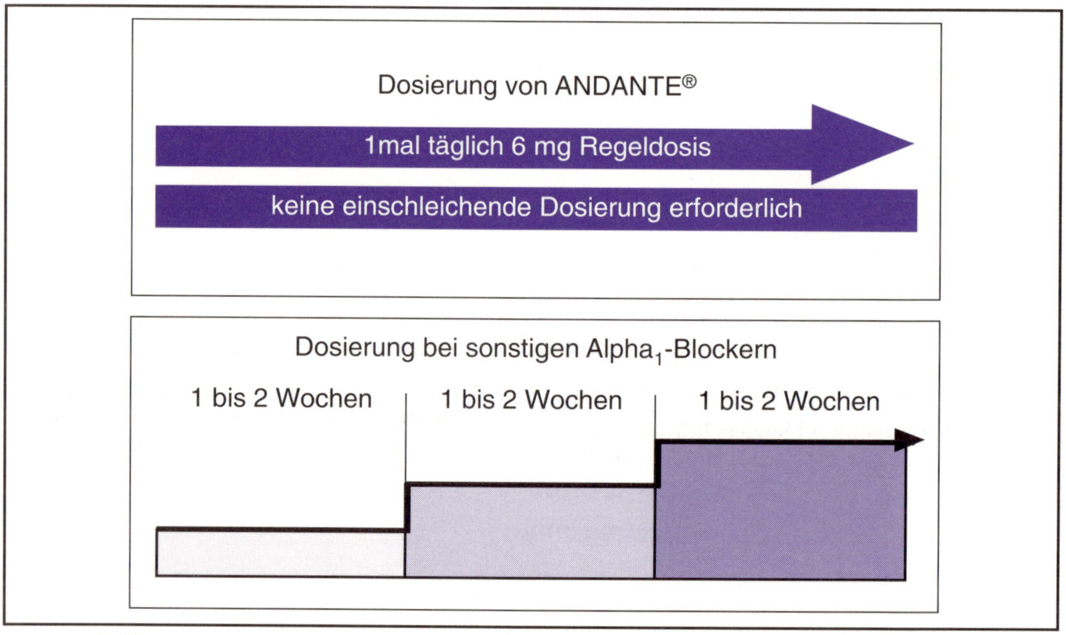

Abb. 12: Einfache Dosierung von Andante®

Bei gleichzeitiger Gabe von Rifampicin wird die Wirkung von Andante® stark vermindert. Eine gemeinsame Gabe von Rifampicin und Andante® sollte daher unterbleiben.

8. Anwendungsgebiet

Andante® ist ein Therapeutikum der ersten Wahl bei Patienten mit essentieller Hypertonie. Es kann hierbei sowohl beim jüngeren als auch beim älteren Hypertoniker problemlos eingesetzt werden. Bei der Therapie von Hochdruck mit assoziierten Begleiterkrankungen ist Andante® besonders empfehlenswert (**Tab. 6**).

9. Gegenanzeigen

Die breite Anwendbarkeit von Andante® wird nur durch wenige Gegenanzeigen eingegrenzt. Andante® darf bei bekannter Überempfindlichkeit gegenüber dem Wirkstoff Bunazosin Hydrochlorid und anderen Chinazolinderivaten oder gegenüber einem der anderen Bestandteile nicht angewendet werden.

Bei Herzinsuffizienz, deren Ursache in einer mechanischen Funktionsbehinderung liegt (z.B. Aortenklappenstenose), ist der erhöhte periphere Widerstand hämodynamisch günstig. Daher soll Andante® hierbei nicht angewendet werden.

Bei Patienten mit schwerer Nierenfunktionsstörung (Kreatinin-Clearance < 30 ml/min) darf Andante® aufgrund der Akkumulationsgefahr nicht verabreicht werden.

Über eine Anwendung bei Kindern und bei Frauen während der Schwangerschaft und Stillzeit liegen keine ausreichenden Erfahrungen

Tab. 6

Begleitkrankheit	**Betablocker**	**Diuretika**	**Ca-Antagonisten**	**ACE-Hemmer**	**Alpha$_1$-Blocker**
Diabetes	Vorsicht[2]	Vorsicht[1]	ja	ja	ja
Gicht	ja	nein	ja	ja	ja
Dyslipidämie	kontrovers[3]	kontrovers[3]	ja	ja	ja
Ischämische Herzkrankheit	ja	ja	ja	ja	ja
Herzinsuffizienz	nein	ja	Vorsicht[4]	ja	ja
Asthma	nein	ja	ja	ja	ja

[1] Diuretika können einen Diabetes verschlechtern.

[2] Betablocker sollten bei insulinpflichtigen Diabetikern nur mit Vorsicht eingesetzt werden, da das Empfinden für eine Hypoglykämie eingeschränkt sein kann. Bei nicht insulinpflichtigen Diabetikern können Betablocker die Glukosetoleranz und ein gestörtes Lipidprofil verschlechtern.

[3] Uneinigkeit besteht in der Frage, welche Betablokker und Diuretika bei Patienten mit Dyslipidämie zu wählen sind.

[4] Vorsicht ist angebracht, wenn Ca-Antagonisten (besonders Verapamil und Diltiazem) bei Herzinsuffizienz benutzt werden.

(Modifiziert nach: British Medical Journal Vol. 306, No. 6883, S. 986, 1993)

mit Andante® vor. Sie kann deshalb nicht allgemein empfohlen werden.

10. Dosierung und Anwendungshinweise

Gegenüber anderen Vertretern der Substanzklasse zeichnet sich Andante® durch eine einfache Regeldosierung aus. Diese beträgt einmal täglich 6 mg Bunazosin Hydrochlorid, entsprechend einer Retardtablette Andante® 6 mg beziehungsweise zwei Retardtabletten Andante® 3 mg. Im Gegensatz zu herkömmlichen Alpha$_1$-Rezeptorenblockern muß Andante® nicht einschleichend dosiert werden. Die günstige galenische Form fördert damit die Compliance der Patienten.

Die Initialdosierung für Patienten im höheren Lebensalter sowie für Patienten mit Leber- oder Nierenfunktionsstörungen (Kreatinin-Clearance 30 bis 60 ml/min) beträgt 3 mg Bunazosin Hydrochlorid, entsprechend einer Retardtablette Andante® 3 mg. Bei nicht ausreichender Blutdrucksenkung nach zwei bis vier Wochen kann die jeweilige Dosis auf 6 mg beziehungsweise 12 mg Andante® verdoppelt werden.

Andante® kann mit allen gängigen Antihypertensiva kombiniert werden. Besonders die Kombination mit einem ACE-Hemmer ist zu empfehlen. Zur Vermeidung eines überschießenden Blutdruckabfalls sollte der Patient nach der Ersteinnahme und nach Dosiserhöhung von Andante® einige Stunden liegen. Die Ersteinnahme und eine Dosiserhöhung sollten daher vorzugsweise am Abend vor dem Zubettgehen erfolgen. Unerwünschte Orthostasesymptome sind eher zu erwarten und stärker ausgeprägt, wenn der Organismus infolge einer Diät oder Behandlung mit Diuretika natriumverarmt ist, aber auch bei einer gleichzeitig bestehenden Herzinsuffizienz.

Die weiteren Einnahmen von Andante® erfolgen dann morgens vor dem Frühstück. Die Retardtabletten sollen nüchtern, unzerteilt und unzerkaut mit etwas Flüssigkeit eingenommen werden. Die Dauer der Anwendung wird vom behandelnden Arzt bestimmt.

11. Handelsformen und Packungsgrößen

Andante® 3 mg		
Packungen mit	20 Retardtabletten	N1
	50 Retardtabletten	N2
	100 Retardtabletten	N3
Klinikpackung	200 (10 x 20) Retardtabletten	
Andante® 6 mg		
Packungen mit	20 Retardtabletten	N1
	50 Retardtabletten	N2
	100 Retardtabletten	N3
Klinikpackung	200 (10 x 20) Retardtabletten	

Literatur

1. Anderton, J. L. et al. Renal hemodynamic effects of bunazosin retard and prazosin in mild to moderately hypertensive patients with normal or moderately impaired renal function. Nephrol Dialysis Transplant 9: 607-612, 1994

2. Anderton, J. L. Bunazosin retard als Monotherapie und in Kombination mit Hydrochlorothiazid in der Langzeitanwendung. Interner Studienbericht

3. Bönner, G. et al. Effect of bunazosin and atenolol on glucose metabolism in obese, non-diabetic patients with primary hypertension. In press

4. Deutsche Liga zur Bekämpfung des hohen Blutdrucks. Alpha-1-Rezeptoren-Blocker in der Empfehlung der Hochdruck-Liga. MMW 136 (47), 1994

5. Eichstaedt, H. et al. Verhalten von Belastungstoleranz und Hämodynamik bei Hypertoniepatienten unter Therapie mit Bunazosin retard. Herz/Kreisl. 25: 356-360, 1993

6. Ferrannini, E. et al. Insulin sensitivity and hypertension. J. Hypertens. 8 (suppl. 7): 169-173, 1990

7. Flörkemeier, V. Das metabolische Syndrom. Wie erkennen? Wie behandeln? MEDI DIDAC-Colleg 9 (4), 1994

8. Haeuser, W. et al. Changes in plasma hormones after selective alpha-1-adrenoceptor blockade with bunazosin and prazosin in volunteers. Abstract, XIIth Int. Congress Pharmacol., Montreal, Canada, 1994

9. Halabi, A. et al. Bunazosin in patients with impaired hepatic or renal function. Eur. J. Drug Metab. Pharmacokinet. 3: 309-313, 1993

10. Kirch, W. et al. Bunazosin retard im Vergleich zu Hydrochlorothiazid. MMW 136 (14): 206-210, 1994

11. Kirsten et al. Behandlung der essentiellen Hypertonie mit dem alpha-1-Antagonisten Bunazosin retard. Arzneim. Forsch./Drug Res. 44: 13-16, 1994

12. Krönig, B. Bunazosin retard allein und in Kombination mit Hydrochlorothiazid in der Langzeitanwendung bei älteren Hypertonikern. Interner Studienbericht

13. Lohmann, W. et al. Antihypertensive Therapie mittels Blockade der Alpha-1-Rezeptoren. Klinischer Vergleich von Bunazosin und Doxazosin. Nieren- und Hochdruckkrankh. 23 (2): 63-69, 1994

14. Mescheder, A. et al. Antihypertensive activity, cardiac performance and pharmacokinetics of bunazosin, a novel alpha-1-adrenoceptor antagonist, in patients with normal and impaired renal function. Drug Invest 6 (5): 263-270, 1993

15. Meyer, U. Andante® bei essentieller Hypertonie. Ergebnisse einer Anwendungsbeobachtung bei 4599 Patienten. Interner Studienbericht

16. Morishita, N. et al. A dose dumping study with a sustained release formulation of bunazosin in healthy volunteers. Drug Invest 6 (1): 1-4, 1993

17. Morishita, N. et al. Single and multiple dose pharmacokinetics of a sustained release formulation of bunazosin in healthy young and elderly volunteers. Drug Invest 6 (2): 62-69, 1993

18. Rieckert, H. et al. Orthostatic Hypotension during antihypertensive treatment with bunazosin and prazosin. Drug Invest 5 (6): 327-333, 1993

19. Sasaki, J. et al. Comparative effects of bunazosin and propranolol on serum lipids and apolipoproteins in patients with essential hypertension. Int. J. Clin. Pharmacol., Thearapy and Toxicol. 8: 402-407, 1989

20. Schmieder, R. E. et al. Regression of early target organ damage by antihypertensive therapy: comparison of alphablockers versus betablockers. Abstract, 18. Tagung der Wissenschaftlichen Section der Deutschen Liga zur Bekämpfung des hohen Blutdrucks, Münster, 1994

21. Schmitz, G. et al. Effects of bunazosin and atenolol on serum lipids and apolipoproteins in a randomized trial. Hypertension, in press

22. Suzuki, M. et al. Insulin insensitivity in nonobese, nondiabetic essential hypertension and its improvement by an alpha-1-blocker (bunazosin). Am. J. Hypertens. 12: 869-874, 1992

23. Yashiro, A. et al. Effects of a new alpha-1-blocker, bunazosin hydrochloride, on plasma lipid components in hypertensive patients with hypercholesterolemia. Clin. Therapeutics 1: 98-106, 1987

24. Yoshino, G. et al. The effect of bunazosin, a new alpha-1-blocker, on plasma lipids in diabetic subjects with essential hypertension. Curr. Ther. Res. 4: 677-683, 1989